# 颈肩腰腿痛 预防有妙招

**主审** 李亚敏 黄 金
**主编** 仇铁英 王文丽 孙翠芳 王丽萍 朱 莉

颈肩痛宣教视频

腰腿痛宣教视频

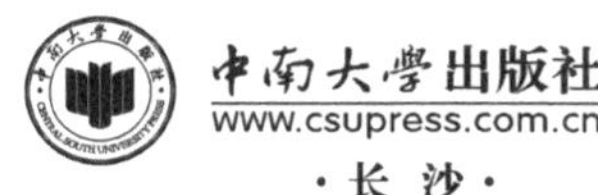
中南大學出版社
www.csupress.com.cn
·长 沙·

**图书在版编目(CIP)数据**

颈肩腰腿痛预防有妙招 / 仇铁英等主编. —长沙:
中南大学出版社, 2024.8

ISBN 978-7-5487-5818-1

Ⅰ. ①颈… Ⅱ. ①仇… Ⅲ. ①颈肩痛—防治②腰腿痛—防治 Ⅳ. ①R681.5

中国国家版本馆 CIP 数据核字(2024)第 083277 号

**颈肩腰腿痛预防有妙招**

**JINGJIANYAOTUITONG YUFANG YOU MIAOZHAO**

仇铁英　王文丽　孙翠芳　王丽萍　朱　莉　主编

□出 版 人　林绵优
□责任编辑　陈　娜　王雁芳
□责任印制　李月腾
□出版发行　中南大学出版社
社址：长沙市麓山南路　　邮编：410083
发行科电话：0731-88876770　　传真：0731-88710482
□印　　装　广东虎彩云印刷有限公司

□开　　本　710 mm×1000 mm　1/16　□印张 21.75　□字数 342 千字
□互联网+图书 二维码内容　字数 29 千字　视频 9 分钟
□版　　次　2024 年 8 月第 1 版　□印次 2024 年 8 月第 1 次印刷
□书　　号　ISBN 978-7-5487-5818-1
□定　　价　88.00 元

# 编委会

# 前言
# PREFACE

在繁忙的生活节奏与日益增长的健康挑战中，颈肩腰腿痛已成为不容忽视的普遍现象，它不仅侵蚀着我们的身体健康，也悄然影响着我们的生活质量。从清晨的第一缕阳光到夜晚的星辰点点，无论是伏案工作的白领，还是辛勤耕耘的劳动者，抑或是热爱运动的青年，都可能在不同程度上遭受颈肩腰腿痛的困扰。因此，掌握颈肩腰腿痛的预防之道，成为我们追求健康生活的必修课。

本书正是基于这一迫切需求而精心编纂的，旨在通过全面、深入的剖析，带领读者走进颈肩腰腿痛的世界，从疾病的根源出发，探索预防与保健的奥秘。全书围绕颈椎痛、肩部痛、腰椎痛、腿部关节痛四大主题展开，不仅详细介绍了每种疼痛的主要症状、诱发因素及易发人群，还提供了针对性的预防保健策略，旨在帮助读者在日常生活中构建起坚实的健康防线。

为了更好地满足读者的需求，本书还特别选取了颈椎病、肩袖损伤、腰椎间盘突出症、骨关节炎这四种常见的疼痛性疾病，进行了详尽的疾病诊断、预后分析及治疗方法的阐述。本书通过科学的视角、生动的案例，让读者深入了解这些疾病的本质，从而在面对病痛时能够从容不迫，做出正确的应对选择。

除了疾病的预防与治疗，本书还重点介绍了日常生活中颈肩腰腿痛最常见的康复训练方法和预防保健操。这些方法简便易行，不需要复杂的器械，只需要坚持练习，就能有效缓解疼痛，增强肌肉力量，提高关节稳定性。我们希望通过这些实用有效的训练方案，引导读者走出家门，融入自然，享受运动带来的快乐与健康。

本书不仅是一本面向普通大众的科普读物，也是临床康复管理学科健康宣教的重要资料。我们期待通过这本书，普及健康知识，提升公众的健康素养，让更多的人认识到预防胜于治疗的重要性，从而在日常生活中积极采取行动，守护好自己的颈肩腰腿健康。

最后，感谢所有为本书编写与出版付出辛勤努力的编者们，是你们的智慧与汗水，让这本凝聚着关爱与希望的图书得以问世。愿本书能成为您健康路上的良师益友，陪伴您走向更加美好、健康的未来。

仇铁英

2024 年 5 月

# 目录
CONTENTS

## 第三章　腰椎痛



## 第四章　腿部关节痛



## 第五章　颈肩腰腿痛日常康复训练

# 第一章
# 颈椎痛

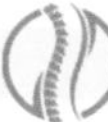

# 第一节　哪些疾病可引起颈椎痛

案例：王小姐，41岁，因颈椎痛1年余，右上肢麻木伴上下楼双膝“打软腿”半个月就诊。近半年经常出现颈后疼痛、僵硬，未作特殊处理。2个月前出现双侧手指麻木，伴有上下楼膝软，以上楼时明显，曾在医院拍摄颈椎X线片，发现颈椎生理弯曲消失，被诊断为“颈椎病”，行牵引、理疗、按摩。近半个月右上肢麻木加重伴疼痛，遂来就诊。

颈椎痛是指在枕骨和第一胸椎之间的疼痛，延伸到邻近区域的疼痛被定义为辐射性颈椎痛，疼痛可放射至头部、肩膀或上臂。颈椎痛在普通人群中常见，1年发病率为30%~50%，颈椎痛导致2%~11%的患者无法进行日常活动，这种情况在女性中更为常见，尤其是中年女性。从全球范围来看，已有研究报道颈椎痛被列为导致残疾的第四大原因。

研究显示，颈椎痛与个体、社会、心理因素及职业相关因素有关。常见原因是椎体及椎间盘退变、椎体小关节紊乱以及韧带、肌肉和关节突关节的病变。疼痛症状会导致某些功能受限，例如无法穿衣、举重、驾驶、阅读、睡觉和工作。

## 1. 颈椎痛的分级

颈椎痛可分为以下几级。

Ⅰ级：颈椎痛表现为无严重病理症状，对日常活动影响小。

Ⅱ级：颈椎痛表现为无严重病理症状，但影响日常活动。

Ⅲ级：颈椎痛表现为无严重病理症状，但有神经系统疾病如反射减弱、肌肉无力、感觉及运动功能减弱等。

Ⅳ级：颈椎痛表现为严重病理不良症状，如骨折、脊髓疾病或肿瘤等。

生活中很多人一旦出现颈椎痛，便轻易给自己戴上颈椎病的“帽子”，甚至随意采取一些治疗措施，这是很多人对于颈椎病的一个误区。引起颈椎痛的最主要原因是颈椎病，但是并不是颈椎痛伴有头晕就是代表着患有颈椎病或颈椎间盘突出。

## 2. 引起颈椎痛的疾病

### （1）颈椎病

颈椎病专家共识指出：颈椎病是指颈椎椎间盘退行性改变及其继发的相邻结构病理改变累及周围组织结构（神经、血管等）并出现影像学改变，且有相应的临床表现的疾病。颈椎病的临床症状较为复杂，与病变的部位和脊髓、神经等受累的程度相关，根据受累组织和结构不同，可将颈椎病分为颈型颈椎病、神经根型颈椎病、脊髓型颈椎病、椎动脉型颈椎病、交感神经型颈椎病，同时也有一定的个体差异，详见本书第一章第六节“颈椎病有哪些类型”。因颈椎病具体分型不同，故治疗方式及预后也是不同的。因此，就诊的时候要向医生问清楚，你属于哪一类型的颈椎病。

颈椎病最初的表现主要是颈肩部疼痛、手部麻木，有的表现为头晕，甚至走路不稳。平时若感觉颈后方疼痛，就要警惕颈椎病，这是机体在提醒您：颈椎该休息了！那么，如何判断自己患有颈椎病?

**1）体格检查** 颈椎病的体格检查方法主要有椎间孔挤压试验（压头试验）、臂丛牵拉试验。

椎间孔挤压试验（压头试验）：被检查者头偏向患侧，检查者左手掌放于被检查者头顶部、右手握拳轻叩左手背，若被检查者出现肢体放射性痛或麻木，表示力量向下传递到椎间孔变小，有根性损害。对根性疼痛厉害者，检查者用双手重叠放于头顶、肩下加压，即可诱发或加剧症状。当被检查者头部处于中立位或后伸位时出现加压试验阳性，称为 Jackson 压头试验阳性（图 1-1-1）。

臂丛牵拉试验：被检查者低头，检查者一手扶头颈部、另一手握腕部，做相反方向推拉动作，看被检查者是否感到放射痛或麻木，这种检查方法又称为 Eaten 试验。如牵拉同时再迫使患肢作内旋动作，则称为 Eaten 加强试验（图 1-1-2）。

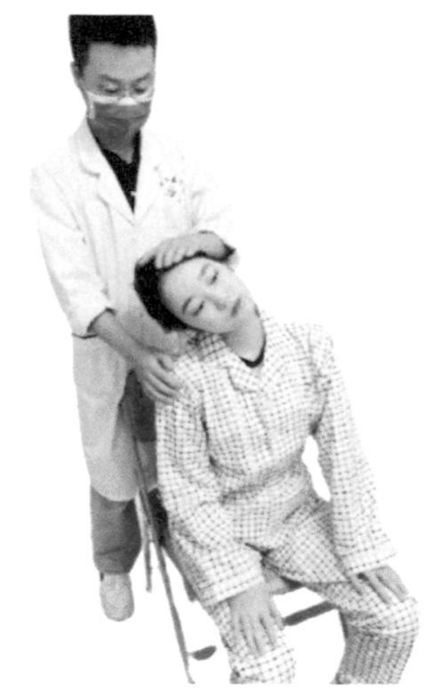

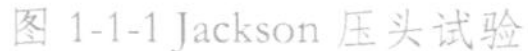

图 1-1-1 Jackson 压头试验

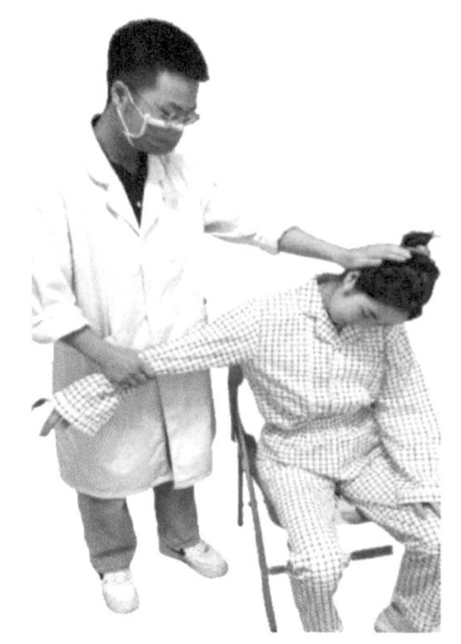

图 1-1-2 Eaten 加强试验

2）**影像检查** 必要时可辅以颈椎正侧位 X 线平片、CT 检查、磁共振（MRI）等影像检查。

颈椎正侧位 X 线检查：是颈椎退行性病变诊断的基本检查，可以观察是否存在骨质破坏性病变，也可以观察骨质增生、颈椎生理曲度的变化及关节稳定性情况等。

CT 检查：可以清晰地显示骨组织结构和轮廓，明确有无韧带及椎间盘的骨化，但是对于脊髓、神经根、椎间盘的影像显示与 MRI 相比较差。

磁共振（MRI）检查：可以很好地显示脊髓病变的部位及受累的程度，也可以显示神经根的形态，可以精准地判断显示神经根的部位，对于治疗方案的制定具有重大价值。

### （2）肌筋膜疼痛综合征

肌筋膜疼痛综合征是指肌肉和筋膜因无菌性炎性刺激而产生的慢性疼痛性病症，以激痛点为主要特征，按压激痛点会引起局限性或牵扯性疼痛，可单独发病，也可联合其他病症共同致病。肌筋膜疼痛综合征以颈肩部位疼痛最为常见，患者表现为经常性颈肩疼痛，疼痛可向上肢或头部放射，伴肌肉僵硬，活动受限，颈肩部可触及条索状或结节状压痛点。

大部分颈肩肌筋膜疼痛综合征患者起病缓慢，病程迁延，病情反复发作，给日常工作和生活造成严重干扰。有数据显示，本病在普通人群中的发病率为30%~93%，可发生于任何年龄，女性的发病率为54%。随着现代科技水平不断发展，越来越多的电子产品出现，颈肩肌筋膜疼痛综合征的发病率越来越高，其好发于长期伏案工作、长期保持不良姿势的办公室工作人员、医务人员、学生、教师等，发病率呈现年轻化趋势。

（3）挥鞭样损伤

挥鞭样损伤（图1-1-3）是一种特殊的颈椎、颈髓损伤，指身体剧烈加速或减速运动而头部的运动不同步，致颈椎连续过度伸屈而造成的颈髓损伤，是交通事故中常见的损伤。近年来，挥鞭样损伤已经成为一个影响公共健康的严重问题，尤其是挥鞭样损伤后期出现的一系列慢性症状备受医学界关注。挥鞭样损伤经常导致颈椎痛及其他症状的持续发作，并且消耗大量的医疗和经济资源。

挥鞭样损伤的主要临床表现有颈椎痛、背痛、上肢放射痛、吞咽困难、头痛及感觉、运动功能障碍等。其中颈椎痛是最常见的临床症状，典型的颈椎痛表现为颈后区的钝痛，颈部活动可使疼痛程度进一步加重。疼痛还可以向头、肩、臂或肩胛区放射。

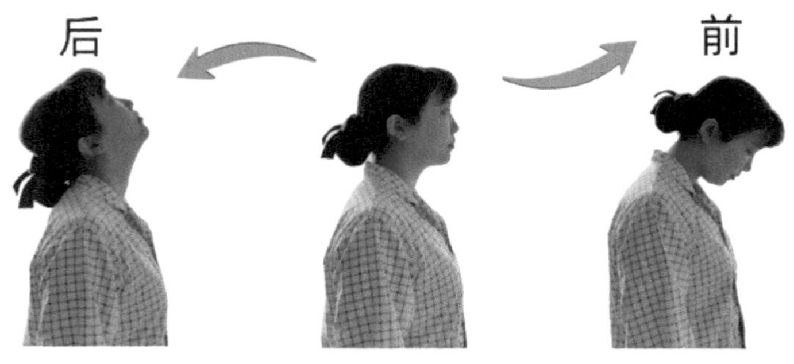


图1-1-3 挥鞭样损伤

（4）落枕

落枕是一种临床常见的病症，主要表现为颈部肌肉酸胀疼痛，痉挛僵硬，活动幅度、范围受限，属于颈部软组织损伤性疾病之一，又称为颈部伤筋，

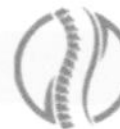

常见于西医学中由颈肌劳损、颈肌纤维组织炎、颈肌风湿、颈椎肥大等因素所致的颈项痛。症状轻者4~5天可自愈，重者疼痛剧烈，甚至可迁延数周不愈，影响正常工作学习效率及美观。

落枕在现代医学中属于“颈项疼痛”范畴，现代医学将落枕归于急性颈椎痛范畴，其病因多为睡姿不当，头颈长时间过度偏转、头颈过屈或过伸，使得颈部一侧肌肉紧张过度、颈椎小关节扭错，长时间扭错使得颈肩部静力性损伤，导致局部疼痛不适，活动受限。颈部外伤引起肌肉保护性收缩及关节扭错也可引发落枕。平时有颈椎病的患者颈部受凉及睡姿不良等也可致本病发生，严重者可引起落枕反复发作。

### （5）颈椎损伤

颈椎是脊柱关节中活动性最大的关节，由于其强度、体积均较胸椎和腰椎椎体小，周围又缺乏肌肉等强力保护结构，因此由外伤导致的颈椎损伤（图1-1-4）较常见，占外伤患者的2%~5%，其中6.7%的患者存在颈椎关节损伤或滑脱。

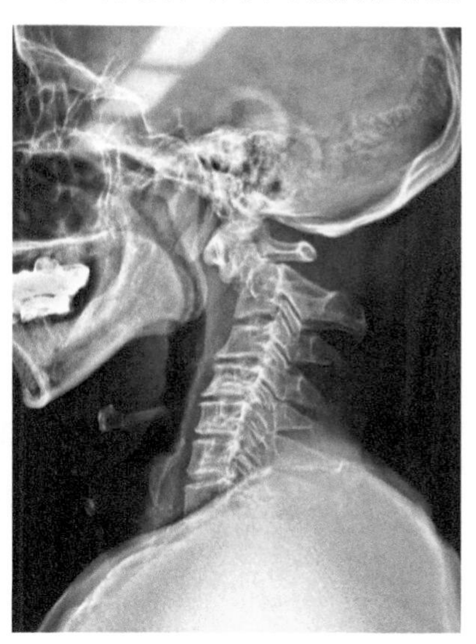
图1-1-4 颈椎损伤

在各种暴力造成颈椎骨折脱位损伤的类型中，合并不同程度和类型的脊髓损伤的患者占的比例不少。但是，在某些合并骨折脱位的损伤中，有时仅有轻微的脊髓或不合并神经根损伤，临床上把这种类型的损伤叫作无脊髓损伤的颈椎骨折脱位。有人称为“幸运的骨折脱位”，仅表现为颈椎痛及活动受限。

### （6）颈椎肿瘤

颈椎肿瘤（图1-1-5）是指发生于颈椎及其附属组织、血管、神经、脊髓等的原发性肿瘤与继发性肿瘤及一些瘤样病变。椎管内肿瘤是指生长于脊髓本身及椎管内与脊髓相邻的组织结构，如神经根、硬脊膜、椎管内脂肪组织和血管等肿瘤的总称。骨是转移性肿瘤的好发部位之一，骨转移性肿瘤发生率占全身转移性肿瘤的15%~20%，仅次于肺部肿瘤和肝脏肿瘤，居第三位。而在骨骼系统中，脊柱是最常见的转移部位，颈椎转移性肿瘤占脊柱转移性肿瘤的8%~20%，而上颈椎所占比例较少。

颈椎肿瘤的某些表现与颈椎病较为相似，颈部的肿瘤早期类似于一般的颈部疾病，大多表现为局部疼痛、活动受限、但疼痛逐渐加重，消炎镇痛、解痉药物的效果不佳，当肿瘤侵犯神经时疼痛会更加剧烈并出现放射痛。

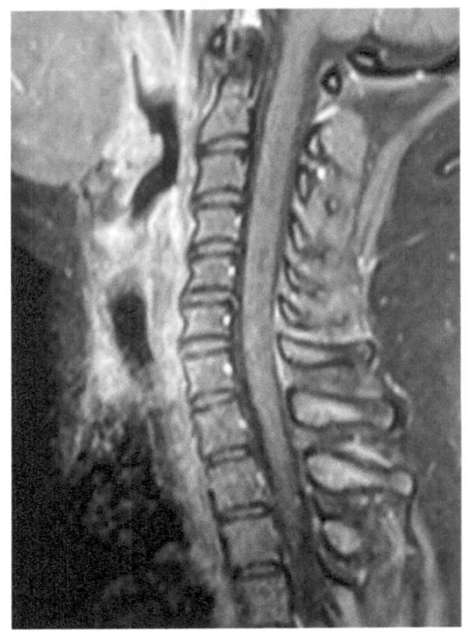

图 1-1-5 颈椎肿瘤

（7）颈椎结核

颈椎结核发病率较低，但颈椎椎体较小，间隙感染后易导致椎体破坏、塌陷，颈椎后凸畸形，颈椎不稳和神经症状。颈椎结核发病隐匿，患者均有不同程度的颈肩部疼痛。颈椎结核与颈椎病在临床症状及体征上相似，门诊往往以颈肩痛就诊，易发生误诊。颈椎结核临床少见，主要发生在下颈椎，约占脊柱结核的2.74%。颈椎结核表现为颈部轻微持续性钝痛，后伸则加剧，劳累后加重，卧床休息可减轻，夜间痛不明显，患者多能较好入睡，这与恶性肿瘤不同。病变加重刺激或压迫神经根后，疼痛可向肩部、上肢或枕后放射。

（8）肩关节周围炎

肩关节周围炎主要表现为肩部疼痛，以夜间为甚，逐渐加重。其主要症状为颈肩痛，夜间疼痛明显，呈阵发性或持续性，有时放射至上臂，多数在肩关节周围可触到明显压痛点，且肩关节主动活动及被动活动均明显受限。本病的好发年龄在50岁左右，女性发病率略高于男性，多见于体力劳动者。如得不到有效治疗，有可能严重影响肩关节的功能活动，此时肩关节可有广泛压痛，并向颈部及肘部放射，还可出现不同程度的三角肌萎缩。

## 特别提示

颈椎病不仅仅是“脖子疼”，最终确诊颈椎疾病，还需要医生结合体征和影像学检查结果来判断。当你怀疑自己颈椎出问题了，怎么办呢？当然要及时寻求正规医疗机构帮助，切莫拖延或者盲目就医，延误病情。

（仇铁英、高素园）

# 第二节 颈椎病的主要症状

案例：赵先生，59岁，教师，颈部胀痛不适5年，加重伴四肢麻木、乏力2周余。查体：颈部僵硬，颈5、6棘突间及两侧压痛明显，压头试验以及双侧臂丛牵拉试验均呈阴性，双下肢自膝以下感觉减退，伸、屈膝以及背伸、趾屈肌力均为4级，双膝反射亢进，踝阵挛呈阳性，双下肢病理征呈阳性。

颈椎，为人体脊柱的上段结构，不仅局段关节多，而且周围神经及血管也非常丰富。上接大脑，保证血液充沛供给；下接脊柱，是大脑中枢神经的延伸，所以颈椎又有人体“第二大脑”之称。颈椎病，是颈椎出现了退行性病变从而产生的一系列临床综合征，也被称为颈椎综合征。

当局段椎间盘突出及骨刺形成时，由于部位和节段差异，受压组织种类、程度轻重不一，因而症状多种多样且不容易鉴别，甚至在X线检查、磁共振及CT检查结果证实病灶大致相同或相近的情况下，也会表现为完全不同的临床症状。

因此，各种各样的颈椎病症状常常迷惑患者，以致患者忽视了自己其他的颈椎问题，进而耽误治疗。常见的颈椎病症状有以下几种。

## 1. 肩颈部位疼痛

这是颈椎病最常见的首发症状，患有颈椎病以后，患者在早期一般都会出现肩颈部位的疼痛感，并且伴有一定程度的僵硬感。尤其是在患有神经根型颈椎病的时候，患者的首发症状便是颈部和肩部的疼痛感。

疼痛部位位于肩颈之间及肩胛骨内侧，一般为酸痛、针刺样疼痛以及灼烧感，在肩颈部位还会有压痛点存在。适当休息后，这种疼痛现象会得到明显缓解。

## 2. 肢体症状

在出现肩颈部位疼痛症状时，患者的上肢会出现放射性的麻木和疼痛感，并且顺着受到压迫的神经根走向放射，使患者感觉到整个上肢变得非常沉重及无力，甚至无法完成写字或使用筷子等精细动作。

主要的症状有：

**（1）疼痛**

多见于神经根型颈椎病，疼痛性质为刺痛、胀痛、灼痛或放射痛。

**（2）麻木**

多见于神经根型颈椎病和脊髓型颈椎病，表现为肌肤知觉减退或消失。

**（3）肿胀**

颈椎病可导致患者肢体出现浮肿，且患处有膨胀感。

**（4）活动受限**

患者自觉颈项、肩背部的肌肉僵硬、酸胀，无法前屈后仰以及转颈困难，稍用力转颈，就会出现剧烈疼痛的症状，并向上肢等部位放射。

**（5）步态失稳**

步态失稳是脊髓型颈椎病的典型症状，患者会出现走路踩棉花感，是颈椎间盘退变、骨刺形成等刺激及压迫脊髓所致。

### 3. 头部不适症状

一旦患者的颈椎和神经受到压迫时，一系列头部不适症状会非常明显。患者颈动脉受到压迫，无法及时供应给大脑较多的血液，就会导致脑供血不足，从而使患者出现头痛头晕的现象，记忆力以及反应能力都会受到相应的影响。

**（1）眩晕**

眩晕是椎动脉型颈椎病的主要症状，有临床调查数据显示，国内颈椎病患者中，有眩晕症状的患者人数超过 50%。眩晕是机体对空间关系的定向感觉障碍，为一种运动性幻觉，可表现为旋转性、浮动性或摇晃性眩晕，头部活动时可诱发或加重。眩晕发作时，常伴有恶心、呕吐、眼球震颤及站立不稳等症状。

（2）头痛或偏头痛

颈椎病头痛多为发作性胀痛，常伴自主神经功能紊乱。引起头痛的原因：① 颈椎病累及颈部肌群，引起颈部肌肉持久痉挛性收缩，导致肌肉血液循环障碍；② 病变直接刺激、压迫或牵拉头部敏感组织；③ 病变刺激、压迫或损伤第一、二、三对颈神经，尤以枕部为重；④ 刺激或压迫椎动脉周围的交感神经丛或颈部其他交感神经，使椎－基底动脉系统或颅内外动脉血管产生舒缩障碍；⑤ 病变累及椎动脉，使椎－基底动脉系统供血不足。

## 4. 视力、听力下降

部分患者发生颈椎痛后，患者的视神经会受到相应的压迫，可导致突发性的弱视、复视或失明，短期内可自动恢复。另外，由于椎动脉受到压迫，大脑出现供血不足现象，患者的听力中枢神经被影响，从而可出现听力下降，反复的耳鸣、耳堵症状。

## 5. 咽喉部位症状

部分患者开始感觉咽部发痒，有异物感，后又觉吞咽困难，间断发作，时轻时重。少数患者有恶心、呕吐、声音嘶哑、干咳、胸闷，甚至出现进行性吞咽困难的现象。此时患者胃镜检查正常，经颈椎 X 线检查为食管型颈椎病，在患者的颈椎侧位 X 线片上，可见明显向前突出的骨赘等退行性改变。

其原因是颈椎前缘直接压迫食管后壁导致食管过度狭窄，或是颈椎病引起自主神经功能紊乱，进而导致食管痉挛或过度松弛，亦或是骨刺形成使食管周围软组织发生刺激反应。

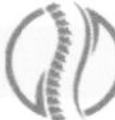

## 6. 交感神经症状

由于颈椎各种病变结构的刺激通过脊髓反射或脑－脊髓反射而发生的一系列交感神经症状。

### （1）交感神经兴奋症状

① 头痛或偏头痛、头晕，在头部转动时加重，有时伴恶心、呕吐；② 视物模糊，视力下降，瞳孔扩大或缩小，眼后部胀痛；③ 心跳加速、心律不齐、心前区痛或血压升高；④ 头顶及上肢出汗异常以及耳鸣、听力下降，发音障碍等。

### （2）交感神经抑制症状

头晕、眼花、流泪、鼻塞、心动过缓、血压下降及胃肠胀气等。

## 7. 颈心综合征

这是颈背神经根受颈椎骨刺的刺激和压迫所致，产生内脏感觉反射，引起冠状动脉供血障碍，导致心绞痛或心律失常等症状。其表现的心前区疼痛、胸闷、心律失常及心电图 ST 段改变，易被误诊为心绞痛发作。这种疼痛舌下含服硝酸甘油等治疗无效，但有时改变头部位置或姿势可使症状减轻。

## 8. 胸部疼痛

多见于中老年女性颈椎病患者，表现为一侧乳房或胸大肌疼痛，间断隐痛或阵发性刺痛，向一侧转动头部时最为明显，有时疼痛难以忍受。这与第六颈椎和第七颈椎神经根受颈椎骨刺压迫有关。

## 9. 血压异常

部分患者高血压久治不愈，最后发现竟然是颈椎病。颈椎病可引起血压升高或降低，其中以血压升高为多。这类患者常伴有颈椎痛、发紧、上肢麻木等颈椎病症状，一般按高血压治疗多不见效，而当颈椎病症状被控制后，血压随之下降。这与颈椎病所致椎－基底动脉供血失常和交感神经受刺激发生功能紊乱有关。由于颈椎病和高血压皆为中老年人的常见病，故两者常常并存。

### 10. 猝倒

猝倒为椎动脉型颈椎病的一个表现，是颈椎增生的骨质压迫椎动脉引起基底动脉供血障碍，出现一时性脑供血严重不足所致。常表现为站立或走路时突然扭头，身体体位改变迅速而出现摔倒，倒地后因颈部位置改变可很快清醒并站起，不伴有意识障碍，亦无后遗症。

### 11. 颈源性抽动症

多见于青少年，主要是长期趴着、歪头、偏头看书写字引发颈椎痛的问题，出现头向一侧偏斜，频频抽动不止等现象。改变不良习惯，积极治疗后会很快终止抽动，逐渐康复。

### 12. 颈源性下肢瘫痪或排便障碍

下肢瘫痪或排便障碍是脊髓的椎体侧束受刺激所致。患者上肢麻木、疼痛有力、跛行，颈部症状轻微时容易被掩盖，有的伴有尿频、尿急、排尿不尽或大小便失禁等问题。

### 13. 其他

#### （1）面瘫、面痛

很多颈椎病患者因椎动脉痉挛、栓塞而诱发面部肌肉萎缩、面瘫。

#### （2）失眠

部分颈椎病引起的疼痛、自主神经功能紊乱以及椎动脉供血不足等，会导致入睡困难、睡眠时间不足、睡眠质量差等症状。

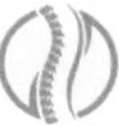

（3）记忆力下降

记忆力的下降，不要一味认为是“老年痴呆”，还可能是颈椎病所致。颈椎病尤其是椎动脉型颈椎病，极易造成颈部通过的血流量减少，引发脑供血不足，让患者出现头晕、健忘等“伪痴呆”症状。

（4）脑卒中

有数据显示，全国每年近 100 万脑血管患者中，有 26% 是由颈椎病诱发，这是椎－基底动脉受压，造成脑供血不足，尤其在体位、头位发生变化等情况下，更易诱发脑卒中（中风）。长期存在脑供血不足，就会出现头晕、手足麻木、步态不稳，甚至发生脑血栓、脑梗死，有些患者可因此导致偏瘫。如不及时治疗颈椎病，就会恶化为中风、偏瘫等严重后果。

（5）胃肠道症状

颈椎骨质增生刺激或损伤交感神经，引起幽门括约肌舒缩无力，促使胆汁反流，损伤胃黏膜而引起炎症。当颈部交感神经受到刺激或损伤，那么这种感觉就会通过神经传递到大脑，使体内的神经兴奋性增强，从而引起部分内脏和肠道的蠕动减慢，于是就会出现腹胀和便秘。

（6）书写痉挛

颈五颈椎或颈六颈椎棘突偏向右侧，刺激或压迫神经根，造成书写时手腕不自主地内曲，握笔困难、颤抖，不能书写等。

在了解颈椎病的相关症状之后，再给大家分享一种测试颈椎健康的方法，参照颈椎病自测表（表 1-2-1）进行自我评分，如果你的分数非常高，最好及时去医院做颈椎方面的检查。

表 1-2-1 颈椎病自测表

| 条目 | 得分 / 分 |
|---|---|
| 1. 头、颈、肩是否有疼痛等异常感觉，并伴有相应的压痛点 | |

续表 1-2-1

| 条目 | 得分 / 分 |
|---|---|
| 2. 是否会经常感觉手麻 | |
| 3. 是否经常感觉头晕、头痛、眼花 | |
| 4. 是否经常耳鸣 | |
| 5. 是否感觉心跳过快、心前区疼痛 | |
| 6. 是否经常感觉下肢无力、步态笨拙、颤抖 | |
| 7. 是否经常感觉恶心、呕吐、多汗、无汗、心动过缓或过速、呼吸节律不匀 | |
| 8. 是否曾有过上肢肌力突然减退，持物落地的病史 | |
| 9. 是否曾有过猝倒（行走中突然扭头时肌力减退，出现腿软无力或突然倾倒或坐倒，而神志清醒，并能立即站起，继续原来活动）病史 | |
| 10. 是否存在排尿障碍、胃肠功能紊乱 | |

注：0 分，无症状；10 分，有症状，以上条目每条 10 分，总计 100 分。

来算算你的得分吧！

0 分：恭喜！几乎可以排除你目前患有颈椎病的可能性。

10~30 分：你患有颈椎病的可能性较低，但可能有其他神经系统、心血管系统、消化系统的小问题。

40~70 分：你可能有颈椎病！请做进一步的检查。

80~100 分：高度怀疑你患有颈椎病，请尽快就诊，并对症治疗。

**特别提示**

当一些患者经常出现头痛、牙痛、三叉神经痛、眩晕、恶心、呕吐、失眠、烦躁或有精神抑郁、视力及听力障碍、味嗅觉及皮肤感觉异常等症状而又久治无效时，不妨查查颈椎，切忌“头痛医头，脚痛医脚”，因为病变的根本原因很可能在颈椎。

（仇铁英、高素园）

# 第三节 颈椎痛的诱发因素

案例：李先生，50岁，某公司财务总监，工龄25年，每日使用电脑8小时，出现颈肩部僵硬、疼痛2年余，未接受正规诊治，多次前往养生馆按摩，但有时缓解有时反而加重。近两月出现左上肢放射痛伴麻木，卧床休息后不能改善，遂于门诊就诊。那么，究竟是什么原因导致李先生的颈椎痛呢？

近年来，随着生活节奏加快和生活习惯的改变，很多人容易出现颈椎痛的现象，不仅给自身带来痛苦，也极大地影响了工作和生活。颈椎痛需要明确引起疼痛的主要因素，积极寻找病因，进行针对性的预防和治疗是关键。

## 1. 颈椎病

临床上，颈椎病导致的颈椎痛最为常见。颈椎病已经成为名副其实的常见病和多发病，流行病学调查显示，全球有超过三分之一的人出现过持续至少3个月的颈椎痛症状。颈椎病的发病率在我国高达17.6%，颈椎痛已成为我国排名第二的全身慢性疼痛，且颈椎病伴慢性颈椎痛为25~64岁人群致残的主要原因之一。随着现代人们生活方式的改变，电脑、手机、车、空调的使用越发频繁，颈椎病的发病率逐年增高，且发病年龄趋于年轻化。国内一项对2000例颈椎病患者展开的调查显示，1~20岁的患者占12%；21~30岁的患者占25%；30~50岁的患者占15%；50岁以上的患者占48%；也就是说，30岁以下的患者接近40%。

那么，为什么会有这么多人患颈椎病呢？下列因素在颈椎病的产生和复发中起着重要作用。

### （1）年龄因素

椎间盘的退行性改变是颈椎病发生发展中最基本和最关键的基础，在颈椎退变过程中，最先改变的是椎间盘，然后累及关节突关节和钩椎关节。人的椎间盘变性从 20 岁就可能开始，30 岁退变明显，属于累积性损伤。依据近年相关文献研究，年龄对颈椎病的发生有着重要的影响，普遍认为本病好发于中老年，40~60 岁为高发年龄段，70 岁以后患病率可高达 90%。随着年龄的增长，颈椎部位的骨骼会逐渐出现老化、退变和增生，这属于生物体自然的生理性的退行性改变。

（2）职业

经过研究发现，颈椎病与患者所从事的职业有一定相关性，而长期伏案低头工作、头颈部常向某一方向转动或保持固定姿势是这些职业的共同之处。

颈部长期固定姿势的职业人群，他们在工作的时候颈椎长时间处于一种僵化固定的前屈状态，这种姿势恰恰是和颈椎前凸的生理曲度相反的。这使得颈椎受力过大，脊柱周围的肌群韧带常处于紧绷状态，时间长了就会造成韧带松弛的后果。当韧带活动范围大时，椎体就会不稳定，情况严重的会使脊椎受到压迫，产生一系列症状。其次就是长期低头、伏案工作的职业人群，头颅的重量几乎都是由颈椎来承担。

不同的姿势让颈椎承受多少公斤的压力（1 公斤 =1 千克）？关于这个问题，骨科专家曾做过一份颈椎受力清单（图 1-3-1）：

- 身体直立时，成年人的脑袋为约 5 公斤重。
- 看电脑或电视时，低头角度约为 15°，颈椎间盘压力增加到 12 公斤。
- 伏案工作时，低头角度约 30°，颈椎间盘承受 18 公斤压力。
- 看手机时，低头角度约 60°，颈椎间盘承受压力达 27 公斤，相当于扛着一袋大米的重量。

而现实生活中，习惯盯着屏幕的“低头族”，长期低头处于 45°的人群比比皆是，如果头长时间低下去，头颅的重心就会前移，时间长了颈椎就会出现畸形。

同时，研究发现，工作环境差（光线差、寒冷潮湿、通风差等）也是颈椎病较为显著的危险因素。在椎间盘已发生退行性病变的基础上，寒冷和潮湿能使局部肌肉张力明显增高，导致肌肉长期收缩痉挛，破坏椎间盘的稳定性，进而导致颈椎病的发生和加重。

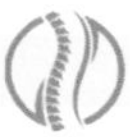

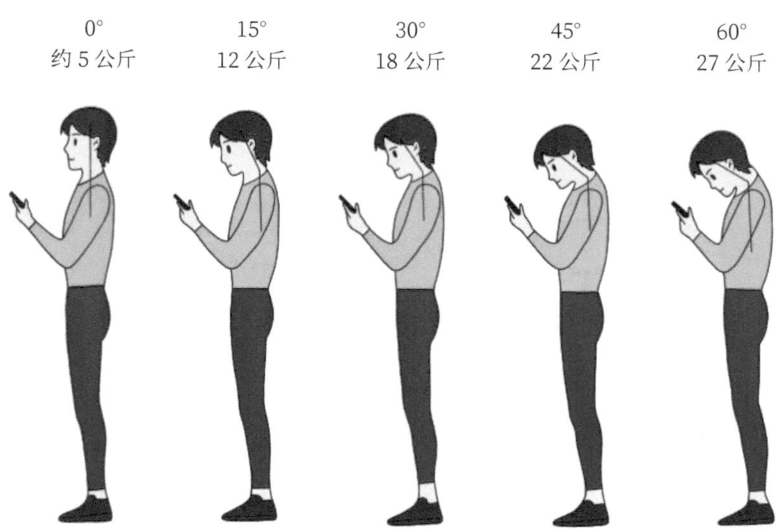


图 1-3-1 不同低头角度下颈椎承受的压力

**（3）不良生活习惯**

**1）过高的枕头高度**　每个人约有三分之一的时间是在床上度过的，用枕不合理可伤害颈椎的椎间韧带和关节囊，成为颈椎病的直接致病因素。研究表明，枕头过高不但不能“高枕无忧”，还易导致颈椎病。颈椎长时间前屈（长期低头、高枕睡眠）及过度后伸（枕头过低睡眠）均会导致颈椎周围肌群及韧带长时间处于紧张状态，造成颈部周围组织及椎体失衡，引起颈椎病的发生或症状加重。

合适的枕头高度是躺下去的时候，头部不出现仰头或低头的姿势，头部与身体呈水平状态，保持人体正常的生理曲线。建议成年人枕头的高度为 8~15 cm，与肩膀同高最好。如果你不知如何挑选，在购买前量一量你的肩宽和头宽，（肩宽－头宽）/2 得出的值为最适宜你的枕头高度。如果睡眠时习惯侧卧位，则需将颈部置于枕头中间的凹陷处，使枕头的支点位于颈侧部的中点。同时，选择中间低两边高、材质透气、软硬适中的枕头，在使用枕头时，一定要垫到脖子处，不能垫到肩膀，更不能只垫到后脑勺的一半（图 1-3-2）。

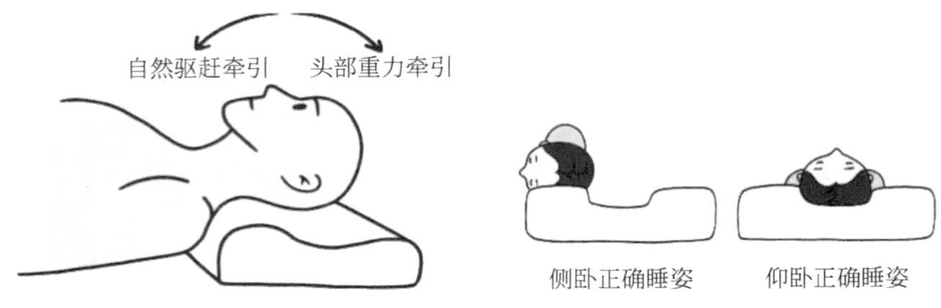


图 1-3-2 睡姿

2）**不当的睡眠姿势** 常见的是趴在桌子上睡觉，这种姿势使颈部前倾，造成与正常生理弯曲相反的变化，时间长了就容易导致颈椎变形，颈部肌肉疲劳，并引发颈椎病等。

3）**吸烟、饮酒** 吸烟、饮酒等不良嗜好，也是颈椎病的危险因素。烟中的尼古丁使血管收缩，内皮损伤，血液黏稠度增加，从而造成血流缓慢，血中氧分压降低，导致颈肌有氧血供减少，产生痉挛疼痛。而过量饮酒会导致颈部肌肉松弛，削弱了对颈椎的支撑及稳定作用，使颈椎间盘及椎间韧带的负担加重。

4）**不良的坐姿** 很多人喜欢一下班就窝在沙发里，近些年流行的“葛优躺”形容，引起了广大网友的纷纷效仿。但是有网友表示自己这个姿势坐了半个小时，浑身肌肉是得到放松了，肩颈部却疼痛难忍。其实，这么坐，影响了整个脊柱的弧度，会加重肌肉骨骼的隐形损伤，从而导致颈椎病发病概率增大。

5）**不正规的按摩方法** 许多患者深受颈椎痛困扰，选择采用按摩的方式来缓解痛苦，殊不知，粗暴的按摩手法可致颈椎韧带撕裂。对于颈椎不适，按摩确实可以舒筋活络、消肿止痛，但盲目粗暴按摩颈椎可能导致不良后果，增加颈椎损伤的可能性。正常状态下，脊髓在椎管内有一定的代偿活动空间，但部分脊髓型颈椎病患者，脊髓已被突出的颈椎间盘组织或增生的骨刺压迫得无法动弹，甚至出现慢性损伤。若贸然进行推拿按摩无疑雪上加霜，已受压的脊髓在推拿按摩过程中用力挤压下，直接受到严重的损伤，出现急性脊髓损伤，甚至导致患者瘫痪。

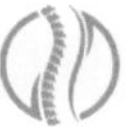

（4）咽喉部炎症

有慢性咽喉炎的人，容易诱发颈肩综合征或使其症状加重。颈椎与咽喉毗邻，两者之间的淋巴循环存在密切联系。咽喉部的细菌、病毒等炎性物质，可以播散到颈部的关节及周围的肌肉、韧带，使这些组织痉挛、收缩、变性，肌张力下降，韧带松弛，破坏局部的完整性和稳定性。因此慢性咽喉部感染的时间和程度都是颈椎病的重要危险因素。

（5）椎体发育

发育性椎管狭窄及颈椎畸形是青年颈椎病患者的重要诱因。各种先天性畸形，如先天性椎体融合、颅底凹陷等情况都易于诱发颈椎病。而发育性椎管狭窄的影像学显示：颈椎细长、椎体高度增加。这说明发育性椎管狭窄的患者的颈椎稳定性降低，颈椎负荷增大，在外力作用下更容易导致颈椎及周围组织平衡紊乱而发生颈椎病。

（6）心理因素

颈椎病患者出现不良情绪的人数远高于正常者，可能与长期压抑情感容易出现神经衰弱，颈部肌肉易出现挛缩有关。患者紧张、焦虑的情绪可导致内分泌紊乱，加重脊髓水肿与损伤程度。内分泌失调又会引起食欲减退、情绪低落、精神萎靡等，导致机体应激能力下降，使病情恶化。

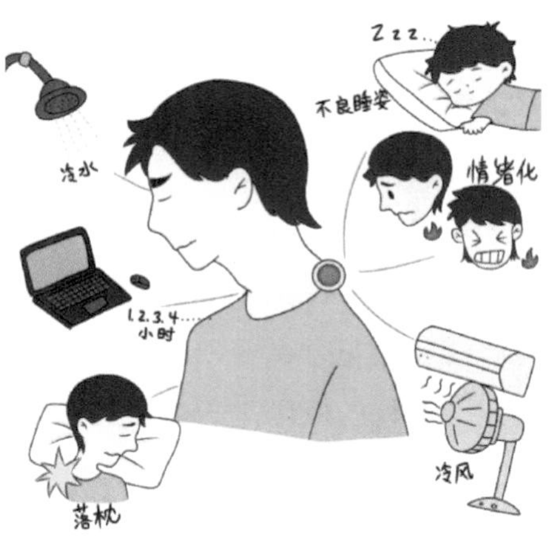


图 1-3-3 颈椎痛

（7）其他因素

1）骨质疏松 随着骨质疏松的发展，颈椎椎体的骨含量减少，使椎体变形、椎间盘及小关节损伤与退变的机会增加，可导致颈椎病的发生及病情加重。

**2）维生素 $B_{12}$、叶酸、同型半胱氨酸水平** 脊髓型颈椎病患者的维生素 $B_{12}$、叶酸低于健康水平，同型半胱氨酸高于健康水平。这表明维生素 $B_{12}$、叶酸降低及同型半胱氨酸增高的异常水平与脊髓型颈椎病的发生发展密切相关。

**3）颈部动脉血管因素** 在椎动脉型颈椎患者中，椎动脉先天性发育异常的患者数量明显高于健康人群，提示椎动脉先天性发育异常是导致椎动脉型颈椎病的主要原因。这可能与椎动脉先天发育异常导致其颅内供血不足有关。

**4）激素水平** 围绝经期妇女雌激素水平的下降可导致骨骼肌肌力减弱，加速颈椎椎间盘、颈椎小关节及软骨退变，进而导致颈椎病的发生。

## 2. 颈部创伤

颈部创伤也是引起颈椎痛的常见原因，颈椎在脊柱的活动范围最大，承受头颅和活动的重力，如果发生头颈部的碰撞、扭闪、挤压等外伤，常可引起颈部肌肉和骨关节出现拉伤。头颈部外伤常见于交通意外和体育运动，均易发生颈椎及其周围软组织损伤，直接或间接造成颈椎不稳，这与颈椎病的发生和发展有直接关系，而且可能加速病情的恶化。

## 3. 落枕

落枕主要表现为晨起时颈后部、上背部酸痛，颈项活动不利索，不能自由旋转。检查时会有颈部肌肉有触痛，浅层肌肉有痉挛、僵硬，触之有条索感。落枕的原因之一主要是肌肉扭伤，如果夜间睡眠姿势不良，头颈部长时间过度偏转位置，或者因为枕头高度不合适，枕头过高、过硬或过低，头颈部长时间处于过伸或过屈位，会造成一侧颈部肌肉紧张，时间较长后引起软组织充血、水肿、痉挛，局部产生疼痛不适感，动作明显受限。

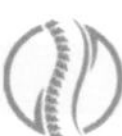

**特别提示**

颈椎痛的病理生理过程相当复杂，其诱发因素多种多样，主要与年龄、职业、不良的生活习惯以及头颈部外伤等有关，它的存在严重影响人们的日常工作与生活。颈椎病是颈椎痛最为常见的原因。从发病诱因分析，进行早期预防是避免自身发生颈椎痛的主要措施，针对诱因进行一一纠正，可以及时治疗颈椎痛的问题。

（仇铁英、高素园）

# 第四节 颈椎痛的易发人群

案例：李先生带着他的岳父来到脊柱门诊，岳父今年 65 岁，3 年前因为颈椎痛做了手术，这次是来复查。李先生说，他的岳父手术以后，手不麻了、走路也有力气了，老人家倒是好了，自己的一只胳膊却又麻又痛起来了。李先生今年 35 岁，长期低头工作。看了李先生的检查结果，医生说，李先生的颈椎看着不像 35 岁的颈椎，倒像是 53 岁的颈椎。经过进一步检查，李先生也得了颈椎痛。

伴随移动互联网时代的到来，各行各业正经历着巨大的变革，人们的工作、生活方式和节奏也都随之改变。尤其网络的快速普及，人工智能和大数据迅猛发展，这虽然给人们生活带来了极度舒适与便捷，但同时也给人们的颈椎健康管理带来了严峻的挑战。颈椎痛是退行性颈椎病的常见症状，根据数据显示，肩颈椎痛已经成为全身第二大疼痛，48.5% 的人在一生中经历了颈椎痛，使用屏幕等工作者发生颈椎痛的年患病率为 55%~61%，颈椎痛的防治已成为大家关注的问题。

那么，哪些人群容易出现颈椎痛呢？

## 1. 中老年人

颈椎痛多发于中老年人群，慢性劳损是诱发中老年人颈椎痛的罪魁祸首。老年人的关节囊、韧带及局部肌肉等长期处于损伤状态，极易导致局部水肿及出血，炎性反应逐渐变化，最终会出现骨质增生症，诱发颈椎痛。

## 2. 生活习惯不良的人

长时间使用电脑、躺着看电视、长时间睡在弹簧床等较柔软的床铺上等不良生活习惯都是造成颈肩腰腿痛的主因。不良睡姿持续时间较长或使用不当的枕具（枕头过高、过低，或者枕的部位不适当）人群均易患有颈椎痛。这些习惯不但影响睡眠质量，还会增加颈部肌肉的负担，造成颈部骨骼变形，

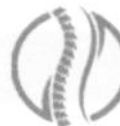

如若不能及时正确地调整，极易造成颈椎旁软组织和椎体受力失衡，所受张力大的一侧颈部易疲劳而引起颈后部肌肉张力及弹性下降，产生不同程度的劳损。

不良的站姿和走姿也可能导致颈椎痛，人的生理结构决定了人在站立和行走时，上半身的重量完全由脊柱来承担。脊柱的四个生理弯曲（颈椎前凸、胸椎后凸、腰椎前凸、骶椎后凸），能够完美适应人体的直立行走，并且可以对人的头部、胸部、腹部等部位起到恰到好处的支撑作用。在走路的时候，如果人的身体总是处于弯着腰、弓着背、含着胸的状态，虽然走起来会感觉比较舒服，但实际上却使脊椎的负担大大加重，使人体的四个生理弯曲处于一种不正常的状态中。时间长了，就会出现颈椎劳损的现象，患颈椎痛的概率也会大大提高。

### （1）几种容易导致颈椎痛的不良走姿

- 总是低着头，看脚尖，显得心事重重、萎靡不振。
- 拖着双腿走路，有气无力。
- 跳着走路。
- 走内八字或外八字，双脚不在一条直线上，摇摇晃晃。
- 摇头晃脑，甩手扭腰，左顾右盼。
- 走路时大半个身子向前倾。
- 走路的时候速度过快或过慢。
- 走路的时候与别人勾肩搭背。

### （2）几种容易导致颈椎痛的常见动作

**1）背单肩包** 长期背单肩包，会使人的肩膀长期处于一侧负重的状态，时间长了，就会使肩膀出现一高一低的现象，为了防止肩带滑下来，人们往往会不自觉地将一侧肩膀向上抬一下，并向内用力。长期如此，不但可能导致颈椎酸痛，甚至还可能使脊柱发生侧弯。因此，如果要背重物的话，最好选用双肩包；如果必须使用单肩包，也不要总是使用一侧肩膀，最好两侧交替着背或斜挎着背。

2）**趴着午睡** 有些人喜欢中午趴在桌子上打个盹，趴着睡不利于颈椎保持生理弧度，可能导致颈椎问题的出现。在条件允许的情况下，午休最好平躺；如果条件实在不允许，可以坐在椅子上，在腰后垫个垫子，身体微微往后仰，短暂休息一会儿即可。

3）**头和肩夹着手机打电话** 有些人由于工作过于繁忙，习惯将电话夹在头和脖子之间。殊不知，颈椎向一侧过度用力，可能导致颈部肌肉痉挛和过度疲劳，造成脖子酸胀、疼痛，埋下颈椎痛的隐患。

4）**长时间低头** 长时间低头看手机、玩麻将、打扑克等，会使颈椎关节受压过多产生错位，使颈椎弧度减小，骨骼之间的磨损增加及骨质增生，压迫神经，导致头痛、眩晕，甚至肌肉僵硬。

### 3. 颈椎发育不良人群

部分人群存在先天性小椎管、神经根管狭小等，当颈椎结构先天发育不良时，也可能导致颈椎痛。

### 4. 头颈部外伤史、慢性颈椎损伤的人群

此类人群极易发生颈椎痛。颈椎痛患者中常有这样一类人，在保守治疗后病情趋向稳定，能够正常地生活和工作，但遭遇一次意外事故如摔伤、车祸等造成颈部外伤，甚至于乘车时出现急刹车所致的颈部损伤，就出现了肢体麻木、大小便失禁等严重的神经功能障碍。

### 5. 青少年群体

近年来，颈椎痛的发病群体年龄结构日趋年轻化，通过对门诊中前来就诊的人群进行统计，发现青少年患者比例已超过10%，到了寒暑假更是占到1/4~1/3，逐渐呈上升趋势。

#### （1）生活和学习习惯改变

时下社会竞争日益加剧，学习与就业压力导致青少年伏案学习时间过

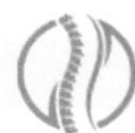

长，需要颈椎长期处于屈颈背位，而颈部长时间处于肌肉不协调的位置，会使动力肌与拮抗肌抗阻疲劳功能下降，导致颈椎动态平衡失调。这种错误的姿势往往会导致颈部有僵硬和酸胀感，久而久之，颈部的僵硬程度逐渐增加。

（2）背部负重过重

由于青少年从发育时期开始背包过重，在行走过程中，身体为了保持平衡而长时间重心前移，久而久之颈背部发生结构性改变。

（3）电子产品的广泛使用

随着电视、电脑、智能手机的普及，一些自制力差的青少年通宵达旦地看电视、上网、玩智能手机，长期的不良姿势导致大批青少年的颈部的肌肉、韧带长时间向前拉伸，处于慢性充血状态，极易导致颈肌筋膜炎，久而久之颈椎生理曲度变直，出现慢性劳损，从而诱发颈椎痛。

### 6. 不良职业习惯的人

颈椎痛的发病原因与职业因素也有着必然联系。在颈椎痛的高危职业中，信息技术（information technology，IT）从业人员高居榜首，流水线作业人员、驾驶员、教师、财务人员等紧随其后。日复一日的办公室生活，让现代“上班族”长期保持僵硬的姿势且缺乏体育锻炼，巨大的工作压力带来精神问题的同时，也让颈椎变得疲惫不堪。

除了传统行业，新型职业群体（如外卖员、网约车司机、电商主播、在线办公人员等）也成为颈椎痛的高风险人群。病程短暂、病情进展快、发病早都是此类高风险人群颈椎痛的发病特点。

（1）长期伏案工作者

长期低头伏案工作的职员有公务员、教师、文案工作者等，长时间低头让他们的颈部肌肉、韧带处于牵拉状态，出现颈部肌肉损伤、软组织疲劳，严重者出现小关节错位，最后压迫脊髓。伏案工作是除了骨质疏松、退行性变之外，颈椎痛发病的另一独立因素，尤其是对年轻人而言。年纪小于 35 岁的颈椎痛患者中，有接近一半的人都是伏案工作者，并且伴随着他们工作时间的增加，颈椎痛发病的人数也呈上升趋势。病程短暂、病情进展快、发病早也是伏案工作者颈椎痛的发病特点。

**（2）视屏操作人员**

伴随着社会的飞速进步，科技的兴盛使得电子计算机在各个行业得到广泛应用，视屏操作人员日益增加。所谓视屏操作就是工作人员通过视屏观察、监视生产运行的情况，完全通过电脑来进行工作。从事该种职业的人群发病原因主要有两个：一是脊柱长期处于被动后凸位，这样椎间盘的压力就会明显增加，脊椎稳定性受到影响；二是因为视屏操作是一种静态工作，需要长时间地固定在一个位置上，腰背肌肉与颈后群肌肉长时间处于一个紧张的状态，从而造成颈椎肌群疲劳甚至损伤。

**（3）产业工人**

从事车工、钳工、流水线工作的工人，因工作的需要必须长时间低头、操作姿势被固定、上肢重复用力活动，这些都是诱发颈椎痛的因素，再加上超负荷的工作量，颈椎痛只会越来越严重。经过调查研究发现，制造业对于工人的肌肉骨骼损伤是不可逆转的，长时间超负荷的工作量导致产业工人大约一半都有颈部肌肉骨骼疾病，不正确的工作姿势使颈椎痛的发病率更高。

**（4）“开车族”**

随着新兴行业网约车发展迅猛，拥有私家车的人日益增多，越来越多的驾驶者因颈椎病走进了医院。患颈椎病的驾驶者甚至可以占到整个颈椎痛患者的 20% 以上。经常驾驶汽车的人长时间处在一种紧张的坐姿状态，座椅不合适、驾驶坐姿不正确、汽车本身的减震能力差，都会使椎间盘受到的压力增加。

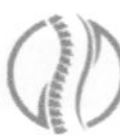

**（5）外卖员**

外卖员需长时间佩戴头盔，头盔增加了头部的重量，同时加重了颈椎的负担。若佩戴头盔不标准，就会引起颈部肌群的疲劳，进而导致颈椎骨质增生。同时，驾驶摩托车时姿势不正确，也会导致颈椎痛。

**特别提示**

颈椎痛是一种影响人类生活质量常见的健康问题，近年来，其发生率越来越高。据统计，我国的颈椎痛患者约有两亿人，年轻人的发生率也呈明显上升趋势，尤其是低头族或办公族，更易发生颈椎痛。除先天畸形和外伤外，颈椎痛均是软组织损伤（如姿势不良）造成颈部各组织病理改变而逐渐引发的，而且是长期缓慢作用的结果。因此，颈椎痛的预防应从病因和诱因方面加以预防，才有可能达到降低发生率和复发率的目的。

（仇铁英、高素园）

# 第五节 颈椎病的预防保健

案例：这天，脊柱外科张医生在看诊期间接待了一位特殊的患者。小杨是一位年仅23岁的滴滴网约车司机，近1个月在开车过程中，总是感觉脖子不舒服，酸痛且连带着两边的胳膊痛！在张医生询问中，得知小杨每天的开车时间在8个小时以上，下班回家后便躺在沙发上玩手机。张医生经过检查分析后，确诊小杨患有颈椎病。

随着互联网时代的飞速发展，ChatGPT等人工智能的崛起，网络已经深入现代人工作和生活的各个方面。手机、电脑等电子产品迅速普及，这虽然给人们的生活带来了便捷，却让人们逐渐忽视了对颈椎的健康保护。日益增加的工作压力、长期伏案工作、使用电脑或手机刷视频等，使“低头族”日渐壮大。由于长期不注重颈椎健康，颈椎病的发病率也在不断上升，我国颈椎病发病率为3.8%~17.6%，呈逐年升高及年轻化的趋势。其中，以教师、城市白领、学生及司机尤为常见。另外，颈椎病可能引起高血压、心脏病等诸多并发症，严重者甚至可能引起瘫痪。因此，对于颈椎病的预防保健至关重要。

## 1. 预防保健的作用

注意保护及合理使用颈椎，是避免颈椎退变最好的办法。颈椎病的关键在于日常的保健及预防，良好的保健可以减缓或减少颈椎病的发生，适度的功能锻炼可以减轻颈椎病的症状。当今快节奏的生活及工作方式易造成颈椎的慢性劳损，而慢性劳损，往往容易被人忽视，因此早期预防颈椎退变，注意颈椎保健至关重要。

## 2. 预防保健的基本原则

在进行颈部锻炼时，应以颈部感到舒适为宜，不可过度疲劳，以免加重

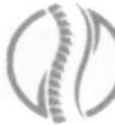

颈椎劳损。遵循个体化原则，根据自身情况选择合适的保健方法，要科学化、持续性、有规律地进行锻炼。

## 3. 预防保健的方法

### （1）明确认识

正确认识颈椎病，颈椎病虽是慢性病，但采取合理的预防措施、养成健康的生活工作习惯可以防止或减少它的发生。树立良好的心态，进行自我监测与管理，积极主动进行治疗，增强信心。

### （2）改善不良生活习惯、保持正确姿势

**1）采用正确的坐姿** 在日常生活及工作中，长时间保持低头姿势，会使颈椎生理曲度发生变化，颈肩背部肌肉持续处于紧张状态而过度疲劳，甚至使血液循环受到阻碍，逐渐引发颈椎病。

因此，正确的坐姿（图 1-5-1）是立腰、挺胸、肩膀放松、头微仰，做到自然放松，切勿长期低头。在工作或者学习状态时，如使用电脑工作或学习半小时至 1 小时，应休息数分钟，并定时进行颈椎运动、按摩或者伸伸懒腰，劳逸结合，让僵直的肌肉得到休息。同时，电脑或者电视的高度应平齐于两眼水平位置，选择大尺寸屏幕的电子产品，避免长时间低头。

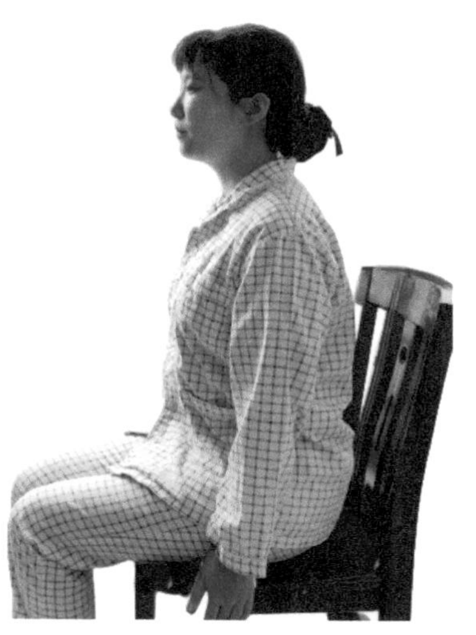
图 1-5-1 正确的坐姿

坐在办公桌前的白领，应保持正确的坐姿，桌面与座椅相称，桌面高度以肘关节能保持屈曲 90°左右，前臂正好可以平放在桌面上为宜，同时，相较于平面桌，更推荐选择半坡式的斜面桌。

**2）保持良好的睡姿** 对上班族或学生来说，伏案睡觉是最常见的午睡姿势，但这也是对颈椎伤害极大的姿势。伏案睡觉容易引起手臂麻木，可能导致肘

部尺神经受压损伤、眼球受压、颈椎曲度改变而引起疼痛等情况。

平躺着睡觉才是正确的睡觉姿势（图 1-5-2），理想的睡眠姿势是使头颈保持自然仰伸位、胸及腰部保持自然曲度、双髋及双膝略呈屈曲，这样可以使身体获得最大限度的放松。

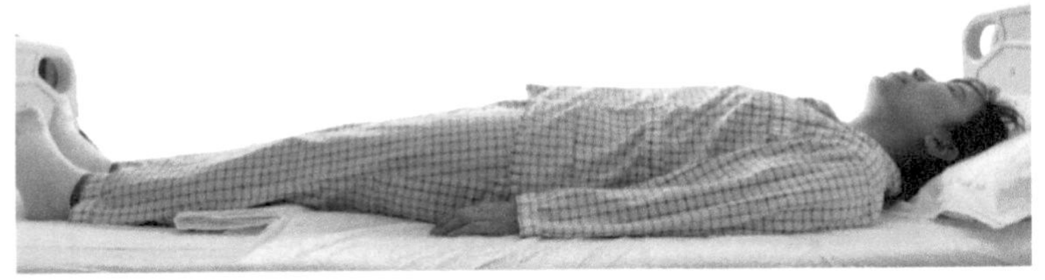

图 1-5-2 正确的睡姿

选用合适的枕头、床垫可以保持颈椎的生理前凸，可以更好预防颈椎病的发生。选用稍硬的床垫，有利于保持脊柱的生理弯曲。俗话说“高枕无忧”，即枕高枕头睡觉对睡眠有益，这种观点是不正确的。睡眠时枕头高度应该以保持颈部的正常生理曲度为原则，选择质地柔软、透气性好、软硬适中的枕头，不能过低或过高，枕头长为 40~60 cm，宽度为肩宽的 1.25 倍，高为 8~15 cm，以中间低、两端高的元宝形枕头为宜。当处于仰卧时，头和躯干保持同一水平，枕头高度为拳头高度；当处于侧卧时，枕头高度与肩部高度一致。

若是条件有限，只能坐着睡觉时，建议采用以下姿势：准备 U 形枕或靠枕，用来支撑颈椎；借助椅子将双脚放平，帮助下肢血液循环；腰部放一靠枕，用来支撑腰椎。做到颈有枕、背有靠、肘有撑、腰有垫。

**3）养成正确的洗漱姿势** 洗脸盆不宜过低，双膝微屈下蹲，再稍向前低头。

**4）改正不良的姿势** 在繁忙的工作之余，现代人痴迷于“葛优躺”，但往往短暂的舒适过后带来的是颈椎及腰椎的高负荷，这容易加速脊柱的退变。在生活中应禁止猛烈地低头、弯腰及提取重物，需要拾捡物品时应退后一步再下蹲捡起。避免用力甩头、快速转头或摇头动作。同样，乘车低头玩手机，躺靠在沙发、床及椅子上进行阅读或看电子产品等不良生活习惯，均会给颈椎带来一定伤害，加速颈椎病的进展。应改正不良姿势，减少颈椎劳损。

**5）注重颈部保暖** 研究表明，颈椎病的发生发展与风寒侵袭、气血不畅等有关。因此，在日常生活中，应避免长时间在空调房内活动，避免使用空调、风扇强劲的风力直接对颈部吹，可以选用丝巾或围巾进行颈部保暖。颈部保暖不仅可以缓解颈部疲劳，也可以防止头颈部血管因受寒而出现收缩，进而改善脑部血液循环。

**6）防止外伤** 各种急性损伤，如扭伤、撞伤等均可造成椎间盘、韧带等不同程度的损伤，从而导致脊柱稳定性下降。应尽量避免急性损伤，如头颈搬重物、车辆急刹车等情况。

## 4. 加强肩颈部锻炼方法

采用运动疗法，可以激活颈椎的深层肌肉，重建颈椎的肌肉力学平衡和运动控制模式，增强颈部肌肉力量和运动弹性。打羽毛球、放风筝及游泳等活动有利于颈部肌肉锻炼，保持关节灵活性，预防和缓解颈椎病症状。若是户外运动不方便的情况下，可以选择颈椎保健操、瑜伽、太极拳等方式。

### （1）一般运动方法

**1）准备姿势** 两脚分开与肩同宽，两臂自然下垂，全身放松，两眼平视，均匀呼吸，站、坐均可。

**2）双掌擦颈** 十指交叉贴在后颈部，左右来回摩擦（图 1-5-3）。

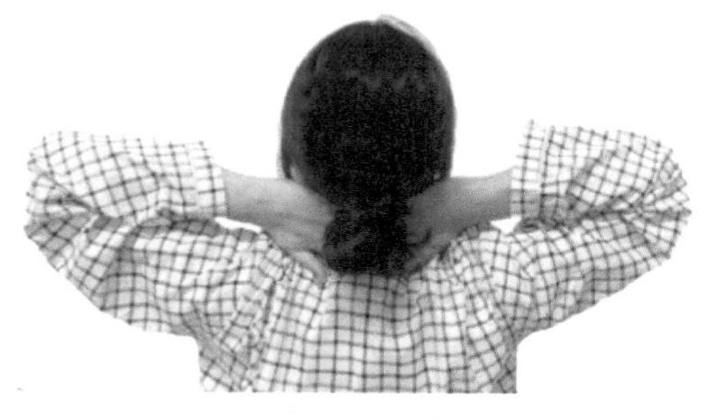

图 1-5-3 双掌擦颈

**3）左顾右盼** 头先向左后向右转动，幅度宜大，以自觉酸胀为好（图 1-5-4）。

**4）前后点头** 头先前再后，前俯时颈项尽量前伸拉长（图 1- 5-5）。

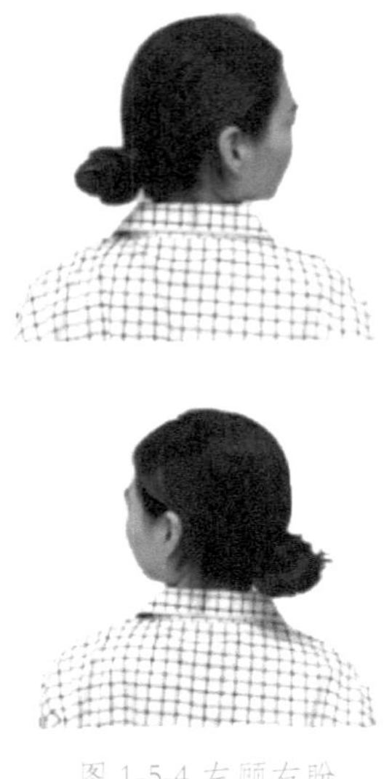

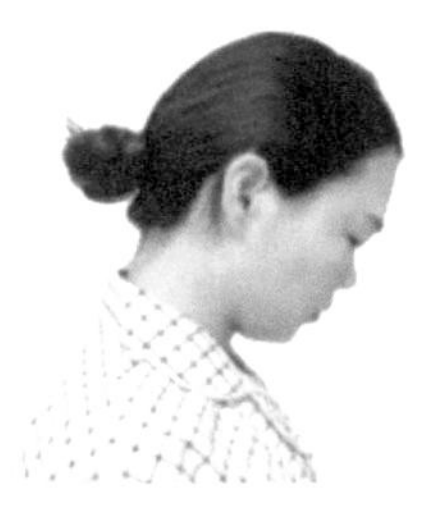

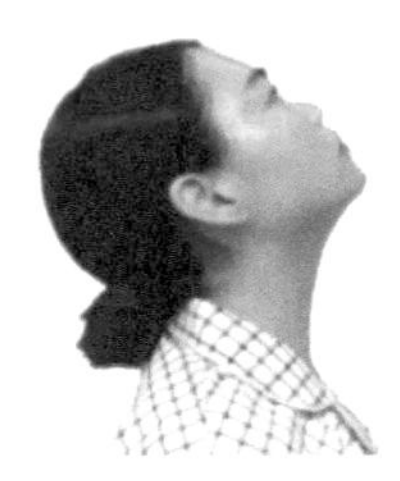

图 1-5-4 左顾右盼

图 1-5-5 前后点头

5）**提肩后旋** 先将双肩缓慢提起到最大幅度，再尽量携力后旋，在上提、后旋、下沉过程中不可放松，反复 5 次（图 1-5-6）。

6）**旋肩舒颈** 双手置两侧肩部，掌心向下，两臂先由后向前旋转 20~30 次，再由前向后旋转 20~30 次（图 1-5-7）。

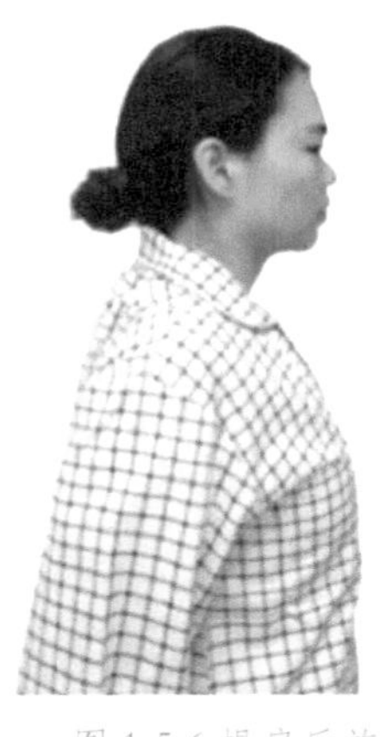

图 1-5-6 提肩后旋

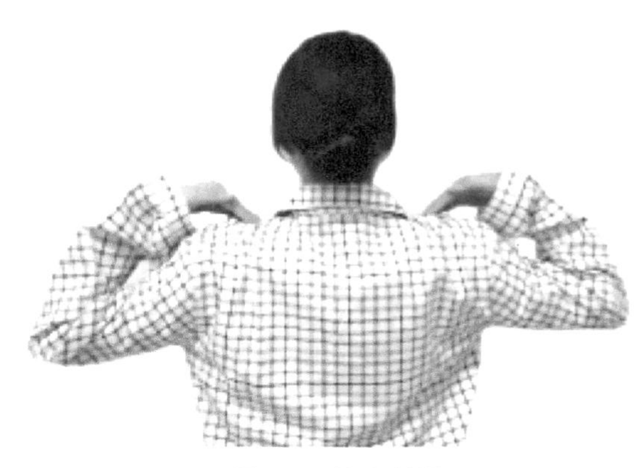

图 1-5-7 旋肩舒颈

7）**颈项争力** 左手放在身后，右手手臂放在胸前，手掌立起向左平行退出。同时头部向右看，保持 5~10 秒，再更换左右手（图 1-5-8）。

8）**摇头晃脑** 头向左—前—右—后旋转 5 次，再反方向旋转 5 次（图 1-5-9）。

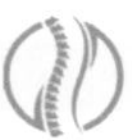

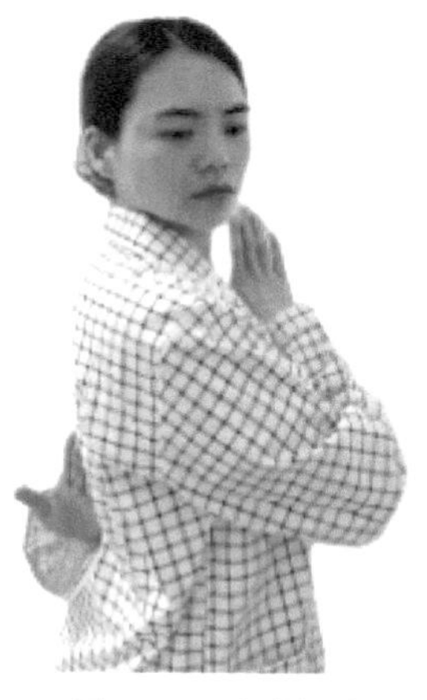

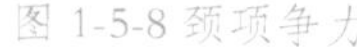

图 1-5-8 颈项争力

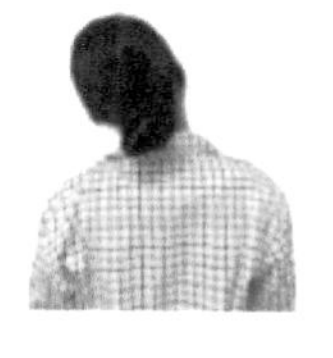

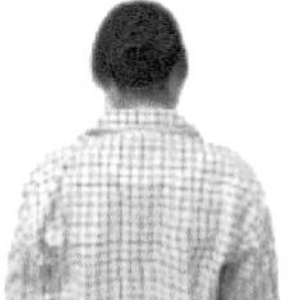

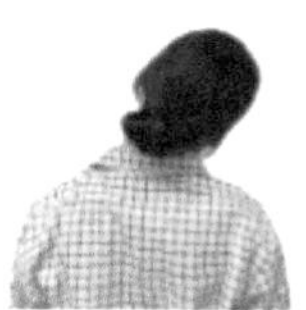

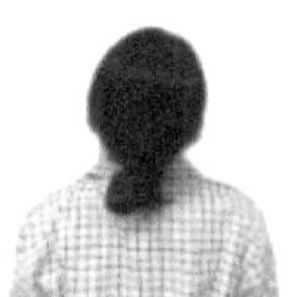

图 1-5-9 摇头晃脑

**9）头手相抗** 双手交叉紧贴后颈部，用力顶头颈，头颈向后用力，保持10秒后缓慢放松，反复5次（图1-5-10）。

**10）翘首望月** 头用力左旋并尽可能后仰，眼看左上方5秒，复原后，再旋向右，看右上方5秒（图1-5-11）。

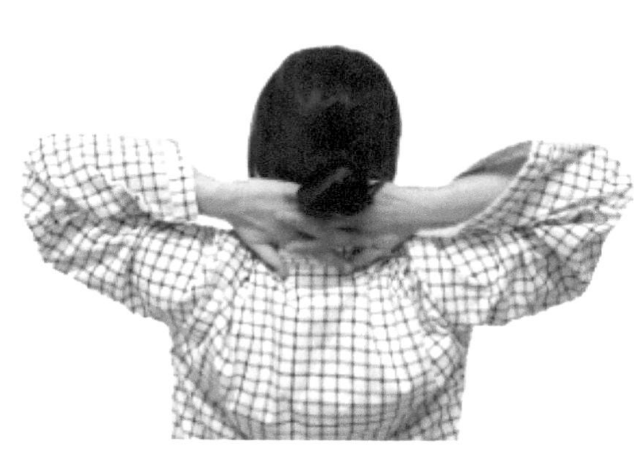

图 1-5-10 头手相抗

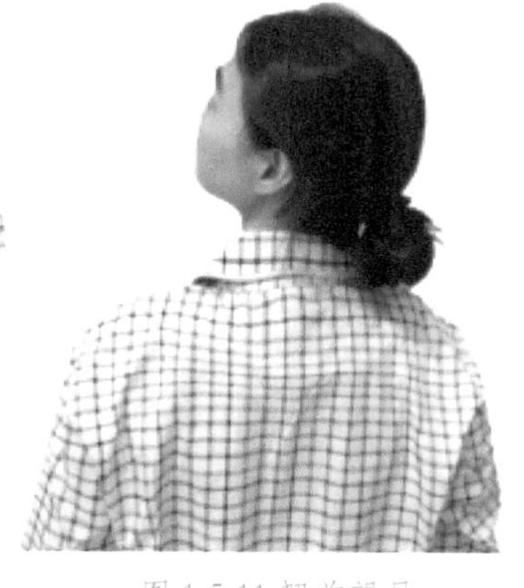

图 1-5-11 翘首望月

**11）双手托天** 双手上举过头，掌心向上，仰视手背5秒（图1-5- 12）。

**12）仰头挺胸** 挺胸仰头，双手于身后相握，两肩用力向后方收缩，保持10秒，然后放松，如此反复5次（图1-5-13）。

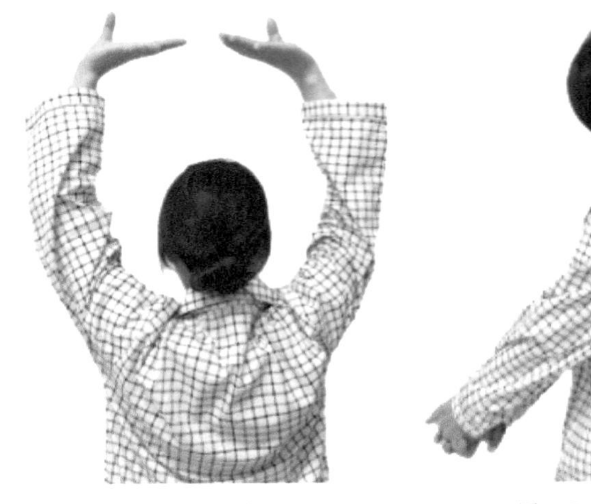

图 1-5-12 双手托天　　图 1-5-13 仰头挺胸

**13）与项争力** 头先微屈，然后用双手食、中、无名指及小指指腹按压在颈后部，缓慢用力收缩颈后部肌肉，使头抬起并后仰，坚持 10~15 秒后再缓慢放松，反复 5 次。此动作适用于颈椎曲度变小、变直或反凸的患者（图 1-5-14）。

**14）伸颈回望** 双手向前平伸叠掌，努力向前伸颈至最大限度；然后做扩胸运动，头向一侧回望，保持 2 秒，换另一侧（图 1-5-15）。

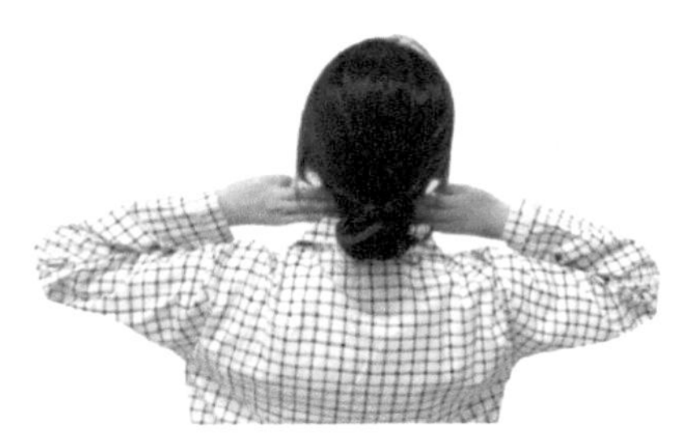

图 1-5-14 与项争力

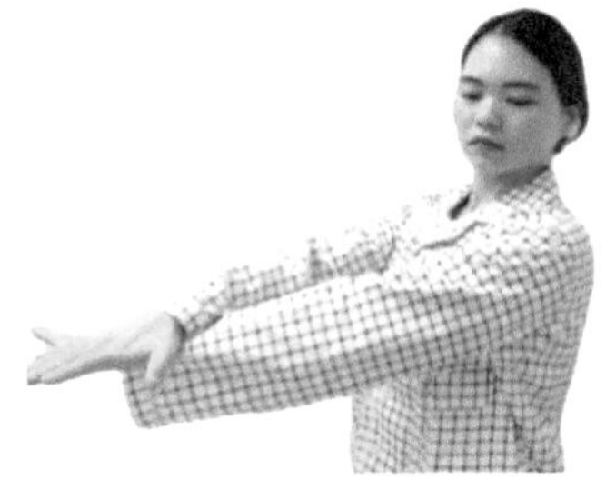

图 1-5-15 伸颈回望

**15）坐姿或站姿三夹“w”“Y”形** 端正地坐在凳子上或直立，双脚与肩同宽，背部直立，眼睛目视前方，双手自然下垂至身体两侧。双肩平举，双肘双肩呈 90°，肩胛骨用力内聚，使双肘向后移动 5~10°。同时收下颚，头向上顶，拉长颈部，移动至最大位置，维持几秒。慢慢回收至中立位（图 1-5-16）。

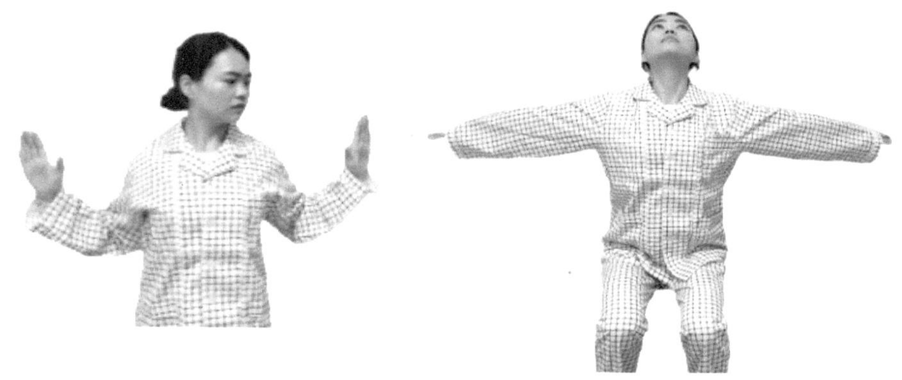

图 1-5-16 坐姿或站姿三夹“w”“Y”形

（2）颈部肌力训练

**1）后伸训练** 双手交叉置于枕后粗隆，手臂用力向前，颈部用力向后，头手较劲，作颈伸肌群的等长收缩（图 1-5-17）。

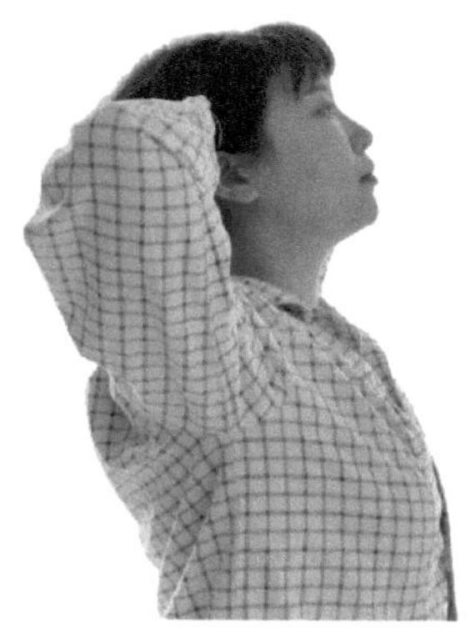

图 1-5-17 后伸头训练

**2）前屈训练** 双手置于额部，手臂与颈屈肌群用力较劲，作屈肌群等长收缩。

**3）抗重力肌力训练** 分别侧卧、仰卧、俯卧于床边，作侧屈、后伸、前屈抗重力肌力训练。

注意事项

以上运动每次保持 10 ~ 20 秒，间隔 10 秒，每组 10 次。逐步增加运动强度，以运动后肌肉有酸胀感为宜。但是，颈椎病发作期不做，各项训练应缓慢渐进运动。颈椎有可疑损伤时，应慎重进行训练甚至停止训练。

(3) “米字操”

“米字操”的作用主要是改善局部血液循环，增加关节活动度，放松颈部肌肉，减轻颈椎压力，缓解患者疼痛，恢复或改善颈椎生理曲线和力学平衡，有助于预防或治疗颈椎病（图 1-5-18）。

1）**左侧式** 头部从正中位缓慢偏向左侧，让左耳尽量贴近左肩，右臂尽量向下伸展，后缓慢放松回正。

2）**右侧式** 头部缓慢偏向右侧，让右耳尽量贴近右肩，左臂尽量向下伸展，后缓慢放松回正。

3）**前屈式** 头部缓慢前屈点头，让肩膀有向后牵引的趋势，保持 5 秒，后缓慢放松回正位。

4）**后仰式** 头部患者后仰，感受到颈部肌肉的拉伸，保持 5 秒，后缓慢放松回正。若已经出现颈部不适的情况，则不建议进行后仰动作。

5）**左上式** 头颈部尽量向左上方拉伸呈 45°，保持 5 秒，后缓慢放松回正。

6）**右上式** 头颈部尽量向右上方拉伸呈 45°，保持 5 秒，后缓慢放松回正。

7）**左下式** 头颈部尽量向左下方拉伸呈 45°，保持 5 秒，后缓慢放松回正。

8）**右下式** 头颈部尽量向右下方拉伸呈 45°，保持 5 秒，后缓慢放松回正。

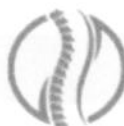

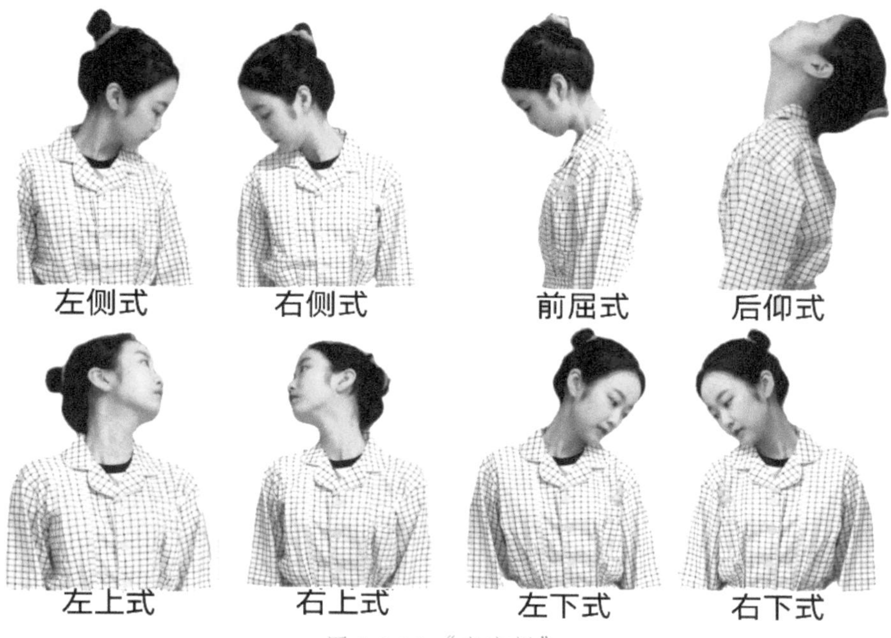


图 1-5-18 “米字操”

注意事项

● 进行“米字操”时，应循序渐进，动作宜柔和缓慢，切忌用力过猛。运动量逐渐增加，一般以操后感觉头、颈、肩轻快、舒适为度。特别是老人在训练的时候，动作尽量要慢，前后左右要缓慢放松。

● “米字操”可以起到锻炼颈椎、舒缓颈部肌肉的作用，对预防颈椎病有一定的效果。在未患颈椎病而颈椎不适或者患有颈型颈椎病等颈椎病初期，可以通过“米字操”缓解病痛；若已经为高危颈椎，就需要慎重，最好是在专业医生的建议下做颈部保健操。颈椎间盘突出症、发育性颈椎管狭窄、老年神经型颈椎病及脊髓受压患者不适合进行“米字操”训练。

**（4）办公室颈椎操**

基本姿势：自然站立，双目平视，双脚分开与肩同宽，双手自然下垂，配合呼吸，全身放松（图 1-5-19）。

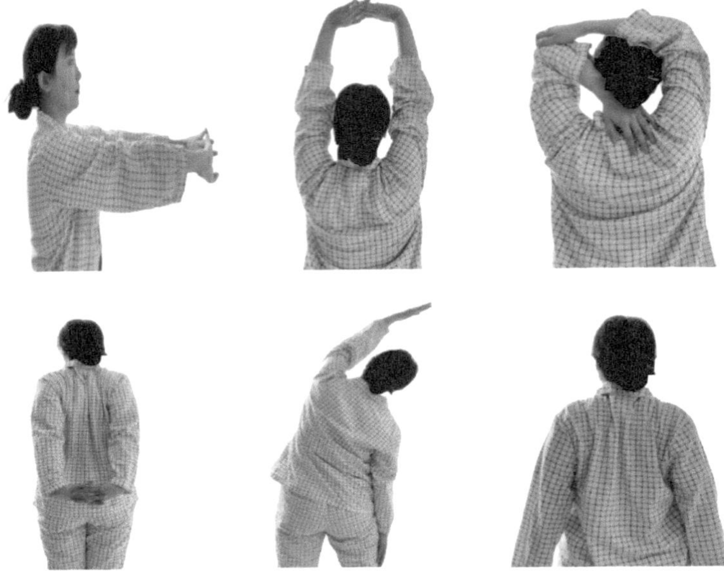

图 1-5-19 办公室颈椎操

● 双手合拢，向前拉伸，直至有紧绷感时保持不动。

● 双手合拢，水平向上拉伸，直至有紧绷感时保持不动。

● 两手从头向背后伸，一只手抓住另一只手的手肘，向头部方向缓缓向内拉。

● 两手放在背后伸直且交叉握住，慢慢将手臂向上抬高至可接受的舒适部位。

● 两脚打开与肩同宽，一只手向上伸直，横越头部向外伸展；另一只手自然放在身前，腰部向外弯曲伸展，另一侧同理。

● 将双肩缓慢提起到最大幅度，尽量后旋，在上提、后旋、下沉过程中不可放松，反复 5 次。

**运动锻炼要点**

● 慢 运动时动作尽可能慢，以感到舒适为主，避免做颈部过猛、过快的动作。

● 松 运动时，颈部肌肉尽量放松，使肌肉关节得到舒展，促进气血流通。

● 恒 运动要持之以恒，量力而行。禁止进行超负荷的颈椎运动，在运动过程中，若症状加重，应暂时停止锻炼。

 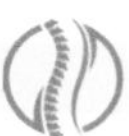

## 特别提示

颈椎病是一种现代社会病，它的发生发展与生活中的不良习惯有很大关系，冰冻三尺非一日之寒，及时预防可以有效地降低患病概率，也可以提高颈椎病患者的康复效果。改变不良生活习惯、适度运动及注意保暖等措施可以预防并改善颈椎病，让我们一起让颈椎动起来，远离颈椎病，我的健康我做主！

（仇铁英、陈敏）

# 第六节 颈椎病有哪些类型

案例：患者，男，66 岁，因头颈部疼痛 3 年，加重伴四肢麻木、乏力 1 年就诊。疼痛以项部为主，可放射至枕部、双侧肩部及肩胛骨内侧，偶有头晕，伴有持物无力坠落，步态不稳，踩棉花感。既往有高血压病史，经药物治疗后血压控制平稳，否认有冠心病、脑梗死、糖尿病等病史，无外伤史。经过各项检查后，医生初步诊断为脊髓型颈椎病。那什么是颈椎病？颈椎病又有哪些类型呢？

颈椎病，又称颈椎综合征，它是指因颈部椎间盘退变及其继发性改变，刺激或压迫相邻脊髓、神经、血管等组织而出现颈、肩、上肢一系列临床症状和体征的综合征。在中医的范畴，颈椎病属于“痹症”“项强”“眩晕”等范畴，属于本虚标实之证。

颈椎的功能单位由两个相邻椎体、椎间盘、关节突关节和钩椎关节构成。颈椎由于活动度较大，因此容易发生退变。颈椎病的发病原因通常是颈椎间盘退行性变、损伤以及颈椎发育型椎管狭窄，其中颈椎间盘退行性变是颈椎病发生和发展最基本的原因。由于颈椎病的临床症状呈现多样化，因此分型的方法有很多种，部分分型仍存在争议。目前大致采用中医分型和西医分型这两种。

## 1. 中医学的颈椎病分型

中医学认为，颈椎病的形成原因是机体肝肾不足、气血亏虚，气虚则血运无力，久则血瘀，血瘀则经脉失畅，肌肉经脉失畅会导致颈部韧带退变钙化，加之风、寒、痰湿等外邪内侵，从而导致颈椎病。中医学对于颈椎病的分型包括风寒湿型、气滞血瘀型、痰湿阻络型、肝肾不足型、气血亏虚型，具体分型与证候见表 1-6-1。

表 1-6-1 中医学的颈椎病分型与证候

| 分型 | 证候 |
| --- | --- |
| 风寒湿型 | 颈、肩、上肢麻木疼痛，以痛为主；头有沉重感，颈部僵硬，活动不利，恶寒畏风。舌淡红，苔薄白，脉弦紧 |
| 气滞血瘀型 | 颈肩部、上肢刺痛，痛处固定，伴有肢体麻木。舌质暗，脉弦 |
| 痰湿阻络型 | 头晕目眩，头重如裹，四肢麻木不仁，纳呆。舌暗红，苔厚腻，脉弦滑 |
| 肝肾不足型 | 眩晕头痛，耳鸣耳聋，失眠多梦，肢体麻木，面红目赤。舌红少津，脉弦细 |
| 气血亏虚型 | 头晕目眩，面色苍白，心悸气短，四肢麻木，倦怠乏力。舌淡苔少，脉细弱 |

### 2. 西医学的颈椎病分型

西医学一般根据受累部位不同将颈椎病分为 5 种类型，也是我们比较常用的分型，包括颈型（又称软组织型）、神经根型、脊髓型、交感神经型、椎动脉型，见表 1-6-2。如果两种以上类型同时存在，称为混合型颈椎病。

表 1-6-2 颈椎病常见分型

| 分型 | 发病情况 | 病因 | 症状 | 注意事项 |
| --- | --- | --- | --- | --- |
| 颈型 | 最常见，也是其他各型颈椎病的早期表现 | 患者的头颈部长时间处于单一的姿势，造成颈部肌肉、韧带和关节劳损 | 头、颈、肩臂等部位有疼痛感，颈部易疲劳（不能长时间低头工作） | 反复发作而使病情加重，反复落枕的患者多属此型 |
| 神经根型 | 本型较为常见，占所有颈椎病的 60%～70% | 病变部位压迫或刺激了颈神经根；颈椎间盘突出或颈椎骨质增生刺激颈神经根 | 头、颈、肩、前臂、手指等部位疼痛麻木或颈部僵硬等，中青年较为常见，老年多以上肢或手指的麻木胀痛为主 | 老年患者疼痛感并不十分剧烈，但症状时轻时重且常年不愈 |

续表 1-6-2

| 分型 | 发病情况 | 病因 | 症状 | 注意事项 |
|---|---|---|---|---|
| 脊髓型 | 本型较为少见 | 颈椎椎体退化及相邻软组织退变对脊髓的直接压迫，导致脊髓受压或脊髓缺血 | 四肢麻木无力、活动不灵、走路有踩棉花感 | 本型颈椎病症状严重，且多以隐性侵袭的形式发展，易误诊为其他疾患 |
| 交感神经型 | 发病率不高 | 病变部位压迫交感神经 | 头晕、心慌、胸闷、手足发热和四肢酸痛等，个别患者出现听觉、视觉异常 | 交感神经是支配人体内脏、血管功能的主要神经，需要引起重视 |
| 椎动脉型 | 较为常见，老年人中发病率较高 | 病变部位影响到了椎动脉，造成脑供血不足；颈椎椎体骨质增生或颈椎退行性改变 | 眩晕、手足麻木、视物模糊、眼前一过性发黑，严重者还会猝倒或中风 | 应注意自己在什么动作以及体位时症状最为严重，尽量避免使用该动作和体位 |

**（1）颈型颈椎病（又称软组织型颈椎病）**

**1）定义** 颈型颈椎病是颈椎退变导致枕颈椎痛，颈部活动受限，颈肌僵硬，颈部感觉酸、痛、胀不适等一系列症候群的疾病。颈型颈椎病是在颈部肌肉、韧带、关节囊急慢性损伤，椎间盘退化变性，椎体不稳，小关节错位等的基础上，感冒、疲劳、睡眠姿势不当或枕高不适宜，使颈椎过伸或过屈，颈部某些肌肉、韧带、神经受到牵拉或压迫所致。

**2）临床表现** 颈型颈椎病的患者多出现颈项强直、疼痛，可有整个肩背疼痛发僵，不能做点头、仰头及转头活动，呈斜颈姿势。需要转颈时，躯干必须同时转动，也可出现头晕的症状。少数患者可出现反射性肩臂手疼痛、胀麻，咳嗽或打喷嚏时症状不加重。多在夜间或晨起时发病，有自然缓解和反复发作的倾向。发病以青壮年居多，大多患者有长期低头作业的情况。

**3）临床检查** 急性期颈椎活动绝对受限，颈椎各方向活动范围近于零

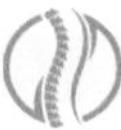

度。颈椎旁肌、胸 1 ～胸 7 椎旁或斜方肌、胸锁乳突肌有压痛，冈上肌、冈下肌也可有压痛。如有继发性前斜角肌痉挛，可在胸锁乳突肌内侧，相当于颈 3~ 颈 6 横突水平，扪到痉挛的肌肉，稍用力压迫，即可出现肩、臂、手放射性疼痛。

影像学检查时，X 线检查可见颈椎生理曲度变直或消失，颈椎椎体轻度退变；侧位伸屈动力摄片可发现约三分之一的患者出现椎间隙松动，表现为轻度梯形变，或屈伸活动度变大。

### （2）神经根型颈椎病

**1）定义** 神经根型颈椎病是发病率最高的一类颈椎病，占 60% ～ 70%，是临床最常见的类型。它是由突出的颈椎椎间盘或增生的关节压迫相应的神经根，引起神经根性刺激症状的疾病。

**2）临床表现** 神经根型颈椎病临床上最初多为颈肩痛，短期内加重，并向上肢放射。放射痛范围根据受压神经根不同而表现在相应皮节（表 1-6-3）。皮肤可有麻木过敏等感觉异常，同时可出现上肢无力、手指动作不灵活等。

表 1-6-3 颈神经根受累的临床症状和体征

| 椎间盘 | 颈神经根 | 症状和体征 |
|---|---|---|
| $C_{2\sim3}$ | $C_3$ | 颈后部疼痛及麻木，特别是乳突及耳郭周围 |
| $C_{3\sim4}$ | $C_4$ | 颈后部疼痛及麻木并沿肩胛提肌放射，伴有向前胸放射 |
| $C_{4\sim5}$ | $C_5$ | 沿一侧颈部及肩部放射，在三角肌处感到麻木，三角肌无力和萎缩，无反射改变 |
| $C_{5\sim6}$ | $C_6$ | 沿上臂和前臂外侧向远端放射痛至拇指和食指，手背第一背侧骨间肌处麻木。肱二头肌肌力和肱二头肌反射减弱 |
| $C_{6\sim7}$ | $C_7$ | 沿上臂和前臂背侧中央向远端放射痛至中指，亦可至食指和环指。肱三头肌肌力和肱三头肌反射减弱 |
| $C_7\sim T_1$ | $C_8$ | 可引起指屈肌和手部骨间肌的肌力减弱，以及环指、小指和手掌尺侧的感觉丧失，但无反射的改变 |

**3）临床检查** 检查常发现，颈部僵直、活动受限。患侧颈部肌肉紧张，棘突、棘突旁、肩胛骨内侧缘及受累神经根所支配的肌肉有压痛。椎间孔部位出现压痛并伴上肢放射性疼痛或麻木。当有颈椎间盘突出时，臂丛神经牵拉试验及压头试验可出现阳性。疼痛或麻木可以呈发作性，也可以呈持续性。有时症状的出现与缓解和患者颈部的位置及姿势有明显关系。颈部活动、咳嗽、打喷嚏、用力及深呼吸等，可以造成症状的加重。此外，还可能出现患侧上肢感觉沉重、握力减退，有时出现持物坠落；可有血管运动神经的症状，如手部肿胀等，晚期可以出现肌肉萎缩。

影像学检查时，X 线侧位片可见颈椎生理前凸减小、变直或呈“反曲”，椎间隙变窄，病变椎节有退变，前后缘有骨刺形成；伸屈侧位片可见椎间不稳，在病变椎节平面常见相应的项韧带骨化。CT 检查可发现病变节段椎间盘侧方突出或后方骨质增生并借以判断椎管矢状径。MRI 检查可发现椎体后方对硬膜囊有无压迫，若并发脊髓功能损害者，尚可看到脊髓信号的改变。

#### （3）脊髓型颈椎病

**1）定义** 脊髓型颈椎病是颈椎退变结构压迫脊髓或压迫供应脊髓的血管而出现一系列脊髓传导功能障碍等症状群，包括四肢感觉、运动、反射以及二便功能障碍的综合征。脊髓型颈椎病是颈椎病最严重的类型，由于可造成肢体瘫痪，因而致残率最高。一旦确诊，多选择手术治疗，治疗不及时则会导致脊髓损伤的不可逆，发病率占颈椎病的 12% ～ 20%。大约 20% 的患者有外伤史，患者往往开始不会想到是颈椎出现问题，此类患者多有落枕史。通常情况下起病缓慢，以 40 ～ 60 岁的中年人为主。

**2）临床表现** 多数患者首先出现一侧或双侧下肢麻木、沉重感；随后逐渐出现行走困难，下肢各组肌肉发紧、抬步慢，不能快走；继而出现上下楼梯时需要借助上肢扶着拉手，严重者步态不稳、行走困难，患者有踩棉花感。部分患者出现一侧或双侧上肢麻木、疼痛，双手无力、不灵活，写字、系扣、持筷等精细动作难以完成，持物易落。还有患者首先发现躯干部出现感觉异常，患者常感觉在胸部、腹部或双下肢有如皮带样的捆绑感，称为“束带感”，同时下肢可有烧灼感、冰凉感。部分患者出现膀胱和直

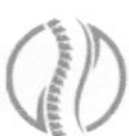

肠功能障碍及性功能减退，病情进一步发展，患者须拄拐或借助他人搀扶才能行走，直至双下肢呈痉挛性瘫痪，卧床不起，生活不能自理。

**3）临床检查** 颈部多无体征，上肢或躯干部出现节段性分布的浅感觉障碍区，深感觉多正常，肌力下降，双手握力下降。四肢肌张力增高，可有折刀感。腱反射活跃或亢进：包括肱二头肌、肱三头肌、桡骨膜、膝腱、跟腱反射，髌阵挛和踝阵挛阳性。病理反射阳性：如上肢 Hoffmann 征、Rossolimo 征，下肢 Barbinski 征、Chacdack 征。浅反射如腹壁反射、提睾反射减弱或消失。如果上肢腱反射减弱或消失，提示病损在该神经节段水平。常发现屈颈实验阳性（如图 1-6-1，患者平卧，上肢置于躯干两侧，下肢伸直，令患者抬头屈颈，若出现上下肢放射性麻木则为阳性）。

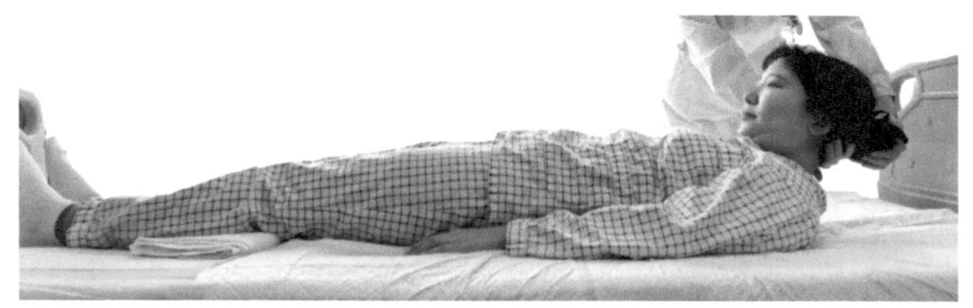

图 1-6-1 屈颈试验

### （4）交感神经型颈椎病

**1）定义** 交感神经型颈椎病是由退变因素，如椎间盘突出、小关节增生等，尤其是颈椎不稳刺激或压迫颈部交感神经纤维而引起的一系列反射性交感神经症状的疾病。此类颈椎病一般和椎动脉型颈椎病伴发，很难独立诊断，多与长期低头、伏案工作有关。

**2）临床表现** 临床出现头部不适症状，如头晕或眩晕、头痛或偏头痛、头沉、枕部痛、睡眠欠佳、记忆力减退、注意力不易集中等。眼耳鼻喉部症状有眼胀、干涩或多泪、视力变化、视物模糊、眼前好像有雾等；耳鸣、耳堵、听力下降；鼻塞、咽部异物感、口干、声带疲劳等；味觉改变等。胃肠道症状则有恶心呕吐、腹胀腹泻、消化不良、嗳气等。心血管症状有心悸、胸闷、心律失常、血压变化等。部分患者出现面部或某一肢体多汗、无汗、畏寒或发热，有时感觉疼痛、麻木。以上症状往往与颈部活动有明显关系，坐位或站立时加重，卧位时减轻或消失，休息后好转。

3）**临床检查** 检查常发现，交感神经型颈椎病颈部活动多正常。颈椎棘突间或椎旁小关节周围的软组织压痛，有时还可伴有心率、心律、血压等的变化。影像学检查时，椎动脉造影可发现椎动脉有扭曲和狭窄。

#### （5）椎动脉型颈椎病

1）**定义** 椎动脉型颈椎病是颈椎退变机械性压迫或颈椎退变所致颈椎节段性不稳定，致使椎动脉遭受压迫或刺激，引起椎动脉狭窄、迂曲或痉挛造成椎—基底动脉供血不足。

2）**临床表现** 此类型患者会出现发作性眩晕，复视伴有眼震，甚至有时伴随恶心、呕吐、耳鸣或听力下降。这些症状与颈部位置改变有关。部分患者还可能出现下肢突然无力而猝倒，但是意识清醒，多在头颈处于某一位置时发生，偶有肢体麻木、感觉异常。可出现一过性瘫痪、发作性昏迷。因椎动脉周围有大量交感神经的节后纤维可出现自主神经症状，表现为心悸、心律失常、胃肠功能减退等。

3）**临床检查** 检查常发现，旋颈试验阳性（患者取坐位，头略后仰，并自动向左、右作旋颈动作。如患者出现头昏、头痛、视力模糊症状，则为阳性）。

影像学显示颈椎节段性不稳定或钩椎关节增生；椎动脉造影或磁共振椎动脉显影（MRA）显示椎动脉狭窄、迂曲或不通等。

**特别提示**

根据受累组织和结构的不同，颈椎病分为颈型（又称软组织型）、神经根型、脊髓型、交感型及椎动脉型。如果两种以上类型同时存在，称为混合型。临床上常常有上述几型的颈椎病的症状混合存在，这种混合存在的现象使颈椎病的临床表现更为复杂。

（孙翠芳、刘赛）

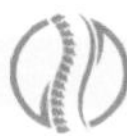

# 第七节 颈椎病的诊断

案例：易先生，35岁，工程师，颈部疼痛，并伴右侧手麻3个月，加重1周。患者3个月前因经常伏案加班出现颈部疼痛，活动受限，伴有右上肢放射痛，右侧手指麻木，未予特殊处理，现症状加重。门诊就诊后，遵医嘱行X线片检查。为什么医生让其先进行X线片的检查呢？

医生通常要根据患者的病史和体格检查，特别是神经系统检查，再结合辅助检查手段，例如X线检查、CT、MRI等检查，一起作出诊断。

## 1. 体格检查

医生不借助仪器设备，通过望、触、叩、听等检查手段来收集所需要的信息，进而判断患者的疾病状态。

### （1）主、被动活动

观察患者颈部及肩部在各个方向的主动和被动活动是否能达到正常的活动范围。例如前屈、后伸、旋转和侧屈活动，此外，医生需要对患者进行肌力检查的评估。

颈椎的肌力分级标准，目前通用的是Code肌力六级分法（表1-7-1）。

表1-7-1 Code肌力六级分法

| 级别 | 肌力表现 |
|---|---|
| 0级 | 肌力完全瘫痪，毫无收缩 |
| Ⅰ级 | 可看到或者触及肌肉轻微收缩，但不能产生动作 |
| Ⅱ级 | 肌肉在不受重力影响下，可进行运动，肢体能在床面上移动，但不能抬高 |

续表 1-7-1

| 级别 | 肌力表现 |
|---|---|
| Ⅲ级 | 在和地心引力相反的方向中尚能完成动作，但不能对抗外加的阻力 |
| Ⅳ级 | 能对抗一定的阻力，但较正常人低 |
| Ⅴ级 | 正常肌力 |

此外，颈椎病的肌力检查还可以通过胸锁乳突肌检查、斜方肌检查、菱形肌检查、前锯肌检查、胸大肌检查等方法进行检查。

#### （2）颈椎病压痛点

颈椎病的压痛点主要在颈、肩、背等处。压痛点多集中于肩胛骨上角、肩胛骨内侧缘、斜方肌肩颈移行部，其次是椎旁和斜方肌起点，可能与颈椎前屈时，附着于这几处的肌肉韧带张力较大更容易劳损有关。

相关肌肉韧性范围极小的强迫位所引发的疼痛，又会限制颈椎的活动范围，严重者颈椎处于活动范围极小的强迫位，可使相关的肌肉韧带持续张力增高，劳损进一步加重，反过来又使颈椎活动进一步受限，如此形成恶性循环。

比较常见的压痛点有棘突和棘突间压痛、椎旁压痛、肩部附近的压痛、锁骨上窝的压痛或乳突和枢椎棘突之间的压痛。

### 2. 颈椎病的特殊检查

颈椎病较常用的特殊检查包括前屈旋颈试验、椎间孔挤压试验、椎间孔分离试验、臂丛牵拉试验和旋颈试验。

#### （1）前屈旋颈试验

先让患者头颈部前屈，然后向左右方向旋转活动，颈椎出现疼痛即为阳性，阳性结果一般提示颈椎小关节有退变（图 1-7-1）。

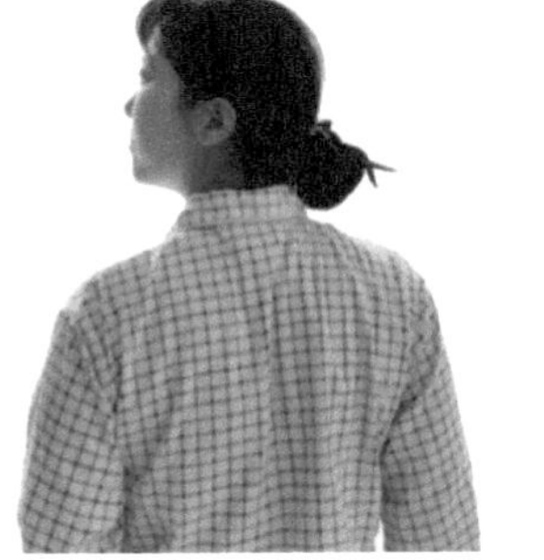
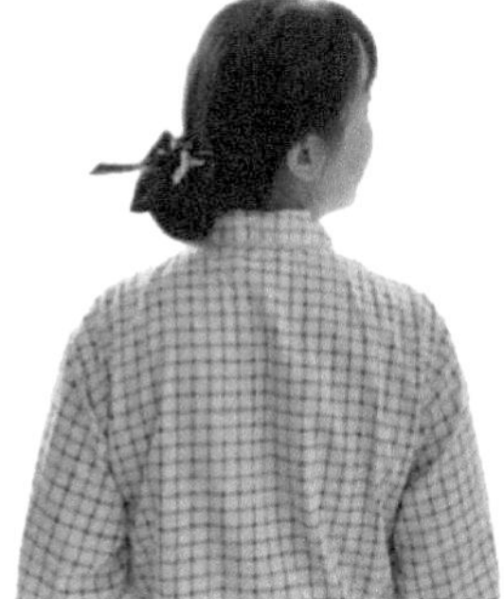

图 1-7-1 前屈旋颈试验

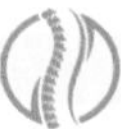

（2）**椎间孔挤压试验**

椎间孔挤压试验又称压头试验。具体操作方法为：先让患者将头向患侧倾斜，检查者左手掌心向下平放于患者头颈部，右手握拳轻轻叩击左手背部，使力量向下传递。如有神经根性损伤，则会因椎间孔的狭小而出现肢体放射疼痛或麻木等感觉，即为椎间孔挤压试验阳性。对根性疼痛明显者，检查者用双手重叠放于头顶、间下加压，即可诱发或加剧症状（图 1-7-2）。

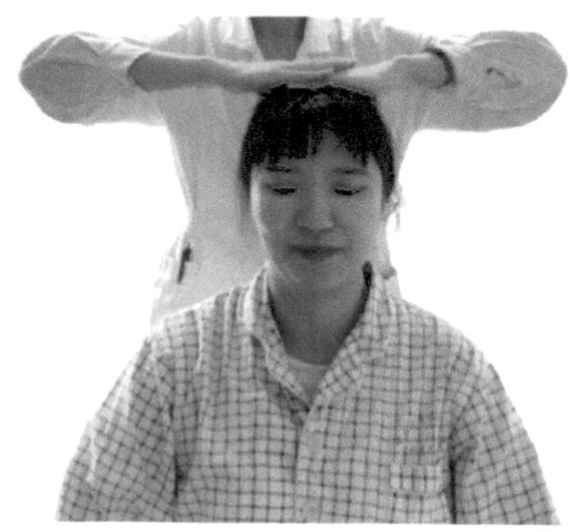

图 1-7-2 椎间孔挤压试验

（3）**椎间孔分离试验**

椎间孔分离试验主要用于疑有神经根性痛的患者。具体操作方法为：让患者端坐，检查者一手托住其下颌，另一手抵住其枕部，渐渐向上牵引颈椎，以逐渐扩大椎间孔，如上肢麻木、疼痛等症状减轻或颈部出现轻松感则为阳性（图 1-7-3）。

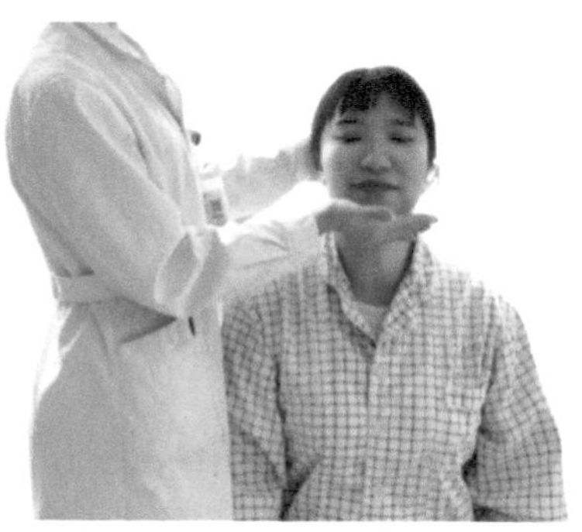

图 1-7-3 椎间孔分离试验

### （4）臂丛牵拉试验

患者坐位，头稍屈曲并转向健侧（颈部无症状侧），检查者立于患侧，一手抵于患侧头部，并将其推向健侧，另一手握住患者的手腕将其牵向相反方向，如出现麻木或放射痛时则为阳性，表明有神经根型颈椎病的可能（图1-7-4）。

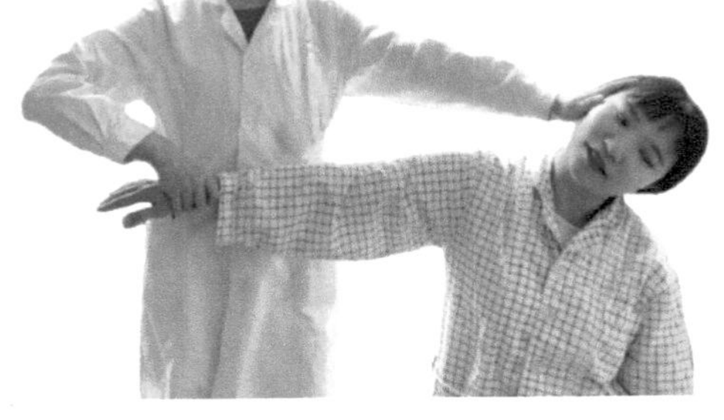

图 1-7-4 臂丛牵拉试验

### （5）旋颈试验

旋颈试验又称椎动脉扭曲试验，主要用于判定椎动脉状态。具体操作方法为：患者头部略向后仰，做向左、向右旋颈动作，如出现眩晕等椎—基底动脉供血不足症状时，即为阳性。该试验有时可引起患者呕吐或猝倒，故检查者应密切观察患者，以防意外。

## 3. 影像学检查及其他辅助检查

影像学检查是颈椎损伤及某些疾患诊断的重要手段。影像学的检查包括 X 线检查、CT 检查和 MRI 检查等，其中 X 线检查是最基本、最常用的检查技术，也是不可忽视的一种重要检查方法。

### （1）X 线检查

X 线检查价格便宜，简单易行，能够清楚地显示颈椎的退行性改变，一般对颈椎疾病的检查首选 X 线检查。X 线检查对判断疾患的严重程度、治疗方法的选择、治疗效果的评估等能提供影像学基础。对于主诉有明显颈部症状者，均应常规进行 X 线检查。X 线检查除了有利于对颈椎椎节状态的观察

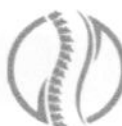

外，还可以排除更为严重的肿瘤等疾病。若 X 线检查主要用以排除其他病变时，需拍摄全颈椎正侧位片、颈椎伸屈动态侧位片及斜位摄片，必要时拍摄颈 1~2 椎体开口位片和断层片。

颈椎病患者通过 X 线检查，其正位片可见钩椎关节变尖或横向增生、椎间隙狭窄；侧位片见颈椎顺列不佳、反曲、椎间隙狭窄、椎体前后缘骨赘形成、椎体上下缘（运动终板）骨质硬化、发育性颈椎管狭窄等；颈椎过伸、过屈动力位摄片可以发现颈椎节段性不稳定；左、右斜位片可见椎间孔缩小、变形，有时还可见到在椎体后缘有高密度的条状阴影，可能是颈椎后纵韧带骨化。

#### （2）CT 检查

CT 可以显示出椎管的形状及后纵韧带骨化症的范围和对椎管的侵占程度。对于颈椎髓核突（脱）出症、骨刺和后纵韧带骨化等观察较有优势。在用于颈椎病诊断时，可以确切地判定椎体和椎管矢状径的大小，发现颈椎管矢状径变小、颈椎间盘突出、黄韧带骨化、硬膜外腔脂肪消失、脊髓受压等征象。此外，CT 检查配合脊髓造影可显示硬膜囊、脊髓和神经根受压的情况，更清晰地判定骨质本身的破坏性病变。

CT 检查用于诊断颈椎病，最常见的检查项目包括颈椎间盘 CT 扫描、CT 增强扫描、脊髓造影后 CT 检查技术（CTM）。

**1）颈椎间盘 CT 扫描** 需扫描颈椎 2~3 位置及颈椎 7~ 胸 1 位置的各椎体，扫描线平行于每一椎间盘平面，常规需从上一椎体椎弓根下缘扫至下一椎体的椎弓根上缘，常采用薄层连续或间断扫描。部分患者扫描完成后需进行图像重建来显示更为复杂的颈椎结构变化。

**2）CT 增强扫描** 静脉造影后 CT 检查技术是为了显示颈椎正常血管结构以及多血管病变情况。通常在进行颈椎 CT 平扫后再进行增强扫描，以便制定更好的增强扫描计划。

**3）脊髓造影后 CT 检查技术** 该项技术是诊断颈椎间盘突出和颈椎管狭窄的金标准。CTM 由于在椎管内引入造影剂，在椎间盘 CT 扫描检查时可以更好地显示突出的椎间盘和椎体边缘的骨赘，有利于更准确地观察脊髓本身情况和受压程度判断有无椎管狭窄。

（3）MRI 检查

MRI 检查就是磁共振检查，是一种安全无痛的检查方法。它的原理是利用强磁体产生的射电波和能量来形成人体的图像。它可以清晰地显示出椎管内的改变及脊髓受压部位的形态改变，对于颈椎损伤、颈椎病、动脉瘤和其他血管疾患、骨骼异常、关节疾病及肿瘤的诊断具有重要价值。

在退变早期，椎间盘仅仅表现为水分减少，并无形态学异常，此时 X 线及 CT 检查通常没有异常表现，但 MRI 可以通过不同检查的序列的信号改变，精确地反映出椎间盘的早期退变，如髓核脱水、椎间盘裂隙，椎间盘局部碰触与突出和脊髓神经的关系等。此外，MRI 检查对于软组织滑膜、血管、神经、肌肉、肌腱、韧带和透明软骨的分辨率高，而且与 CT 检查产生的高强度射线相比，MRI 对于人体基本不产生损害，因此对颈椎病的诊断具有十分重要的意义，通常软组织的病变（如椎间盘、韧带、神经、肌肉的情况）也会首选 MRI 检查。

（4）颈椎椎管造影

颈椎椎管造影常用于椎管及椎管内各种疾病的诊断与鉴别诊断。正常情况下，造影剂可自然通过颈段，正位与侧位片上除椎节处有均匀的生理性隆凸（不超过 2 mm）外，未见任何压迹及充盈缺损，硬膜囊内径在正常范围。如果患者有椎管内肿瘤、髓核突出、以骨刺形成为特点的颈椎病、脊髓血管急性以及粘连性蛛网膜炎等，可表现为各种各样的异常影像特点。

随着神经影像学技术的不断进步，目前无创的 MRI 以及 CT 检查已经有逐渐取代传统椎管造影检查的趋势。颈椎椎管造影常用于辅助诊断或鉴别诊断，一般情况下，仅在由于各种原因无法进行 MRI 检查的患者，才考虑进行椎管造影。有时也会应用于各种疗法后的疗效观察。

（5）超声检查

经颅彩色多普勒等可探查基底动脉血流、椎动脉颅内血流，推测椎动脉

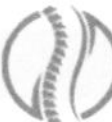

缺血情况，是检查椎动脉供血不足的有效手段，也是临床诊断颈椎病，尤其是椎动脉型颈椎病的常用检查手段。椎动脉B超对诊断有一定帮助。

#### （6）肌电图检查

肌电图检查有助于判定对神经肌肉病和周围神经损伤的诊断及疗效，也有助于上神经元或下神经元的鉴别诊断。使用肌电图可以进行肌肉在静止状态、主动收缩和刺激周围神经时的电活动的观察并记录，还可以测量周围神经的传导速度，有利于临床判定根性损害、周围神经损伤与恢复情况以及与其他疾病相鉴别。

### 4. 颈椎病的诊断标准

颈椎病的临床诊断必须结合影像学、临床症状以及相关体征，不能单纯依靠影像学的检查来判断，且对于不同类型的颈椎病，有不同的临床诊断标准。

#### （1）颈型颈椎病

颈型颈椎病具有典型的落枕史，以及本书第一章第六节提到的颈型颈椎病常见的颈项部症状和体征。影像学检查可正常或仅有生理曲度改变及轻度椎间隙狭窄，少有骨赘形成。

#### （2）神经根型颈椎病

神经根型颈椎病具有根性分布的症状（麻木、疼痛）和体征，椎间孔挤压试验或和臂丛牵拉试验阳性。影像学所见与临床表现基本相符合，排除颈椎外病变（胸廓出口综合征、网球肘、腕管综合征、肘管综合征、肩周炎、肱二头肌长头腱鞘炎等）所致的疼痛。

#### （3）脊髓型颈椎病

脊髓型颈椎病影像学显示：颈椎退行性改变、颈椎管狭窄，并证实存在与临床表现相符合的颈脊髓压迫。除外表现为进行性肌萎缩性脊髓侧索硬化症、脊髓肿瘤、脊髓损伤、继发性粘连性蛛网膜炎、多发性末梢神经炎等。

### （4）交感神经型颈椎病

交感神经型颈椎病诊断较难，目前尚缺乏客观的诊断指标。出现交感神经功能紊乱的临床表现及影像学显示颈椎节段性不稳定有助于诊断。对部分症状不典型的患者，如果行星状神经结封闭或颈椎高位硬膜外封闭后，症状有所减轻，则有助于诊断。

除外其他原因所致的眩晕：耳源性眩晕、眼源性眩晕、脑源性眩晕、血管源性眩晕，以及糖尿病、神经官能症、过度劳累、长期睡眠不足等导致的眩晕。

### （5）椎动脉型颈椎病

诊断依据：曾有猝倒发作、并伴有颈性眩晕；影像学显示节段性不稳定或钩椎关节增生；除外其他原因导致的眩晕；颈部运动试验阳性。

整体来说，神经根型颈椎病作为发病率最高的颈椎病，表现较为典型，较容易诊断。其他类型的颈椎病临床表现十分复杂，因此需要医生仔细鉴别。

**特别提示**

由于颈椎部位比较特殊，所以临床上需要做好相关疾病的鉴别诊断，以免造成误诊或者漏诊。颈椎病的临床分型有很多，在鉴别诊断时，也需要分开进行鉴别。比如神经根型的颈椎病，需要与神经痛性肌萎缩、心绞痛、风湿性多肌痛等疾病鉴别；脊髓型颈椎病需要与肌萎缩性侧索硬化症、多发性硬化和脊髓空洞症等鉴别；椎动脉型颈椎病需要对椎—基底动脉供血不足进行鉴别；交感神经型颈椎病需要与神经官能症、冠状动脉供血不足等鉴别。

（孙翠芳、刘赛）

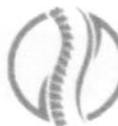

# 第八节　颈椎病的预后

案例：李小姐，35 岁，某公司办公职员，工龄 11 年，每日使用电脑 8 小时以上，出现颈肩部僵硬疼痛 1 年余；近两月出现右上肢放射痛伴麻木，卧床休息后不能改善，遂于门诊就诊。通过各项检查，医生诊断为神经根型颈椎病。李小姐很担心自己不能痊愈，那么颈椎病通过治疗后，是否能根治呢？

对于颈椎病这种疾病，早预防、早发现和早治疗才能使人们拥有健康的生活。如果颈椎病没有及时发现，得不到正确的治疗，随着病程的增长，其症状也不断加重，甚至出现瘫痪。颈椎病作为一种退行性疾病，发生原因首先与颈椎间盘的退变有关，任何会加重椎间盘损害的病因，都可以导致颈椎病的发生和加重。通常情况下，经过系统有效的治疗消除了症状，抑制了退变，便可使颈椎病治愈。

颈椎病患者的发病过程一般遵循从急性发作到缓解、再发作、再缓解的规律。目前报道 90%~95% 的颈椎病患者经过非手术治疗获得痊愈或缓解，预后良好，只有少数患者需要手术治疗，因此颈椎病的早期预防、早期发现和早期治疗对于患者的预后至关重要。

不同类型的颈椎病预后有所不同：神经根型颈椎病预后不一，其中麻木型预后良好，萎缩型较差，根痛型介于两者之间；椎动脉型颈椎病多发于中年以后，对脑力的影响较严重，对体力无明显影响，有的椎动脉型患者终因椎—基底动脉系统供血不足形成偏瘫、交叉瘫，甚至四肢瘫；脊髓型颈椎病对患者的体力损害较为严重，如不积极治疗，多致终身残疾，但对脑力的影响小；交感神经型颈椎病药物治疗预后较好。

患者通过规范的治疗之后，临床症状暂时消失，症状有所缓解，可以不影响其正常生活。此时，我们可以通过哪些方法来提高预后效果，让颈椎病不再困扰我们呢？

## 1. 正确认识颈椎病，树立战胜疾病的信心

颈椎病病程比较长，椎间盘的退变、骨刺的生长、韧带钙化等与年龄增长、机体老化有关。颈椎病病情常有反复，发作时症状可能比较重，影响日常生活和休息。因此，一方面要消除恐惧悲观心理，另一方面要防止怠慢懒惰的心态，积极采取颈椎病的治疗。

## 2. 关于休息

颈椎病急性发作期或初次发作的患者，要适当注意休息，病情严重者更要卧床休息 2~3 周。从颈椎病的预防角度说，应该选择有利于病情稳定，有利于保持脊柱平衡的床铺为佳。枕头的位置、形状与材质要有所选择，也需要一个良好的睡眠姿势，做到既要维持整个脊柱的生理曲度，又应使患者感到舒适，达到全身肌肉松弛，调整关节生理状态的作用。

## 3. 关于保健

### （1）医疗体育保健操的锻炼

无任何颈椎病的症状者，可以每日早晚数次进行缓慢屈、伸、左右侧屈及旋转颈部的运动，也可以做一些加强颈背肌肉等长抗阻收缩锻炼。同时，颈椎患者戒烟或减少吸烟可以缓解症状，提高康复效果。除此之外，避免过度劳累可以减少咽喉部炎症的反复发生，同时避免过度负重和人体震动可以减少对椎间盘的冲击。这些生活习惯的养成，都可以很好地提高颈椎病患者的预后效果。

### （2）避免长期低头姿势

纠正不良姿势，避免颈椎长时间保持一个固定姿势。长时间低头可使颈部肌肉、韧带受到牵拉而出现劳损，加快颈椎椎间盘发生退变，故在工作 1 小时左右后应改变一下体位。此外，也要改变不良的工作和生活习惯，如卧在床上阅读、看电视等。

### （3）选择合适的枕头

选择正确的睡觉姿势和合适的枕头。一般成年人颈部宜垫高约 10 cm，高枕使颈部处于屈曲状态，其结果与低头姿势相同。侧卧时，枕头要加高至头部不出现侧屈的高度。

### （4）避免颈部外伤

乘车外出应系好安全带并避免在车上睡觉，以免急刹车时因颈部肌肉松弛而损伤颈椎。出现颈、肩、上肢疼痛时，在明确诊断并排除颈椎管狭窄时，可行轻柔按摩，避免过重的旋转手法，以免损伤椎间盘。不要进行剧烈运动，例如篮球、足球、散打、拳击等，颈椎病患者应选择适合自己的运动，不可盲目锻炼。

### （5）避免风寒、潮湿

夏天应注意避免风扇、空调直接吹向颈部，出汗后不要直接吹冷风或用冷水冲洗头颈部，或在凉枕上睡觉。避免风寒和潮湿等的侵袭。

### （6）足疗防治颈椎病

足疗是通过对人体足部穴位或足部反射区进行按摩、针灸、敷药、熏洗，从而预防或治疗某些疾病的方法。

人的双脚是人体经络中一个重要的组成部分，既是足三阴经（脾经、肝经、肾经）之始，又是足三阳经（胃经、胆经、膀胱经）之终，也是人体穴位分布较密集的区域，人体的各组织器官在足部均有对应的反射区。

颈椎在足部的反射区位于双足趾腹根部，双足外侧第五趾骨中部（足外侧最突出点中部）。颈部肌肉反射区在双足底脚趾后方的 2 cm 区域。

防治颈椎病的具体足疗方法是用拇指指尖或指腹，或用第二指或第三指的关节，缓慢按揉颈椎在足部的反射区。力度最初较轻，渐渐增强，以稍有痛感为宜。按摩时间可自由选择，最好是每天早晚各一次，每次 10~30 分钟，坚持两周以后对一般颈椎病患者即可起效。

（7）重视青少年颈椎健康

近年来，随着青少年学业竞争压力的加剧，出现颈椎病发病低龄化的趋势。青少年颈椎病来势凶猛，成为仅次于近视眼的危害青少年身心健康的又一大疾患！当孩子出现以下 3 种现象时，家长一定要注意：一是孩子经常甩头、摇脖子、耸肩、注意力不集中、坐不住、看书无法持久等；二是出现颈肩部疼痛，胸闷气短，或头晕、头痛、恶心等症状；三是抑郁症状，如学习工作效率下降、睡眠障碍、记忆力下降等现象。不要片面认为孩子是“偷懒”“不用功”，这可能是颈椎病的先兆，如果经常出现以上症状，或者出现上述症状中的两到三项，需要及时到正规医院进行检查治疗。青少年发生颈椎病通常是颈椎的生理曲度消失或者反弓所引起的，因此治疗青少年的颈椎病，重点在于采用各种方案来纠正或者恢复颈椎的正常生理曲度。青少年群体的颈椎症状可以通过调整姿势和作息习惯，及时地治疗和体育锻炼获得痊愈而不遗留后遗症。

大家要知道，冰冻三尺非一日之寒，颈椎的退变过程是一个长期和缓慢的过程。随着年龄的增长，颈椎椎间盘发生退行性病变几乎是不可避免的。如果在生活和工作中能够更加注意避免导致椎间盘退行性病变的一些因素，则有助于防止颈椎退行性病变的发生与发展。

**特别提示**

神经根型颈椎病的预后：髓核轻度突出者经及时治疗，大多可痊愈；髓核突出较重，病程较长，突出物与周围组织有粘连者，多残留一定的后遗症状。早期颈椎关节增生，经治疗后恢复满意。多节段椎体退行性变，骨质增生广泛者，预后较差。脊髓型颈椎病的预后；单纯椎间盘突出，仅造成硬膜囊受压，经保守治疗后恢复效果佳；但椎间盘突出造成脊髓压迫者预后较差。椎管管径明显变小并伴骨质增生、后纵韧带钙化者预后较差。椎动脉型颈椎病多因椎节不稳，保守治疗后，预后较好。

（孙翠芳、刘赛）

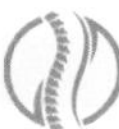

# 第九节 颈椎病的非手术治疗

案例：王女士，33 岁，就职于某出版社编辑部，从事伏案工作。2023 年 4 月就诊，自述头晕、心悸、气短、颈椎痛、颈部两侧及枕部有闷胀感，且向太阳穴处放射，双目视物模糊、发胀、干涩，记忆力减退，头脑不清醒，疲乏无力，经某医院确诊为 $C_{4、5}$ 椎间隙变窄，生理性曲度强直。经牵引、按摩、理疗等方法治疗均不见效，近期尤甚，遂于门诊就诊。王女士询问是否需要手术，那么该类型颈椎病是否需要采取手术治疗呢？

无论是哪种颈椎病，其治疗的基本原则需遵循先非手术治疗，无效后再手术这一基本原则。这不仅是由于手术本身所带来的痛苦和易引起损伤及并发症，更重要的是颈椎病绝大多数可以通过非手术治疗，让其停止发展、好转甚至痊愈。除非具有明确的手术适应证，一般均应先从正规的非手术疗法开始，并持续 3~4 周，颈椎病的症状通常可以得到很大的缓解。对于个别呈进行性发展者（多为脊髓型颈椎病），则需当机立断，及早进行手术。

那么，目前非手术治疗包括哪些呢？

非手术治疗目前主要是采用中医、西医、中西医结合以及康复治疗等综合疗法。中医药治疗手段结合西药消炎镇痛、扩张血管、利尿脱水、营养神经等药物可以很好地缓解颈椎病患者的不适症状。

## 1. 中医中药治疗

### （1）中医药辨证治疗

应以分型辨证用药为基本方法。

**1）颈型颈椎病** 宜疏风解表、散寒通络，常用桂枝加葛根汤（桂枝、芍药、甘草、生姜、大枣、葛根）或葛根汤（葛根、麻黄、桂枝、芍药、生姜、大枣、甘草），伴有咽喉炎症者加玄参、板蓝根、金银花等。

**2）神经根型颈椎病** ①以痛为主，偏络脉瘀阻，宜祛瘀通络，常用身痛逐瘀汤（当归、川芎、没药、桃仁、羌活、红花、五灵脂、秦艽、香附、牛膝、地龙、甘草）；②如偏湿热，宜清热利湿，用当归拈痛汤（当归、人参、苦参、苍术、白术、升麻、防己、羌活、葛根、知母、猪苓、茵陈、黄芩、泽泻、甘草），如伴有麻木，在上述方中加止痉散（蜈蚣、全蝎）；③以麻木为主，伴有肌肉萎缩，宜益气化瘀通络，常用补阳还五汤（黄芪、当归、川芎、芍药、桃仁、红花、地龙）加蜈蚣、全蝎等。

**3）椎动脉型颈椎病** ①头晕伴头痛者，偏瘀血，宜祛瘀通络、化湿平肝，常用血府逐瘀汤（当归、川芎、赤芍、生地黄、桃仁、红花、牛膝、柴胡、枳壳、桔梗、甘草）；②偏痰湿，宜燥湿化痰、平肝熄风，常用半夏白术天麻汤（半夏、白术、天麻、茯苓、陈皮、甘草、大枣）；③头晕头胀如裹，胁痛、口苦、失眠者，属胆胃不和、痰热内扰，宜理气化痰、清胆和胃，常用温胆汤（半夏、茯苓、陈皮、竹茹、枳实、甘草）；④头晕、神疲乏力、面色少华者，取益气和营化湿法，常用益气聪明汤（黄芪、党参、白芍、黄柏、升麻、葛根、蔓荆子、甘草）。

**4）脊髓型颈椎病** ①肌张力增高，胸腹有束带感者，取祛瘀通腑法，用复元活血汤（大黄、柴胡、红花、桃仁、当归、天花粉、穿山甲、甘草）；②如下肢无力、肌肉萎缩者，取补中益气、调养脾肾法，用地黄饮子（附子、桂枝、肉苁蓉、山茱萸、熟地黄、巴戟天、石菖蒲、远志、石斛、茯苓、麦冬、五味子）和圣愈汤（黄芪、党参、当归、赤芍、川芎、熟地黄、柴胡）。

**5）交感神经型颈椎病** 症状较多，宜根据病情辨证论治。

### （2）中药外治疗法

有行气散瘀、温经散寒、舒筋活络或清热解毒等不同作用的中药制成不同的剂型，应用在颈椎病患者的有关部位。颈椎病中药外治的常用治法有敷贴药、喷药等。外用药物适用于颈型颈椎病或疾病初期症状较轻的颈椎病患者，而对于脊髓型颈椎病或颈椎病症状较重的患者，就不能起到理想的治疗效果了。

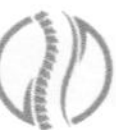

### （3）推拿和正骨手法

具有调整内脏功能、平衡阴阳、促进气血生成、活血祛瘀、促进组织代谢、解除肌肉紧张、理筋复位的作用。基本手法有摩法、揉法、点法、按法与扳法。特别强调的是，推拿和正骨手法必须由专业医务人员进行。

### （4）针灸疗法

针灸疗法包括针法与灸法。针法就是用精制的金属针刺入人体的一定部位中，用适当的手法进行刺激；灸法则是用艾条或艾炷点燃后熏烤穴位进行刺激。两者都是通过刺激来调整人体经络脏腑气血的功能，达到防治疾病的目的。针灸疗法作为一种绿色疗法，有着安全、无毒副作用的优点，且简单易行、经济实用。

### （5）耳穴疗法

在日常生活中最简便、常用且效果较好的耳穴疗法是耳穴按压法和耳穴压豆法。

**1）耳穴按压法** 用双手的拇指和食指指腹用力按压耳部的颈穴、颈椎穴、枕穴及外耳穴，疼痛感觉以患者自己能够忍受为度。主要手法以捻按和牵拉手法为主，每捻按 5 次，配合牵拉 3 秒，整个过程持续 1 分钟，以耳部出现胀热感为宜。按压次数不限，但每天不应少于 10 次。由于耳部皮肤较薄，按摩力度不宜过猛过大。

**2）耳穴压豆法** 采用医用胶布把王不留行籽或者磁珠贴在所选穴位上，每日按压 3~5 次，3 日更换一次胶布。注意：在贴耳穴时，应保持耳部皮肤清洁，可先用 75% 酒精棉球擦拭耳穴，再用消过毒的干棉球擦干。

## 2. 康复治疗

### （1）物理因子治疗

物理因子治疗的主要作用是扩张血管，改善局部血液循环，解除肌肉和血管的痉挛，消除神经根、脊髓及其周围软组织的炎症、水肿，减轻粘连，调节自主神经功能，促进神经和肌肉功能恢复。常用治疗方法：

1）**直流电离子导入疗法** 常用各种西药（冰醋酸、维生素 $B_1$、维生素 $B_{12}$、碘化钾、普鲁卡因等）或中药（乌头、威灵仙、红花等）置于颈背，按药物性能接阳极或阴极，与另一电极对置或斜对置，每次通电 20 分钟，适用于各型颈椎病。

2）**低频调制的中频电疗法** 一般用 2000~8000 Hz 的中频电为载频，用 1~500 Hz 的不同波形（方波、正弦波、三角波等）的低频电为调制波，以不同的方式进行调制并编成不同的处方。使用时按不同病情选择处方，电极放置方法同直流电，一般每次治疗 20~30 分钟，适用于各型颈椎病。

3）**超短波疗法** 用波长 7 m 左右的超短波进行治疗。一般用中号电极板两块，分别置于颈后与患肢前臂伸侧，或颈后单极放置。急性期无热量，每日 1 次，每次 12~15 分钟；慢性期用微热量，每次 15~20 分钟，10~15 次为一疗程。适用于神经根型颈椎病（急性期）和脊髓型颈椎病（脊髓水肿期）。

4）**超声波疗法** 频率 800 kHz 或 1000 kHz 的超声波治疗机，声头与颈部皮肤密切接触，沿椎间隙与椎旁移动，强度为 0.8~1 $W/cm^2$，可用氢化可的松霜做接触剂，每日 1 次，每次 8 分钟，15~20 次一疗程，用于治疗脊髓型颈椎病。超声频率同上，声头沿颈两侧移动，强度 0.8~1.5 $W/cm^2$，每次 8~12 分钟，用于治疗神经根型颈椎病。

5）**超声电导靶向透皮给药治疗** 采用超声电导仪及超声电导凝胶贴片，投入药物选择 2% 利多卡因注射液。将贴片先固定在仪器的治疗发射头内，取配制好的利多卡因注射液 1 mL 分别加入两个耦合凝胶片上，再将贴片连同治疗发射头一起固定到患者颈前。治疗时间约为 30 分钟，每日 1 次，10 天为一疗程。用于治疗椎动脉型和交感神经型颈椎病。

6）**高电位疗法** 使用高电位治疗仪，患者坐于板状电极或治疗座椅上，脚踏绝缘垫，每次治疗 30~50 分钟，可同时用滚动电极在颈后领区或患区滚动 5~8 分钟，每日 1 次，12~15 天为一疗程。可用于各型颈椎病，其中以交感神经型颈椎病效果为佳。

7）**光疗** ① 紫外线疗法：颈后上平发际下至第 2 胸椎，红斑量（3~4 生物量），隔日一次，3 次为一疗程，配合超短波疗法治疗神经根型颈椎病急性期。② 红外线疗法：各种红外线仪器均可，颈后照射，每次

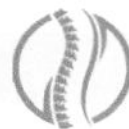

20~30 分钟，用于颈型颈椎病，或配合颈椎牵引治疗（颈椎牵引前先做红外线治疗）。

**8）其他疗法** 如磁疗、电兴奋疗法、音频电疗、干扰电疗、蜡疗、激光照射等治疗也是颈椎病物理治疗经常选用的方法，选择得当均能取得一定效果。

### （2）牵引治疗

颈椎牵引治疗（图 1-9-1）是治疗颈椎病常用且有效的方法，也是国际公认的治疗颈椎病的基本手段。颈椎牵引有助于解除颈部肌肉痉挛，使肌肉放松，缓解疼痛；松解软组织粘连，牵伸挛缩的关节囊和韧带；改善或恢复颈椎的正常生理弯曲；使椎间孔增大，解除神经根的刺激和压迫；拉大椎间隙，减轻椎间盘内压力；调整小关节的微细异常改变，使关节嵌顿的滑膜或关节突关节的错位得到复位。颈椎牵引治疗时必须掌握牵引力的角度、重量和牵引时间三大要素，才能取得牵引的最佳治疗效果。

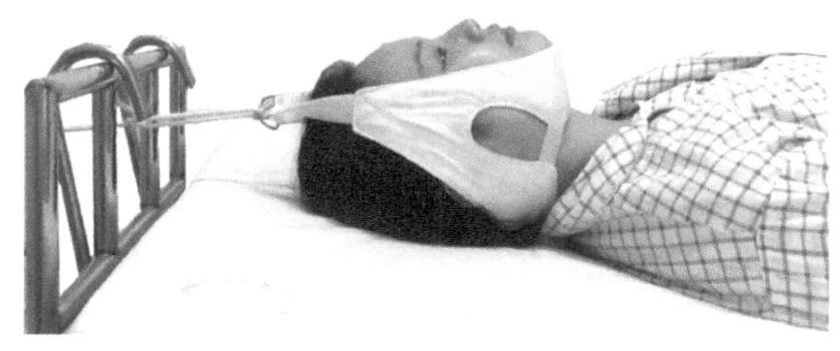

图 1-9-1 颈椎牵引治疗

**1）牵引方式** 常用枕颌布带牵引法，通常采用坐位牵引，但病情较重或不能坐位牵引时可用卧式牵引。一般分为间歇牵引、连续牵引和混合牵引三种方式。

**2）牵引角度** 一般按病变部位而定，如病变主要在上颈段，牵引角度宜采用 0~10°；如病变主要在下颈段（颈 5~7），牵引角度应稍前倾，为 15°~30°，同时注意结合患者舒适来调整角度。

**3）牵引重量** 间歇牵引的重量由其自身体重的 10%~20% 确定，持续牵引则应适当减轻。一般初始重量较轻，以后逐渐增加。

**4）牵引时间** 连续牵引时间为 20 分钟，间歇牵引则以 20~30 分钟为宜，每日 1 次，10~15 天为一疗程。

**5）牵引注意事项** 应充分考虑个体差异，年老体弱者宜牵引重量轻些，牵引时间短些；年轻力壮者则可牵重些长些。牵引过程要注意观察并询问患者的反应，如有不适或症状加重者应立即停止牵引，查找原因并调整治疗方案。

**6）牵引禁忌证** ① 牵引后有明显不适或症状加重，经调整牵引参数后仍无改善者；② 脊髓受压明显、节段不稳严重者；③ 年迈椎骨关节退行性变严重、椎管明显狭窄、韧带及关节囊钙化骨化严重者。牵引疗法能够有效缓解颈椎病症，但该治疗方法不适合病情严重者以及疾病处于急性发作阶段者应用，否则可能会导致病情加重，甚至可能会出现瘫痪的情况。

### （3）手法治疗

手法治疗是治疗颈椎病的重要手段之一，是根据颈椎骨关节的解剖及生物力学的原理为治疗基础，针对其病理改变，对脊椎及脊椎小关节进行推动、牵拉、旋转等被动活动治疗，以调整脊椎的解剖及生物力学关系，同时对脊椎相关肌肉、软组织进行松解、养护，达到改善关节功能、缓解痉挛、减轻疼痛的目的。

常用的方法有中式手法及西式手法。中式手法指中国传统的按摩推拿手法，一般包括骨关节复位手法及软组织按摩手法。西式手法在我国常用的有麦肯基（Mckenzie）方法、关节松动手法（Maitland 手法），脊椎矫正术（chiropractic）等。应特别强调的是，颈椎病的手法治疗必须由训练有素的专业医务人员进行。

手法治疗的注意事项：宜根据个体情况适当控制力度，尽量柔和，切忌暴力。难以排除椎管内肿瘤等病变者，椎管发育性狭窄者，有脊髓受压症状者，椎体及附件有骨性破坏者，后纵韧带骨化或颈椎畸形者，咽、喉、颈、枕部有急性炎症者以及诊断不明的颈椎疾病患者，慎用或禁止使用任何推拿和正骨手法。

### （4）运动治疗

颈椎的运动治疗是指采用合适的运动方式对颈部以及全身进行锻炼。运动治疗可增强颈肩背肌的肌力，使颈椎稳定，改善椎间各关节功能，增加颈

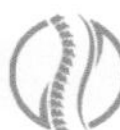

椎活动范围，并且可以减少神经刺激、肌肉痉挛，消除疼痛等不适。纠正不良姿势，长期坚持运动疗法可促进机体的适应代偿，从而达到巩固疗效，减少复发的目的。

颈椎运动疗法常用的方式有徒手操、棍操、哑铃操等，有条件也可进行颈椎柔韧性练习、颈肌肌力训练、颈椎矫正训练等。此外，还有全身性的运动如跑步、游泳、球类等也是颈椎疾患常用的治疗性运动方式。

运动疗法适用于各型颈椎病症状缓解期及术后恢复期的患者。具体的方式方法因不同类型颈椎病及不同个体体质而异，应在专科医师指导下进行。

### （5）矫形支具应用

颈椎的矫形支具主要用于固定和保护颈椎，矫正颈椎的异常力学关系，减轻颈椎痛，防止颈椎过伸、过屈、过度转动，避免造成脊髓和神经的进一步受损，有助于组织的修复和症状的缓解。

最常用的有颈围、颈托，可应用于各型颈椎病急性期或症状严重的患者。颈托多用于颈椎骨折、脱位，经早期治疗仍有椎间不稳定或半脱位的患者。乘坐高速汽车等交通工具时，无论是否有颈椎病，戴颈围保护都很有必要。但应避免不合理长期使用颈围或颈托，以免导致颈肌无力及颈椎活动度不良。常用的颈托有软颈托、充气式颈托和硬颈托。

通过规范、积极地治疗，颈椎病可以得到痊愈，或者说可以不影响我们的正常生活。

**特别提示**

非手术治疗应视为颈型、神经根型以及其他型颈椎病的首选和基本疗法。正确的生活和工作体位是防治颈椎病的基本前提，应避免高枕、长时间低头等不良习惯。

（孙翠芳、刘赛）

# 第十节 颈椎病的手术治疗

案例：吴某，女，50岁，自诉2个月前无明显诱因出现双上肢麻木，进行性步态不稳，4天前自觉症状加重，感觉脚踩棉花感，无法独立行走，遂于门诊就诊。体格检查：颈7~胸1椎体棘突及椎旁有明显压痛、叩痛，颈椎活动受限明显，胸12平面以下感觉明显减退，以右侧显著。右侧股四头肌、胫前肌、小腿三头肌及趾伸肌肌力明显减退，肌张力高，其余肌力无明显减退。双侧膝腱反射亢进，右侧巴宾斯基征阳性，右侧踝阵挛阳性。四肢血运正常。初步诊断：脊髓型颈椎病。

颈椎病主要是颈椎间盘退行性改变及其继发性改变如刺激或压迫相邻脊髓、神经、血管所引起的，根据颈椎病的受累组织及临床症状的不同将颈椎病分为颈型、神经根型、脊髓型、交感神经型、椎动脉型。一旦确诊为脊髓型颈椎病，若无明确的手术禁忌，应早期开展手术治疗。颈型、神经根型等其他类型的颈椎病若通过正规6个月的保守治疗，症状无明显缓解且呈进行性加重，应尽快评估是否选择手术治疗。颈椎手术首要目的是解除神经根和脊髓的受压，扩大椎管容积，维持颈椎的稳定性，减轻患者疼痛，改善患者功能。

在临床工作中，应根据患者的整体情况以及临床症状的不同针对性地选择最佳的手术入路。颈椎病手术治疗的入路主要包括后入路、前入路、前后联合入路。那么最佳的手术入路主要依据患者的病理解剖、患者远期及近期可能出现的并发症以及临床医生的手术经验。前入路术式包括颈椎前路椎间盘切除减压植骨融合术（anterior cervical discectomy and fusion，ACDF）、颈椎前路椎体次全切除减压植骨融合术（anterior cervical corpectomy and fusion，ACCF）、人工颈椎间盘置换术（artificial cervical disc replacement，ACDR）、颈前路混合减压融合术（anterior cervical hybrid decompression and fusion，ACHDF）、颈椎前路椎体骨化物复合体前移融合术（anterior controllable anteriodisplacement and

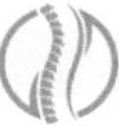

fusion，ACAF) 等，后入路术式包括椎板切除术、椎管扩大椎板成形术（单开门或双开门）等。

## 1. 颈椎病术前准备

### （1）术前适应性训练

● 气管推移训练：对于拟行多节段颈椎前入路手术的患者或颈部粗短的患者，术前应行气管推移训练。开始每次 10~20 分钟，后增至 30~60 分钟，将气管推至中线一侧，可训练 1 周左右。

● 训练床上大小便：如术前能够在床上小便，可免除插入导尿管，从而减少由导尿管引发的痛苦及造成尿路感染的机会。

● 有吸烟史的患者，术前应戒烟。

● 练习俯卧位卧床：术前加强俯卧位训练可减少后路手术时间长造成气道阻塞、呼吸停止的风险。俯卧位练习，每次 30~40 分钟，以后可渐增至 3~4 小时（图 1-10-1）。

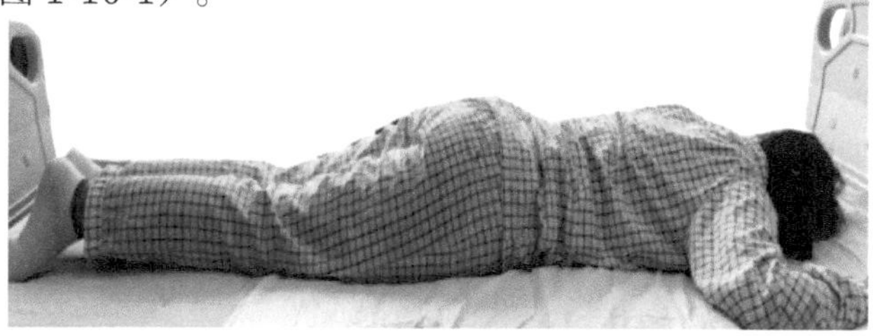

图 1-10-1 俯卧位卧床

### （2）用物准备及心理准备

首先因术后需要佩戴一段时间的颈围限制颈椎的活动，因此术前需要选择合适的颈围；其次调整心态，不必过于紧张和担心，必要时寻求医护人员帮助。

## 2. 不同入路手术的特点

### （1）后入路手术

其优势是使脊髓最大限度限度后移，减少对前方骨赘或骨化后纵韧带的压迫，直接扩大颈椎椎管容积。后入路手术是多节段脊髓型颈椎病（包括伴有多节段后纵韧带骨化）患者或合并发育性、继发性椎管狭窄、黄韧带肥厚的颈椎病患者的首选，然而对于颈椎前凸消失或颈椎存在后凸的患者，后入路手术效果则显得不如人意。

**（2）椎板切除术**

椎板切除术作为后路手术方式中最早用于多节段脊髓型颈椎病治疗的一种，包括全椎板切除、半椎板切除、跳跃式椎板切除及椎板切除联合侧块螺钉或椎弓根钉固定。该术式可实现对受压的脊髓及神经根进行充分、彻底的减压，因其切除椎体后部的大部分结构，包括椎板棘突、韧带、肌肉复合体等，故手术视野开阔。但因为其术式切除了椎体后部的大部分结构，改变原有生理结构排列，因此患者在远期易发生节段不稳、轴性痛、后凸畸形等并发症，严重影响患者的中远期临床疗效及生活质量，目前临床应用较少。

**（3）椎板成形术**

椎板成形术因其最大限度避免前路手术相关并发症，保留颈椎活动度和稳定性，减少了对脊柱的结构性破坏，避免了椎板切除术后的脊柱失稳，缩短了康复时间，对脊髓有一定的保护作用，故目前临床应用较多。该术式可能引起颈 5 神经根麻痹导致颈椎轴性疼痛症状，门轴断裂或再“关门”，甚至发生颈椎后凸或颈椎不稳等远期并发症。但目前一些改良术式的出现，颈 5 神经根麻痹及轴性疼痛的发生率已明显降低。

**（4）前入路手术**

颈前路手术可直接减压并恢复椎间隙高度，具有手术创伤小、手术时间短、出血量少、有效保留或恢复颈椎生理曲度的优势。前入路手术主要包括减压和重建稳定两个关键步骤，减压方法包括经椎间隙减压和经椎体减压；重建稳定的方法包括椎间融合器、钛网及人工椎体 + 钉板内固定、人工椎间盘置换等。前入路手术风险相对较大，亦存在植骨不融合、内固定失败的风险，主要包括 ACDF、ACCF、ACDR、ACHDF、ACAF 等，其术式的优点与缺点见表 1-10-1。

表 1-10-1 前入路手术术式的优点与缺点

| 前入路手术术式 | 优点 | 缺点 |
|---|---|---|
| ACDF | 手术时间短，术中出血少，更好地保留或恢复了颈椎生理曲度，跳跃式减压，最大限度保护正常椎间盘，术后颈椎稳定性高，是临床治疗颈椎病的金标准 | 手术视野相对局限，对技术要求较高 |
| ACCF | 该术式由 ACDF 改良而来，适合连续两个椎间隙严重狭窄、椎体后缘有压迫或者椎间盘脱出游离至椎体后方经间隙不能彻底减压的病例 | 但多个椎体切除后，容易造成植入物移位、塌陷或假关节形成，而且难以有效恢复颈椎生理曲度，手术创伤亦相对较大 |
| ACDR | ACDR 在 ACDF、ACCF 基础上改良而来，ACDR 可维持正常颈椎序列，充分减压，降低邻近节段椎间盘应力及邻近椎间盘退变风险 | 需要更严格的病例选择和更高的技术支持，否则较融合手术更易出现术后并发症。后期异位骨化的发生也是 ACDR 不可忽视的问题 |
| ACHDF | 综合 ACDF、ACCF 及 ACDR 术式的优点，能彻底减压，最大限度保留颈椎结构 | 适用于多节段受累的颈椎病患者 |
| ACAF | 可前移椎管前壁、扩大椎管容积，避免切除骨化物出现脑脊液漏和脊髓损伤等风险 | 该术式对医生手术操作要求高，要求术者全面了解手术操作流程并熟练掌握相关关键技术方可开展 |

注：ACDF，颈椎前路椎间盘切除减压植骨融合术；ACCF，颈椎前路椎体次全切除减压植骨融合术；ACDR，人工颈椎间盘置换术；ACHDF，颈前路混合减压融合术；ACAF，颈椎前路椎体骨化物复合体前移融合术。

**（5）前后路联合手术**

前后路联合手术从前、后两个方向同时直接减压，减压最彻底，可以减少颈椎前、后路结构稳定性不足的现象。对于体质差耐受不佳的患者可分两次手术，先行后入路手术再择期行前路手术。主要用于发育性颈椎管狭窄或再退变致多节段椎间盘突出、颈脊髓前方、后方严重压迫合并颈椎椎管狭窄（椎管侵占率≥ 50%）的患者，MRI 图像上显示脊髓呈“串珠样”改变，或颈椎存在显著后凸畸形。

### 3. 术后管理

● 术后除心电、血压、引流量等常规监护外，应重点观察患者呼吸系统和神经系统的变化。

● 对于颈椎前入路手术患者，术后应严密观察切口是否肿胀并重视患者主诉。可常规配备气管切开包或气管插管器材，以备发生椎前血肿压迫气管导致患者窒息的紧急处理之需。

● 不论是颈椎前入路还是后入路的手术患者，可酌情建议术后佩戴颈托短期固定。对于合并骨质疏松症的患者，可适当延长佩戴颈托时间，同时应积极进行抗骨质疏松治疗。

● 在医生指导下，患者术后应及早进行颈部肌功能锻炼及神经系统康复训练。

● 对于术前各种原因长期服用抗凝药物的患者，术后经全面评估后应早期恢复抗凝治疗。

**特别提示**

颈椎疾病在手术方式的选择上，应综合患者身体状况、病情严重程度、家庭经济状况、手术医生对不同术式的熟悉程度、术后神经功能改善评估、并发症预判等多方面情况进行综合判断。但无论何种手术方式，目的都是为恢复脊髓神经功能创造条件，挽救剩余的脊髓功能。只有结合患者的实际情况制定手术方式，才会取得最为理想的临床效果。对于年龄较大、病情较轻、一般情况较差、不能耐受手术治疗的患者，可以考虑采取非手术治疗。

（孙翠芳、覃莉枝）

# 第二章
# 肩部痛

# 第一节 哪些疾病可以引起肩部痛

案例：马某，女，48 岁，办公室职员，2022 年 12 月 16 日就诊于湖南省某三甲医院门诊。主诉：受寒后右肩部疼痛十余天。1 周前在当地社区医院予以中医对症治疗效果不佳，现在肩部疼痛加重，右上臂不能外展、外旋、上举，不能向右侧翻身，有时夜间痛醒。通过骨科医生体格检查后，诊断为肩袖损伤，予以消炎止痛对症处理。

肩关节是全身人体活动度最大、活动频率最高的关节。肩部由 5 个关节组成，即盂肱关节、肩锁关节、胸锁关节、肩胛胸壁间关节、肩峰肱骨间关节，可完成前屈、后伸、旋前、旋后、内收、外展的运动。肩部肌肉分布于肩关节周围，主要包括三角肌、冈上肌、冈下肌、小圆肌、大圆肌、肩胛下肌等，主要起稳定和运动肩关节的作用。肩关节周围的肌肉、肌腱、韧带、滑囊和关节囊等结构在内的软组织一旦发生损伤，都可能出现肩痛的症状。肩痛的发生率较高，已经成为继慢性头痛、慢性腰痛之后的第三大疼痛，流行病学调查显示肩痛的发生率为 7%~26%，其病因复杂，种类繁多。持续的肩痛对睡眠、工作以及生活质量可产生严重的影响，那么哪些疾病可以引起肩部疼痛呢？肩痛都是肩周炎引起的吗？

## 1. 肩关节及其周围软组织病变

### （1）肩袖损伤

**1）定义** 肩袖也称旋转袖、肌腱袖、肌腱帽等，肩袖损伤的发病率占肩关节疾患的 17%~41%。肩袖损伤最常见的原因是肌腱炎症或肌腱撕裂，其次是随着年龄的增长肩袖肌腱内在的退行性病变，在大于 60 岁人群中，肩袖损伤发病率为 28%~40%。根据撕裂大小，肩袖损伤可分为：非全层撕裂；小肩袖撕裂（<1 cm）；中等肩袖撕裂（1~3 cm）；大肩袖撕裂（3~5 cm）；巨大肩袖损伤（≥ 5 cm）。

2）临床表现　肩袖损伤时，肩部有一时性疼痛，隔日疼痛加剧，持续4~7天。肩关节疼痛和肿胀多限于肩顶，可能向三角肌止点部放射。肩袖损伤的患者常常对于梳头、背后扣胸罩、背后伸手等动作感到非常困难，有时夜间疼痛加重，不能卧向患侧，严重者可从睡梦中痛醒。疼痛发作时可以通过休息减轻症状。特别需要注意的是，肩袖撕裂的疼痛程度与损伤程度无关，意味着肩袖部分撕裂的患者可能疼痛剧烈，而肩袖完全撕裂的患者疼痛不明显。运动员（棒球、仰泳、蝶泳、举重、球拍运动等）、从事体力劳动者和中老年人是肩袖损伤的好发人群。

（2）肩周炎

1）定义　肩周炎是多种原因导致肩关节周围的软组织（滑膜、关节、韧带）受损和炎症反应的一种常见的肩部疾病，可导致关节内外粘连和机化，引起肩关节活动受限和疼痛，又叫“肩关节周围炎”“五十肩”“漏肩风”等。好发于40~70岁的中老年人，女性多见，左肩发病多于右肩，部分患者可双侧肩膀发病，尤其是经常从事肩膀过度使用或者姿势不正确的工作人群。长期重复性的动作、肌肉无力和姿势问题是导致肩周炎的主要原因。

2）临床表现　肩周炎发病后，通常出现肩关节疼痛和活动受限的表现，疼痛随活动进行性加重，活动也进行性受限，时常感觉肩部活动不灵活，不能抬高手臂，甚至出现肩关节僵硬，其发病过程呈现较明显的阶段性，分为急性期、慢性期、恢复期。

急性期：起病急骤，疼痛剧烈，夜间更甚，肌肉痉挛，关节活动严重受限。在喙突、喙肱韧带、肩峰下、冈上肌、肱二头肌长头腱、四边孔等部位广泛出现压痛。早期X线检查结果可呈阴性，维持时间为2~3周。

慢性期：虽然压痛范围较广，疼痛已较前缓解，但关节功能受限较前加重，可发展为关节挛缩、关节僵硬，严重影响患者梳头、穿衣、举臂托物、向后腰结带等日常生活。肩关节周围软组织呈冻结状态。通过关节造影，可见关节腔容量减少为1~5 mL（正常人20~30 mL），压力增大，肩胛下肌下滑囊闭锁、肩盂下滑膜皱襞间隙消失，肱二头肌长头腱鞘充盈不全或闭锁。通过关节镜检查盂肱关节囊壁增厚，关节腔内粘连，关节腔容积缩小，腔内可见纤维条索及漂浮碎屑，持续数月乃至一年不等。

恢复期：随着血供恢复、粘连吸收、关节腔容积逐渐恢复正常，在运动功能逐步恢复过程中，肌肉的血供及神经营养得到改善，大多数患者肩关节功能可恢复到正常或接近正常。

### （3）肱二头肌长头腱鞘炎

**1）定义** 肱二头肌长头腱鞘炎是由肌腱在腱鞘内长期遭受摩擦劳损而发生退变、粘连，使肌腱滑动功能发生障碍的病变。本病好发于40岁以上的中年人以及反复活动上肢和肩关节运动的人群，多在外伤后或者劳损后急性发病，是肩痛的常见原因之一。

**2）临床表现** 起病无明显诱因，早期以肩关节前部疼痛为主，可向上臂及上臂外侧放射，夜间及活动后疼痛症状可加重，不能患侧卧位，穿脱衣服困难，患侧手指不能触及对侧肩胛下角。体格检查可以发现结节间沟、肱二头肌腱处有明显的压痛，部分患者可触及条索状物，向两侧推挤肌腱、扩胸试验（肘伸直、肩外展后伸）疼痛可加重。

### （4）喙突炎

**1）定义** 喙突炎是喙突周围的肌腱、韧带、滑膜的炎症，退行性病变或者损伤累及喙突导致喙突炎的发生。

**2）临床表现** 喙突炎好发于青壮年，主要临床表现多以喙突部的疼痛与压痛为主，可伴有肩部外旋功能受限，上举和外展功能正常，在患者喙突部痛点进行封闭止痛效果显著。因此喙突炎常易与肱二头肌长头腱鞘炎相混淆。

### （5）冈上肌腱炎和冈上肌腱钙化

**1）定义** 冈上肌腱炎又称肩外展综合征、冈上肌综合征，其发病缓慢，多为受寒、外伤、劳损导致的肌腱退行性病变，好发于中青年以上的体力劳动者、排球运动员以及家庭妇女。冈上肌腱钙化是在冈上肌腱退变的基础上，缓慢出现钙盐沉着，X线检查可在冈上肌腱部发现形状不规则、大小不等的块状钙化阴影，严重者可见骨质疏松。

2）**临床表现** 急性期或者慢性肩痛急性发作者，出现肩部剧烈的疼痛、活动受限、压痛明显，疼痛可呈放射状，放射至斜方肌、上臂和前臂，特别是当患侧肩关节外展 60° ~120°时可引起明显的疼痛而致活动受限，难以进行臂上举、外旋及内旋，不能受压及过度内收。部分患者夜间痛醒，服用止痛片或镇静剂止痛效果不佳。部分症状较轻的患者疼痛可在数周后缓解或消失，但可能仍然有运动受限的表现。

### （6）肩峰下滑囊炎

1）**定义** 肩峰下滑囊炎是一种无菌性炎症，可由直接或间接外伤引起，尤其以滑囊底部的冈上肌腱损伤、退行性变、钙盐沉积最为常见，好发于 50 岁左右的中年人，女性发病率多于男性。

2）**临床表现** 肩峰下滑囊炎主要临床症状包括肩部疼痛、肩关节活动受限和局限性压痛，疼痛可逐渐加剧，压痛点多在肩关节、肩峰下、大结节等处。当滑囊肿胀或积液时，在肩关节区域或三角肌范围出现压痛，疼痛也可向肩胛部、颈、手等处放射，有昼轻夜重、静轻动重的特点，可影响睡眠。为减轻疼痛，患者常使肩部处于内收、内旋位，随着滑囊壁的增厚和粘连，肩关节活动范围逐渐缩小甚至完全消失，晚期可见肩胛带肌萎缩。X 线检查偶可见冈上肌的钙盐沉着。可通过肩峰下滑囊穿刺，根据积液的量及性状来判断病变性质和程度。急性期主要以镇痛等对症治疗为主，缓解期进行功能锻炼恢复肩关节的三轴运动。

### （7）肩峰撞击综合征

1）**定义** 肩峰撞击综合征又称肩关节撞击综合征，这一概念是由 Neer 于 1972 年首先提出的。肩峰撞击综合征是指肩关节上举时，肩峰下间隙内结构与喙肩穹之间反复摩擦、撞击，导致肩峰下组织炎症退变，甚至肩袖撕裂，引起肩部疼痛和功能障碍，是肩部疼痛和功能障碍的常见原因之一。

2）**临床表现** 肩峰撞击综合征主要表现为：① 除了肩部疼痛外，肩上举受限上肢外展时疼痛弧征 (painful arc test) 阳性；② Neer 撞击试验、Hawkins-Kennedy 撞击试验阳性；③ 任何年龄都可以发病，主要发病部位

位于肩峰前1/3及肩锁关节的下方，肩关节主动活动时出现疼痛，但被动活动时可不明显；④影像学见肩峰下关节及肱骨大结节退变（如骨质硬化、骨赘、囊性变等）。根据肩袖组织的损伤情况，Neer将肩峰下撞击综合征分为三期：Ⅰ期为肩袖水肿出血期；Ⅱ期为肩袖肌腱炎；Ⅲ期为肩袖出现撕裂。

#### （8）颈肩肌筋膜炎

**1）定义** 颈肩肌筋膜炎又称为颈肩肌纤维组织炎、颈肩肌筋膜疼痛综合征或肌肉风湿症，是肩部最常见的软组织损伤性疾病。本病起病缓慢，病程长，危害大，在急性期没有完全治愈可转为慢性，也可能因为反复的劳损、风寒引起慢性肌肉疼痛、酸软无力。潮湿、寒冷、慢性劳损、精神抑郁、甲状腺功能减退、高尿酸血症等均是引起颈肩部筋膜、肌肉、肌腱和韧带等软组织发生充血、水肿、渗出变性和增生的主要诱发因素。

**2）临床表现** 颈肩肌筋膜炎主要表现为颈肩背部持续广泛的酸胀疼痛，可伴有麻木、僵硬、活动受限，严重者可向头部及上臂放射。体格检查有明显的压痛点及颈部肌肉紧张，压痛点常位于棘突及棘突旁斜方肌、菱形肌。X线检查多为阴性结果。

#### （9）其他肩周围病变

肩胛背神经卡压综合征是肩胛背神经卡压引起的一种以颈、肩、背、腋、侧胸壁的酸痛和不适为主要症状的疾病。好发于先天发育异常、肩关节过度活动的人群，例如工人、农民等。肩锁关节病变主要由职业性劳损、慢性运动损伤以及退行性骨性关节炎等微小的累积性损伤引起，可累及周围软组织。主要临床表现为局限性肩痛，肩锁关节肿胀、压痛，上臂上举超过150°疼痛加剧，肩关节被动内收时疼痛加剧并发生典型的活动障碍，常见于摔跤、柔道、体操运动。

### 2. 其他器官病变引起的肩痛

#### （1）神经根型颈椎病

神经根型颈椎病是颈椎退变引起的神经根病变，是颈椎病中常见的一种类型，常与其他类型合并存在。主要表现与脊神经根分布区相一致的感觉、运动及反射障碍。症状以疼痛为主，特别是颈椎痛及僵硬，表现为剧烈的颈椎痛及颈部活动受限，疼痛向肩、背、前臂及手指放射，同时可伴上肢无力及手指麻木。颈椎病变多见于颈 4~5 节段以下，以颈 5、颈 6 与颈 7 神经根受累最为多见。

### （2）肩手综合征

肩手综合征是一种原因未明的上肢自主神经功能异常引起的疼痛综合征。主要表现为肩和手部疼痛，活动受限，伴血运障碍。具体表现肢体肿胀，皮肤温度升高，手指发热、充血，喜取伸直位，被动屈曲时出现明显疼痛；肩关节活动往往受限，但无局限性压痛。可采用解热镇痛药和扩张血管药物，加强患侧手功能的锻炼。

### （3）带状疱疹

带状疱疹是由水痘－带状疱疹病毒引起的急性感染性皮肤病。病毒具有亲神经性，并沿神经走向发病。

### （4）脊柱源性肩痛

脊柱源性肩痛是颈椎及胸椎内椎间盘突出，或肿瘤及结核侵犯到相应神经所致。

### （5）内分泌疾病

糖尿病患者常并发肩周炎，可能与糖代谢紊乱有关，在此基础上加上劳累、受寒等原因，可使肩关节抵抗力下降而引起肩痛。某些自身免疫性疾病，由于甲状腺激素分泌过多，蛋白质分解代谢加速，呈负氮平衡而致肩周疼痛、肌无力，出现肌萎缩。因此，少数久治不愈的肩周炎，可能由内分泌疾病引起，要仔细寻找病因，在治疗肩周炎的同时，给予原发病的治疗，使肩周炎得以根治。

**（6）偏瘫肩**

偏瘫肩是脑卒中发生后肌张力异常、关节囊及韧带松弛导致肩关节处在半脱位状态引起肩关节疼痛、活动障碍等一系列综合性病症。

**（7）肺源性肩痛**

肺部病变（例如肺上沟瘤）累及臂丛神经或相应肋间神经导致的肩部疼痛。

**（8）心源性肩痛（左肩痛）**

病因不明，可分会聚学说和易化学说。表现为左侧肩臂或肩胛区阵发性或突发持续性疼痛、胸闷、出汗。

**（9）横膈下病变（右肩痛）**

因肝脓肿、急性胆囊炎等炎症可刺激右膈神经末梢，膈神经是由第3~5颈神经组成，主要是第4颈神经，第4颈神经还分出皮支，分布于肩部皮肤。故可出现右肩部皮肤牵涉性疼痛。

**特别提示**

随着现代医学的发展，肩周炎在医学领域已经是一个过时的概念。以前，我们对肩关节疾病认识不全面，常常把所有的肩关节疼痛都认为是肩周炎。而近些年来，随着近代电子技术、光学及影像技术的进步，以及临床工作者在解剖、病理、生化、免疫学及病因学知识的积累，对这一概念的认识从模糊走向精确。肩部痛不等于肩周炎，实际上肩部痛的病因较为复杂，包括肩关节周围的肌肉、肌腱、韧带、滑囊和关节囊等结构在内的软组织一旦发生损伤，都可引发类似肩周炎的肩痛症状。

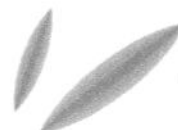

肩部压痛点是肩部软组织损伤性疾病的重要的体征和诊断依据，也是临床查体的重点。虽然其在各种肩部软组织损伤性疾病中普遍存在，但其位置、数量、疼痛程度等特点有着一定的规律，而且经过临床仔细的问诊和查体一般都可以掌握患者的痛点的规律。所以肩部压痛点的准确定位对于明确诊断、精准治疗和提高疗效都具有非常重要的临床意义。

因此，详细询问病史是正确诊断的前提，通过问诊了解症状初发的情况、有无损伤和手术等诱因、症状持续的时间等。体格检查包括患肩屈伸、外展、外旋和内旋的主动及被动活动度。通过了解肩部肌力、影像学检查以及血液常规检查等，与其他相关内科疾病如甲状腺疾患、缺血性心肌病、糖尿病、癌症等疾病进行鉴别。

（王丽萍、覃莉枝）

# 第二节 肩部痛的主要症状

案例：刘某，女，46岁，2023年1月26日就诊于某三甲医院。主诉：右肩疼痛6月余。起初症状较轻，在劳累以及天气变化时疼痛较明显，做肩部运动时疼痛更为明显尤其到晚上痛得特别厉害，严重的时候还会痛醒，不能侧睡，右边肩膀在夏天也不能受凉。为求进一步治疗，遂于门诊就诊。刘女士这种属于明显的肩部疼痛，那么肩部疼痛主要有哪些症状呢？

近年来，随着现代医学的进步，我们对肩关节疼痛有了更深的认识，导致肩部疼痛的疾病种类非常多，可以是肩部及肩部附近的解剖结构的病变引起的肩部疼痛，如肩袖损伤、肩周炎、肱二头肌长头腱鞘炎等；也可以是邻近其他器官病变引起的肩痛，例如胆囊炎、心源性肩痛、肺源性肩痛等。不同肩痛的病因不同、疼痛机制不同，其治疗原则、康复方法也不同，其中早期诊断、早期治疗、早期康复是治疗肩部疼痛的关键。

## 1. 肩痛的分类及定义

### （1）分类

**1）按是否有功能障碍分类** 肩痛主要分为两种，即有功能障碍和无功能障碍的肩痛。有功能障碍的肩痛说明存在肩关节周围软组织的紧张因素或肌腱断裂，主要包括肩部肌肉张力增加，肩部关节囊蠕变缩短。无功能障碍的肩痛与肩部分布的感觉神经敏感度增高有关，主要涉及颈部深层软组织和前、中斜角肌间隙的炎症刺激。

**2）按疾病的发展过程分类** 肩痛按照疾病的发展过程可分为急性肩痛和慢性肩痛。急性肩痛多由剧烈运动和肩部血流不畅造成肌肉筋膜炎症而引起。多发生于早上起床后、突发剧烈运动、撞伤、用力拉伤等。慢性肩痛多由于长年累月疲劳的蓄积。由于肩关节肌腱自身血供能力较弱，随着年龄的增长肩关节易发生退行性改变。如果肩关节周围软组织在日常生活中经常受到摩擦挤压，则发生慢性劳损的概率会增大，例如不良的坐姿、睡姿、走姿，以及工作中长时间保持同一姿势等。

（2）定义

肩痛是指肩关节及其周围的肌肉筋骨疼痛，多以疼痛、运动受限和局限性压痛为主要症状。肩关节结构复杂、功能复杂，肩痛常伴有全方位的功能受限和部分方向的活动受限。部分患者可影响睡眠，甚至出现焦虑、抑郁等情绪。

## 2. 肩部疼痛的主要临床症状

初期发病缓慢，疼痛可急性发作，日常活动受限，常因劳累天气变化诱发；疼痛继续发展可呈阵发性，后期逐渐发展为持续性，并逐步加重，昼轻夜重，无法入睡。肩部受牵拉或碰撞后，可引起剧烈疼痛，疼痛可向颈部或肘部扩散。挫伤者，可见皮下青紫，局部瘀肿；扭伤较重者，有纤维组织的断裂，出现局部瘀肿，皮下青紫。

肩部疼痛可引起功能障碍，出现肩关节活动受限，早期多因疼痛，后期易发生广泛粘连，外展、内旋、后伸功能受限明显，出现“扛肩”现象。严重者肘关节功能亦受限，屈肘不能摸及对侧肩部，难以完成梳头、洗脸、摸背、穿脱衣服等动作。后期，肩胛带肌、上臂肌群可出现不同程度的废用性萎缩，肩关节活动严重受限，但疼痛减轻。

## 3. 肩部疼痛的体格检查与实验室检查

（1）压痛点

肩部压痛点是肩部软组织损伤性疾病的重要的体征和诊断依据，也是临床查体的重点。虽然其在各种肩部软组织损伤性疾病中普遍存在，但其位置、数量、疼痛程度等特点有一定的规律，而且经过临床仔细地问诊和查体一般可以掌握患者痛点的规律。所以肩部压痛点的准确定位对于明确诊断、精准治疗和提高疗效都具有非常重要的临床意义。喙突部出现压痛多见于冻结肩和喙突炎。肩袖损伤的压痛点较多，多见于肩胛区以及喙突

与小结节之间等处，少见于上斜方肌、喙突和结节间沟等处，这是与冻结肩相区分之处。

### （2）肩关节功能检查

先检查主动活动，再检查被动活动，并且应该双侧对比，同时关注肩关节的上举、外展、后伸、内旋、外旋、环转运动，检查时应固定住肩胛骨，以准确评估肩关节活动情况。正常肩关节活动度：外展 180°，前屈 165°，外旋 100°，内旋 70°。肩关节被动活动范围减小，提示可能患有关节炎。主动活动范围减小，则常见于肩袖损伤或神经损伤。如果主动和被动活动均受限制，常提示冻结肩。冻结肩检查可见肩部活动明显受限，可用触摸口及背部两个常用动作判定：

**1）摸口试验**　正常手在肩外展上举时，中指尖可触至对侧口角。根据受限可分为：轻度，仅触及对侧耳翼；中度，仅触到顶枕部；重度，达不到顶枕部。

**2）摸背试验或摸肩胛**　为肩内收、内旋动作，正常中指尖可经背后触及对侧肩胛下角。轻度受限者可屈 90°，中指能过背中线；中度受限者达不到背中线；重者仅能过同侧腋后线。

### （3）肩部的影像学检查

常用的影像学检查包括 X 线检查、超声检查及磁共振检查。

**1）X 线检查**　X 线检查是观察、诊断肩部骨折、脱位，并指导临床治疗的最简便有效的常用方法，但不能直接清晰显示软组织的细微结构及肩关节的复杂结构，对于滑膜炎、滑膜增生等疾病灵敏度较低，具有一定局限性。总之，肩关节 X 线检查最为常用，通过 X 线检查可评估肩关节骨质异常、关节周围有无钙化，肩峰和冈上肌出口的形态等。

**2）超声检查**　随着超声检查方法及仪器不断改善，目前已广泛应用于肩关节检查中，具有操作简便、费用低廉、无创伤性等优点，且可与患者实时进行互动调整检查角度及肩关节部位，且随着高频探头的应用，超声检查对于肩关节疾病的诊断灵敏度明显提高。

**3）CT 检查**　CT 可以很好地观察肩关节骨性形态，显示关节盂是否完整。

4）磁共振（MRI）　随着磁共振技术不断发展，如今已广泛应用于肩关节诊断中。其具有敏感性高、无侵入性等优点，对于软组织具有较高分辨率，可有效观察肩袖内关节面及肩袖内肌腱等情况，通过获得不同软组织对比度，从而有效鉴别肩袖损伤及其他肩关节疾病。MRI 对于肩袖等肩关节周围软组织疾病的诊断有着极为重要的价值，但也有价格高、检查时间长、对于体内有金属内固定患者不能使用等局限。

## 4. 肩关节功能常用评估方法

1）抗阻等长运动　在完成主动和被动运动后，抗阻等长运动是肩关节功能常用评估方法之一。取仰卧位，检查侧肘关节屈曲 90°，嘱患者“请保持姿势，用力对抗”，然后根据检查的需要，肩关节取不同程度的外展和前屈来测试肩部肌肉的等长收缩表现，观察并记录引起不适或疼痛的运动，并与主动运动中记录的结果相联系，以进一步推理判断。肩关节复合体抗阻等长运动包括肩前屈、肩后伸、肩内收、肩外转、肩内旋、肩外旋、肘屈曲、肘伸直。

2）美国肩肘外科医师评分（American Shoulder and Elbow Surgeons, ASES）由美国肩肘外科医师协会开发，测量肩部疼痛、功能或残障。疼痛和功能分量表各占 50 分，总分的范围为 0~100 分，得分越高，情况越好，即病症越轻；得分越低，病症越重。测评内容包含 1 题疼痛测评（视觉模拟评分法）以及 10 题功能测评（李克特量表：毫无困难、比较困难、十分困难、无法进行该活动任务）。

3）肩关节功能评价量表（Constant - Murley Score，CMS）用于评价肩关节手术治疗效果，由英国剑桥的两位医生开发，包含医生体检评估和患者报告结果，信效度较好。该量表总分为 100 分，包括疼痛（15 分）、日常生活活动（20 分）、关节活动度（40 分）、肌力（25 分）4 个部分。其中疼痛、日常生活活动来自患者主诉的主观感觉；关节活动度、肌力来自医生的客观检查。

4）手臂、肩膀和手部残疾问卷（Disability of the Arm，Shoulder and Hand，DASH）由美国骨科医师学会和工作与健康研究所联合开发，该问卷适用于上肢任意关节存在功能障碍的患者。共有 30 题（每题 1~5 分）：

5 个题目与症状相关，25 个题目与功能相关。采用 Likert 5 级评分，1 分表示没有困难或轻度困难，5 分表示最大困难，总分会被换算为 0~100 分，分数越高代表残障越严重。另有 2 个分量表可以选用：工作（4 题）、运动（4 题）。分数越高代表残疾程度越高。轻度功能障碍为 1~33 分，中度功能障碍为 34~67 分，重度功能障碍为 68~100 分。

**5）功能性肩关节测试（Functional Shoulder Elevation Test，FSET）** 由加拿大卡尔加里大学运动医学中心的 Hillinshead 医生及其团队开发，患者将其在简单肩袖功能测试过程中的不适程度，报告在 0~100 毫米 VAS 上。测试中，让患者以 3 种方式举起 1~20 磅（0.5~9 千克）重量的物体（研究显示最佳可采用患者体重 5% 的重量），分别在身体前方平举、肩胛骨平面侧平举、冠状面外展举重。取三者评分的均值为 FSET 分数，范围 0~100 分，分数越高代表情况越好，100 分为完全没有疼痛、不适或无力，0 分代表因疼痛、不适或无力，根本无法进行举重测试。

## 5. 肩痛注意事项与就医建议

### （1）肩痛注意事项

● 急性期处理应以保护患肩、避免肌腱再次损伤为原则，可选择支撑带固定患处，常用的支撑带有弹力绷带、黏胶绷带、肌内效贴布等。冰敷患处，如冷剂喷雾、冰袋或冰块敷。冰敷后进行弹力绷带加压包扎。伤后 24~48 小时应予休息，避免进行加重损伤部位疼痛的活动。

● 休息时抬高患部促进局部血液和淋巴回流，以减轻水肿；也可外敷药物（如云南白药等）以消肿止痛、减轻急性炎症。伤后 48~72 小时若疼痛无减轻，甚至有加重趋势，并发生肌腱完全断裂，应尽早手术治疗，缝合肌腱，使肌腱的连续性完全恢复。

● 对于肩痛引起功能障碍的患者，应加强患者肩部的功能锻炼，配合接受必要的物理治疗。在训练中，动作先慢后快、先轻后重，根据患者身体情况灵活调整锻炼的时间、姿势、强度等，循序渐进，锻炼过程中以疼痛适中可耐受为宜，切忌过度锻炼而造成症状加重和再次损伤。

● 肩痛后避免强烈刺激，可以按摩缓解肌肉紧张，但注意手法轻柔，不要直接按摩患处，控制按摩时间，按摩时间过长容易水肿加重疼痛。

● 避免肩部过度屈曲、外展运动和双手高举过头的动作。不适当的肩关节运动会加重损伤和肩痛，做伸展运动时，伸展程度不要过强，缓慢拉伸，不要憋气，切忌疼痛剧烈时进行拉伸。

● 卧位时保持肩关节处于功能位，即上臂内旋外展 45° ~ 60°、肘关节屈曲 45° ~ 90°，必要时肩关节下垫软枕，还可佩戴肩托保护肩关节。

● 减少诱发肩痛的因素的刺激。疼痛严重者，遵医嘱予以口服止痛或封闭点止痛，并配合理疗，促进肌腱韧带修复。注意观察药物使用后的效果及不良反应，在对痛点进行封闭等治疗时，应熟悉局部解剖关系，对于毗邻血管、神经部位注射时须加小心。

● 可以通过改善肩胛骨活动度、体位摆放、增加被动活动度及指导患者采用正确的肩关节运动，来逐步改善患肩的症状。

### （2）就医指导

有明确的外伤史发生肩痛者，运动损伤者，疼痛和（或）关节活动受限的症状呈进行性加重者，出现肩部以外部位的疼痛、无力、麻木等情况者，应立即就医以明确病因，避免延误病情。当出现肩关节疼痛时，首先要辨病，要鉴别是肌肉引起的，还是内脏等问题的原因，如带状疱疹、胆囊炎、肺上沟瘤等均可能引起肩痛，需要鉴别诊断。

**特别提示**

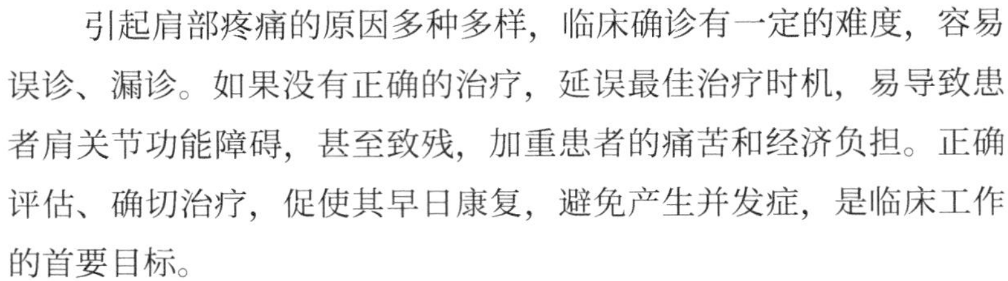

引起肩部疼痛的原因多种多样，临床确诊有一定的难度，容易误诊、漏诊。如果没有正确的治疗，延误最佳治疗时机，易导致患者肩关节功能障碍，甚至致残，加重患者的痛苦和经济负担。正确评估、确切治疗，促使其早日康复，避免产生并发症，是临床工作的首要目标。

（王丽萍、覃莉枝）

# 第三节 肩部痛的诱发因素

案例：刘女士，36岁，是一位民营企业白领，工龄11年，肩痛病史已有5年余，长期伏案工作、久坐不动，上班期间喜欢跷“二郎腿”。因公司经常业务繁忙，刘女士午休时只能趴睡，上班期间因长时间握持鼠标，经常感觉右侧上肢酸沉疼痛、麻木无力，下班回家喜欢“葛优躺”和低头看手机。自诉近期肩部疼痛加剧，曾多次去养生理疗馆未见明显缓解，疼痛时常反复，遂于门诊就医。那么导致刘女士出现肩部痛的原因有哪些呢？

随着生活节奏的加快，工作压力增大，以及不健康的生活饮食作息，出现肩部疼痛的人群越来越多且逐渐呈现低龄化。因肩部疼痛的种类多种多样，实施精准治疗仍有一定的难度，因此预防肩部疼痛，减少引起肩部疼痛的诱发因素尤其重要。那么，肩部痛的诱发因素有哪些呢？

## 1. 肩关节内在病变

肌腱炎如肱二头肌腱炎，滑囊炎如肩峰下滑囊炎、三角肌下滑囊炎，以及肩关节本身的退行性病变、腱鞘炎等，尤其是局部软组织退行性改变，这些都可能会造成肌腱、肩袖、滑囊、关节囊的损害、粘连、挛缩等病理性改变从而导致肩颈疼痛的发生。肩关节脱位也会引起肩部疼痛，因其特殊结构，肩关节是全身活动度最大的关节，也是最容易脱位的关节，一些急性损伤是导致肩关节脱位的重要原因，同时也存在肩关节习惯性脱位。除此之外，肩部的损伤甚至微小的损伤也极有可能引起肩部疼痛。

## 2. 肩关节周围炎

肩周炎是以肩部疼痛、发凉、活动受限为主要症状表现，疼痛会向颈部、手肘及背部扩散，尤其以夜间疼痛突出。肩周炎长期不愈者可能会出现肩关节粘连、肩峰突起、肌肉僵硬紧张、肌肉萎缩、关节活动障碍等严重状况，给患者日常生活带来了极大的痛苦和不便。

### 3. 不适当的制动

心脏手术、胸外科手术、女性乳腺癌切除术以及任何外力撞击，包括跌倒、碰撞、扭伤、骨折等引起的肩关节外伤，外伤后长时间不合理的制动均可引发肩部痛。如果肩关节长期保持某个姿势不变，活动少，造成局部血液循环不良，时间长了以后会使肩部纤维素沉着，导致关节囊挛缩和周围软组织粘连，也可能引发肩周炎，进而出现肩部疼痛。

### 4. 腹腔镜后肩痛

腹腔镜后肩痛是腹腔镜常见的并发症之一，其发生机制是由于二氧化碳气体刺激膈膜及膈肌神经，腹腔内压力增加横膈被动伸展。

### 5. 神经系统疾病

肩痛与神经系统病变有关，臂丛神经炎、带状疱疹、神经性颈椎退行性病变、劳损或椎间盘病变压迫神经根、脊髓病变等均可引起肩痛。大量临床研究表明，偏瘫、神经麻痹等神经系统疾病的患者肩部疼痛发生率较高，这可能与肌肉力量降低、运动减少有关，如帕金森患者肩颈疼痛的发生率高达 12.7%，高发的原因与运动减少有关。肩手综合征会影响自律交感神经，造成肩部血管末梢神经障碍，引起肩关节疼痛。

### 6. 邻近部位的疾病

常见的邻近部位病变为颈椎疾患。研究表明，颈椎疾病患者发生肩部疼痛的可能性大大增加，正常的颈椎有八对脊神经，左右各分一支，第五对颈神经分布在肩关节周围，当颈椎病压迫到第五支神经时，就会引起肩关节疼痛。由颈椎疾病病变等引起的肩痛，常见症状为持续性钝痛、胀痛或电击痛，常伴有凉感或发热感，常伴有患侧上肢放射痛、牵涉痛或酸痛，以及患侧上肢麻木等症状。例如有颈椎间盘突出症的患者，由于神经受压就会出现肩部痛、麻木的症状。

其他可引起肩部疼痛的邻近部位疾病还包括心脏病、肺部结核、膈下疾

病等。肺癌及其他肿瘤的肩部转移、心肌梗死、胆囊炎、胆囊结石等也可能会使肩部出现放射性疼痛，因此邻近部位引起的特殊肩痛也特别需要重视。

### 7. 免疫功能改变

部分肩周炎患者的人类白细胞相关抗原 HLA-B27 阳性率，以及 IgA、C 反应蛋白和免疫复合物水平等免疫指标也相对较高。例如弥漫性关节囊炎是由于局部的非细菌性炎症产生异物型细胞免疫反应，弥漫扩散至关节囊，可能与肩关节周围软组织损伤后纤维变性造成的自身免疫反应有关。

### 8. 内分泌系统疾病

糖尿病、甲状腺功能亢进或甲状腺功能减退等内分泌系统疾病也与肩周炎关系密切，尤其是糖尿病合并肩部疼痛的发生率为 10%~20%。因此，内分泌功能紊乱也可能是肩周炎的诱发因素之一。

### 9. 心理因素

肩痛虽然是躯体化障碍的表现，但也可能是抑郁症的表现。研究表明，肩部疼痛与个体的抑郁、冷漠和感情创伤等心理因素有一定关系。相当一部分肩周炎患者可有情绪不稳及精神创伤史，或有长期患病社会经济压力大而导致心情郁闷的情况。此类人群对痛觉比较敏感。因此，肩痛不能只医肩，心理问题也很重要。

### 10. 久坐、伏案工作

久坐在当今社会中是一种非常普遍的现象。世界卫生组织发布的全球健康报告中指出，久坐是导致全球死亡的危险因素之一，全球每年约有 200 万人因久坐而死亡。久坐、伏案工作是引发颈肩腰背痛的重要原因，长期的不良姿势或姿势失调可造成肩胛骨的倾斜。久坐容易引发身体的一些疾病，影响身体的健康，如久坐能够引发颈肩腰背痛、高血压、心血管疾病等。

## 11. 类风湿关节炎

类风湿关节炎是一种弥漫全身的免疫系统的疾病，一般先发生在四肢的小关节，出现疼痛、麻木僵硬、肿胀的症状。由于风湿病病情的加重，逐渐积累到肩关节，导致类似风湿性关节炎。

## 12. 与天气、季节有关

颈肩背部软组织在遭受急性损伤未愈或长期慢性劳损后，可使肌肉、筋膜、韧带、关节囊、骨膜、脂肪、肌腱等产生不同程度的创伤性无菌性炎症反应，以筋膜和肌腱处多见。该部位的软组织具有丰富的神经末梢，受到无菌性炎症的刺激而引起疼痛。在气候寒冷、潮湿等外界因素的刺激下，均可诱发或加重无菌性炎症，导致颈肩痛，因此要注意肩部保暖，及时添加衣物。

## 13. 不良的挎包习惯

正常人的脊柱左右两边处在一个平衡的状态。背包时，人体颈肩部的肌肉需要做上提肩部的动作以抵抗背包的下坠，加上肩带压迫，时间过长或负荷过重，颈肩部的肌肉就容易出现劳损、缺血、疼痛，建议背负 2 千克以上大挎包时最好使用双肩背包或者行李箱。

## 14. 不合适的枕头

最合适的枕头高度应略高于一侧的肩宽，侧睡时，肩下不要压到枕头，枕头的高度与肩宽相当；仰睡时，枕头尽量垫于颈下，有利于支撑颈椎。长期使用“塑形枕”“记忆枕”，容易出现落枕的情况，因“塑形枕”“记忆枕”设计的固定形状无法满足个体化的需求，其形状和高度无法随着个体睡眠姿势而动态改变。建议使用“高弹棉”“太空棉”“鸭羽绒”的枕头，其形状和高度可随着个体睡眠姿势而动态改变，不仅软硬适中，且通透性好，有利于缓解颈肩部疲劳，维持颈椎生理性前凸。

## 15. 不良的睡眠姿势

睡姿良好对颈椎、肩部的保健十分重要，应以仰卧为主，侧卧为辅，头颈需保持在正中位；左右交替，侧卧时左右膝关节微屈。俯卧、半俯卧、半仰卧或上、下段身体扭转而睡，都属不良睡姿，不能长期使用。头应放于枕头中央，以防落枕。应以不会变形的硬床垫为宜，弹簧床对脊柱生理平衡无益。

## 16. 坐姿偏歪以及习惯性歪头

最合适的坐姿是颈、胸、腰应尽量挺直，椅背上放颈枕和腰枕，以减少颈、腰肌肉的疲劳，保持正常弯曲度。适当调整坐位及高度，避免长时间头前探或胸前弓的动作。坐姿偏歪或习惯性歪头，也是肩周炎的诱发因素。

## 17. 过度劳累

肩背部的筋膜炎由长期劳损所致。家务劳动比较多或者局部长期受压会引起局部筋膜的炎症，形成肩背部的筋膜炎，导致局部充血水肿出现肩部痛。例如肩关节的长期劳损使肩胛骨倾斜，肩峰和肱骨受力改变，造成肩袖损伤。

## 18. 长期不运动锻炼

坚持进行肩关节锻炼，例如弯腰晃肩法、爬墙运动、外旋运动等，有利于增强体质、抵抗外邪侵袭，特别是肩关节慢性疾患的患者。

## 19. 运动前热身不充分

在进行网球、游泳、举重、棒球和排球等运动时，动作较大、较剧烈，如果准备活动不足或用力不当容易发生颈肩部损伤，导致疼痛。

综上所述，以上诱发因素都可能造成肩部疼痛，无论是哪种原因引起的肩部疼痛，应及时就医，避免错误的治疗及耽误治疗。急性疼痛期应注意休息，避免肩关节过度外旋、外展、上举活动，注意保暖，避免肩部受到寒冷刺激。亚急性期和慢性期，注意勿使肩关节过度疲劳，以免加重病情。

## 特别提示

预防肩痛在日常生活及工作中，需要注意以下几个方面：

- 改变不良生活习惯：日常工作生活注意保暖，注意坐、站、走的姿势。尽量保持正确的睡眠姿势。携带物品较重时，避免选择单挎包。坚持运动锻炼，运动时充分热身，运动后正确缓慢拉伸。增强体质，及时调整情绪，保持心情舒畅，加强维生素 D 的摄入及阳光照射。
- 减少工作中的不良姿势：伏案工作、看手机保持正确的姿势，减少需要持续抬肩的工作。
- 积极治疗慢性病（例如糖尿病、抑郁症、颈椎病等）。
- 从诱因出发，早期预防是避免个人发生肩部疼痛的有效措施。出现肩部疼痛后，给予针对性治疗是延缓和治愈肩部疼痛的关键。

（王丽萍、覃莉枝）

# 第四节 肩部痛的易发人群

案例：张先生，50岁，体力劳动者，以前没有过肩部疾病。张先生最近几个月来感到左肩部疼痛和僵硬，特别是前臂放平时会感觉持续的疼痛。疼痛会影响他的工作和日常生活，例如拿东西、开车或者抬手梳头发时都会感到不舒服，此外，他还感觉肩膀周围的肌肉有时会发紧和僵硬，遂至门诊就诊。在门诊就诊时，张先生疑惑自己也没扭到肩膀，怎么会肩膀痛呢？医生告诉张先生，他属于肩部痛的易发人群。那么，肩部痛的易发人群有哪些呢？

肩部痛是一种常见的不适症状，它可能由肩部肌肉、关节和韧带等多种结构的疾病引起，对人们的日常生活和工作造成很大影响。了解肩部痛的易发人群，有利于我们采取措施预防和治疗肩部问题，帮助身体保持健康和活力。根据研究，肩部痛的易发人群主要包括以下几种。

## 1. 老年人

随着年龄的增长，肌肉、韧带和关节软骨会出现自然的生理退化，肩部的承受能力也会逐渐减弱，从而导致肩部疼痛的发生率逐渐增加。有研究表明，从45岁开始，每年肩部痛的累计增长率为2.4%，由此可见，肩部疼痛可能随着年龄的增长而逐渐加剧。作为肩部痛的易发人群之一，老年人肩部痛的形成是由多种因素共同作用的结果。

### （1）肩关节软骨退化

肩关节软骨退化是指肩关节软骨逐渐磨损、变薄，甚至磨灭的过程。肩关节软骨是覆盖在肩关节两端骨头表面的一层光滑的、弹性较好的结缔组织，它能够使肩关节平稳地运动，缓冲肩关节运动时产生的冲击和摩擦，并保持肩关节的稳定性。然而随着年龄的增长，外力造成的损伤，以及出现各种急慢性疾病等因素的影响，肩关节软骨会逐渐磨损和退化，约20%的60岁以上老年人已出现明显肩关节退化感。肩关节软骨退化会导致骨头之间的直接接触从而引起肩部疼痛、僵硬、肿胀等不适感，并逐渐影响肩关节的运动和功能。当软骨退化严重时，手臂可能不能够完全活动，甚至肩关节可能变得僵硬和虚弱，导致肩关节承受的压力增加，肩部疼痛症状逐渐显现。

#### （2）心血管疾病

心血管疾病有时会导致肩部疼痛，因为心脏和肩部的血液循环密切相关，如果心脏无法把血液充分地输送到肩部，肩部就可能出现疼痛的情况。

以上是老年人容易肩部疼痛的原因，但并不代表所有老年人都会出现这些问题。在生活工作中应多注意肩部健康问题，采用适当的锻炼和保健措施，可以有效预防和缓解肩部疼痛。

### 2. 重体力劳动者

建筑工人、装卸工人和运动员等由于长期的重复性肌肉活动和刺激，更容易出现肩部肌肉和韧带的损伤及炎症，进而导致肩部疼痛的发生。重体力劳动者长期从事重体力劳动，多数情况下会进行大幅度的肩部活动，肩关节经常需要承受重负荷，这会导致肩袖肌肉的过度拉伸和受损，从而引起肩袖受伤，该伤害与肩袖肌群损伤或肌腱断裂密切相关。重体力劳动者易发肩部痛的原因主要有以下几种：

#### （1）肌肉疲劳

重体力劳动者工作时，肩部需要进行各种复杂的动作，这些动作往往需要许多肌肉共同协调完成。如果肌肉长时间处于高度紧张的状态，或工作负荷过大而疲劳，就会导致肌肉受损，从而引起肩袖肌肉的疼痛。此外，重体力劳动者长时间从事重体力劳动，容易导致肌肉紧张，柔韧性降低，增加肌肉拉伤的风险，引起肩袖肌肉损伤而导致疼痛。

**（2）肩关节软骨磨损**

肩关节软骨磨损是指肩关节软骨表面发生磨损。重体力劳动者，持续重复的肩部活动，也会加速软骨磨损的进程。肩关节软骨磨损后，肩骨头和肩胛骨之间的摩擦将会增加，尤其是在重体力劳动下，由于肩关节长时间负重，肩关节的运动会变得困难，从而出现肩部疼痛。此外，肩关节软骨磨损降低了肩部的运动能力，肌肉因为需要承受较大的工作量而劳损，进一步加重肩部痛。

**（3）肩周炎**

肩周炎又称肩关节周围炎，俗称凝肩、五十肩。肩周组织包括肩关节囊及其周围韧带、肌腱和滑囊，肩周炎是以肩部逐渐产生疼痛，夜间为甚，肩关节活动功能受限且日益加重，达到某种程度后逐渐缓解，直至最后完全复原为主要表现的慢性特异性炎症。长期重体力劳动是导致肩周炎发生的重要因素之一。在急剧活动或负载下，重体力劳动者的肩部会遭受剧烈的应力，在超出肩部肌肉和韧带的可承受范围后导致肩周炎，引起肩部疼痛。此外，有些重体力劳动者在工作中需要经常抬高手臂进行一些力度较大的动作，长期冲击肩袖，导致肩袖组织出现慢性损伤，从而引起肩周炎，造成肩部疼痛。

**（4）运动伤害**

重体力劳动者在从事体力活动时，通常需要进行大幅度的肩部活动，这些活动会增加肌肉和肌腱的受伤风险。如果长时间地从事这些活动，肩部肌肉容易疲劳，引起肩袖肌肉和肌腱的撕裂、拉伤等损伤，从而导致肩部疼痛。重体力劳动者还可能因为工作性质不合理，使用不当的姿势、工具或者没有正确的保护措施等因素造成肩部损伤。此外，如运动员在健身或者其他体育运动中未进行充分热身训练，使用不正确的动作或者姿势，也有可能损伤肩部肌肉或其他相关的结构，进而导致肩部疼痛。

针对这些因素，重体力劳动者可以通过一些措施来预防肩部疼痛。例如，在从事体力劳动时注意合理分配体力、采取正确的姿势和工具、适当休息；在日常生活中注意肩部肌肉的锻炼和伸展，并避免使用过度过强的动作或者姿势。当然，如果出现肩部疼痛症状，建议及时就医，以获取适当的治疗和康复。

### 3. 颈椎病或其他神经系统疾病的患者

患有颈椎病或其他神经系统疾病的人可能会出现肩部疼痛，这是因为颈椎和肩部是相互关联的。在患者颈椎病或其他神经系统疾病的情况下，这些部位的神经和肌肉结构可能会受到损伤或者压迫，从而影响肩部的正常功能。

#### （1）颈椎病

颈椎病又称颈椎综合征，是颈椎骨关节炎、增生性颈椎炎、颈神经根综合征、颈椎间盘突出症的总称，是一种以退行性病理改变为基础的疾患。颈椎病可能会造成颈椎间盘突出、颈椎骨刺或者颈椎关节紊乱等症状，这些症状都可能破坏颈部肌肉的平衡和协调，并引起肩部肌肉的异常负担，导致肩部疼痛和僵硬。颈椎间盘突出、骨刺等问题会压迫周围神经，引发神经性疼痛，部分神经被压迫后无法负担肩部某些部位的运动，因此肩部疼痛也容易随之出现。此外，颈部肌肉与肩部肌肉紧密相连，当颈部肌肉出现酸痛、僵硬等不适时，可能会逐渐向肩部传导，引起肩部的疼痛感。

#### （2）其他神经系统疾病

其他神经系统疾病如神经病变、神经炎、带状疱疹等，也可能引起肩部疼痛。这些疾病可能侵犯肩部神经和肌肉，破坏神经信号的正常传导，导致肩部出现疼痛和肌肉无力等症状。

1）**神经病变** 神经病变是神经损伤的结果，神经损伤后导致神经传导出现异常，有时可能伴随着疼痛。神经病变如周围神经病变、单神经病变等，都可能在产生疼痛的同时对肩部运动功能产生影响。常见神经病变造成肩部损伤包括上臂肱三头肌损伤和肩胛骨周围肌肉的神经损伤。

2）**神经炎** 神经炎是由病毒、细菌、真菌等感染引起的神经炎症，能造

成神经和肩部肌肉的损伤以及神经传导的异常等。常见的神经炎包括腕管综合征、坐骨神经炎、肱二头肌炎等，这些神经炎都可能引起肩部疼痛。

3）**带状疱疹**　带状疱疹是由水痘病毒变异引起的一种病毒性皮肤病，常表现为带状疱疹样皮疹。病毒除了感染皮肤和黏膜，还可能感染与病灶相邻的神经和神经节，导致一侧肩胛带下部或者上臂根部的疼痛。此外，带状疱疹容易出现后遗神经痛，当肩部感染带状疱疹时，可导致肩部后遗神经痛。

**特别提示**

以上为肩部痛的部分易发人群及部分导致肩部痛的因素，但并不是所有肩部疼痛都是由这些因素引起的，还需结合自身具体情况以及检查结果进行综合分析和诊断。肩部痛的治疗方法主要包括药物治疗、物理治疗、休息、交替热敷和冷敷、按摩以及手术治疗等方法。当出现肩部痛时，应及时去相关专科就诊，医生会根据病情制定合理的治疗方案。

（王丽萍、钟晨茜）

# 第五节 肩部痛的预防保健

案例：小张，男，28岁，程序员，经常需要长时间使用电脑进行工作。最近他发现肩部常出现酸痛和僵硬感，感到非常不舒服，遂至医院就诊，经过检查，并未发现肩部有器质性损伤，医生建议日常做好肩部的预防保健，可减轻肩部疼痛症状。那么，肩部痛的预防保健有哪些呢？

肩部疼痛是一个常见的健康问题，很多人会因为职业或者生活中的原因，产生这类不适或疼痛症状，常见的病因包括长时间翘起肩膀、使用高度不当的桌椅等。此外，肩部疼痛也可能是由身体其他部位的姿势不当引起的。肩部疼痛会影响我们日常生活和工作，降低生活质量，因此，我们需要做好肩部预防保健，从多个方面入手，保护肩部健康。

## 1. 保持正确的姿势

长时间保持不正确的姿势会使肩部肌肉受到不平衡的压力，如使用电脑工作时应调整坐姿、桌椅高度、屏幕高度等，避免肩部疲劳和僵硬。正确的坐姿、站姿和肩部动作有助于减轻肩部肌肉的疲劳和疼痛。

### （1）坐姿

正确的坐姿（图2-5-1），应保持脊椎挺直，双脚平放在地面上或者踩着脚垫，双手放在膝盖上或者放松伸直到桌面上，这样可以减少颈部和肩部的压力。膝盖应该与肩膀成直角或略小于直角，并且双手和手腕要放松，不要强行握紧或扭曲。此外，人体工程学的椅子可以提供更加舒适的支撑，避免肩部疲劳和僵硬。

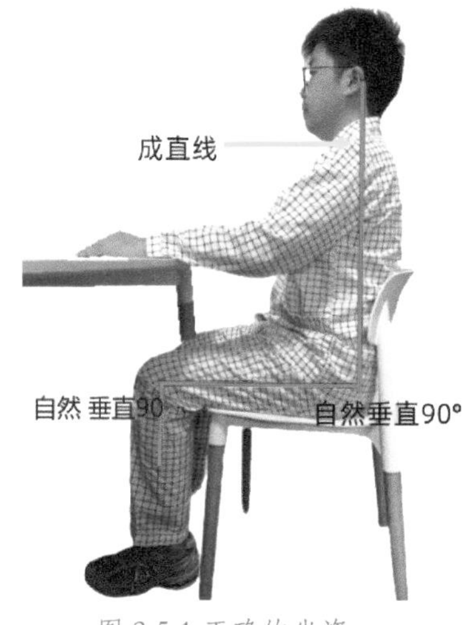

图2-5-1 正确的坐姿

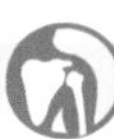

### （2）站姿

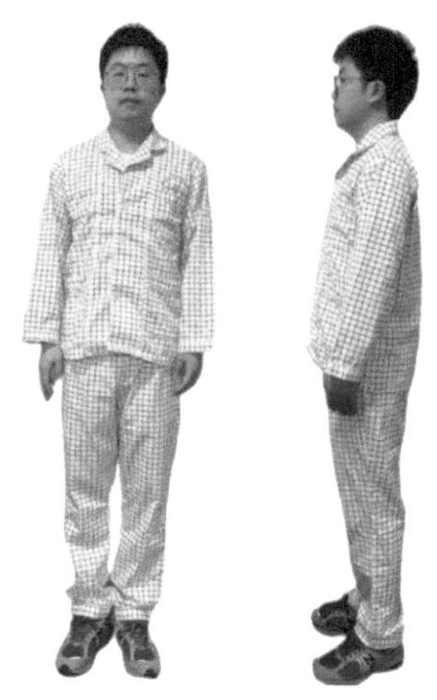
图 2-5-2 正确的站姿

正确的站姿（图 2-5-2）应保持身体直立，双脚均匀分开，与肩同宽或略宽，脚尖与脚跟均着地。双臂自然下垂或放在身体两侧，肩膀放松，不要收紧或者向前、向上、向下拉伸。同时，注意脊柱的保持，抬头挺胸，腰部稍稍向内收，头部与脊柱成一条线，保持眼睛正视前方。这样的站姿可以维持身体的平衡，减轻肌肉和关节的压力，避免产生肩部或颈部的不适和疼痛。

### （3）睡姿

选择适当的睡姿对于减少肩部压力和疼痛至关重要。

**1）仰卧位** 选择一个支持性良好、高度适中的枕头，使颈部和肩部保持自然对齐，以减少肩部的压力。如果发现枕头高度不够，可以添加一个小枕头或折叠的毛巾在脖子下方，以提供额外的颈部支撑，也可以在腿间或膝盖下放一个枕头或抱枕，以保持肩部的对齐和支撑。

**2）侧卧位** 选择一个适当的枕头，使得头部的高度和宽度与肩部保持平衡，保持颈部与脊柱的自然对齐。可将一条折叠的小毛巾或一个小枕头放在肩膀下方，以提供额外的支撑，减轻肩部压力；也可弯曲膝盖，两腿间放一枕头或抱枕，以保持脊柱的对齐。

## 2. 水平面姿势

正确的水平面姿势是指在工作台或者办公桌上工作时保持肩膀和膝盖之间的垂直关系。这意味着如果坐着工作，工作区域的高度（例如桌子、电脑键盘、显示器等）应与肩膀的高度相等或略低，这可以帮助减轻肩部和颈部的压力。如果站着工作，可以适当调整工作区域的高度，保持双臂自然下垂，肘部呈 90°并紧贴身体两侧。此外，身体应与工作台或桌子保持适当的距离，不要让身体过于接近或远离工作台。

## 3. 锻炼肩部肌肉

肩部肌肉的力量和灵活性对于保护肩部非常重要。锻炼肩部肌肉不仅可以预防肩部疼痛，还可以增强肩部的稳定性和活动范围，有助于改善不良姿势和减少受伤的风险。应定期进行肩部肌肉的运动和锻炼，帮助肩部肌肉得到锻炼和放松。以下是几种常见的锻炼肩部肌肉的方法。

### （1）肩部推举

拿起哑铃或水瓶，双手握住，手臂弯曲呈 90°，肩膀往上提，然后慢慢将臂部伸直，将哑铃或水瓶举到头顶处，再慢慢放下（图 2-5-3）。

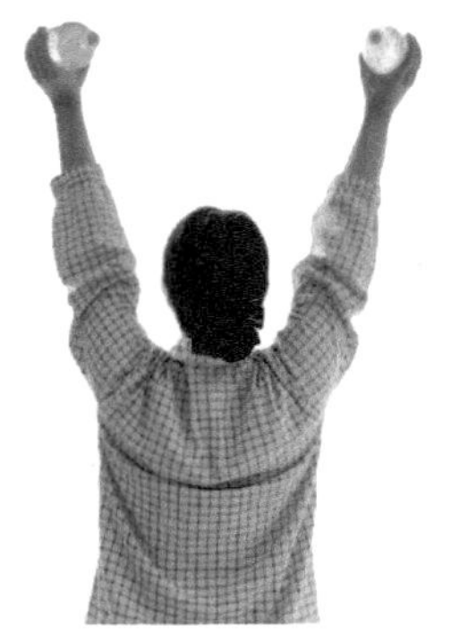

图 2-5-3 肩部推举

### （2）坐姿拉伸

坐在椅子上，双脚平放，身体挺直，将左手臂从胸前伸直到另一侧，用右手帮助拉伸，保持 10~15 秒，再放下来，右手同理（图 2-5-4）。

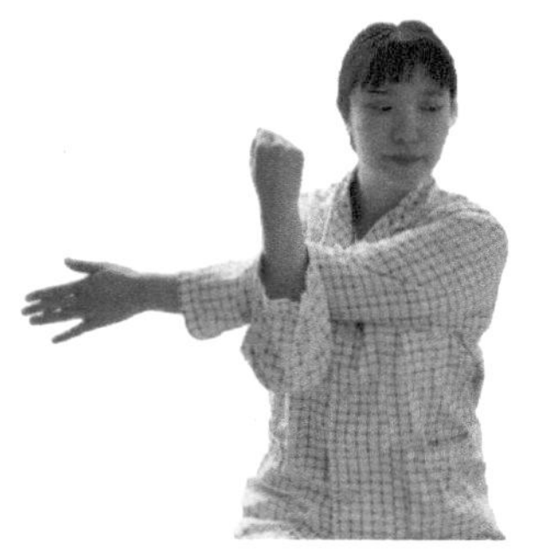

图 2-5-4 坐姿拉伸

(3) 俯卧撑

身体俯卧在地上，双手撑地，臀部和腿部伸直，下背略微凸起，然后慢慢弯曲手臂，将身体下降至离地面约 5 cm，保持 2~3 秒，并缓慢上升（图 2-5-5）。

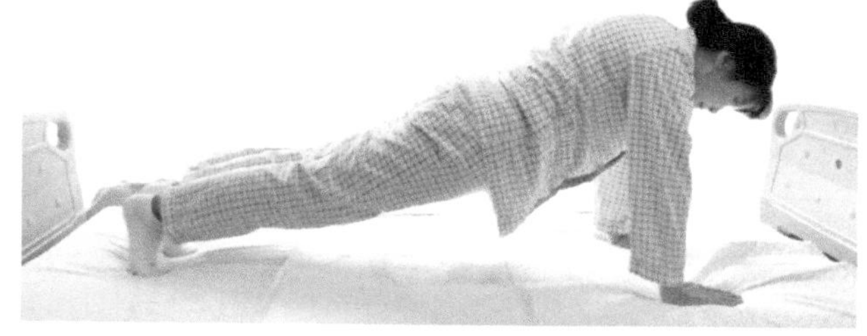

图 2-5-5 俯卧撑

(4) 外旋肌锻炼

左手臂弯曲，手肘放在肋部，另一手拿住伸直的左手臂，在向外旋转的情况下，将左手臂向外拉，感受肩部外旋肌的拉力，重复多次。

## 4. 避免过度使用肩部肌肉

过度使用肩部肌肉是肩部疼痛的主要原因之一。应避免长时间地进行单一的肩部动作，要适当减轻肩部肌肉的负担，尤其是对于重体力劳动者应注意使用肩部肌肉的程度和方法。肩部肌肉经常处于紧张状态，需要适当恢复和放松，应在工作或者运动的间隙中进行休息，避免过度疲劳引起肌肉不适。

(1) 采用正确的姿势

在工作、读书或电脑前时，保持头部和颈部在正确的位置，双肩放松，避免弓背或低头久坐。此外，保持坐姿和站姿的正确性也很重要。

(2) 经常进行肩部肌肉放松和伸展

在工作或使用电脑时，每 60 分钟休息 10~15 分钟，这段时间可以进行肩部和颈部的放松和伸展运动，例如颈部旋转、肩部滚动和伸展。

**（3）采用正确的肩部练习方式**

使用正确的肩部锻炼方式，以避免肩部受伤，同时建议在进行肩部锻炼前进行适当的热身运动。

## 5. 正确搬运重物

日常应尽量避免搬运重物，减少肩膀的负重，减轻肌肉压力。如必须搬运重物，掌握正确的搬运重物方法是非常重要的。遵循正确的搬运重物方法可以减少肩部损伤的风险。

**（1）使用正确的姿势**

弯曲膝盖和臀部，下蹲到物体的高度，而不是弯腰屈体，这样可以减少对腰部和肩部的压力。保持背部挺直，避免弓背或驼背的姿势。同时，保持肩部放松和下沉，有助于减轻肩部肌肉的压力。

**（2）分配重量**

当搬运重物时，尽量分散重量，将物体放在距身体较近的位置，以减少手臂和肩部的张力。如果需要，可以请求帮助，与他人合作搬运重物。

**（3）使用适当的装备**

如果需要频繁搬运重物，可以考虑使用代替手工搬运的设备，如手推车或滑轮系统。当搬运沉重物体时，使用适当的保护装备，如手套、安全鞋等，可以减少潜在的损伤风险。

**（4）计划和准备**

在搬运重物之前，先仔细考虑并计划好整个过程。准备好合适的工具和设备，并确保场地的安全性。避免匆忙或仓促搬运重物，应充分休息和做好热身活动。

### (5) 注意休息和恢复

如果需要长时间搬运重物，确保有定期休息的间隔，以缓解肩部和身体的压力。在完成搬运任务后，进行一些肩部放松和伸展运动，有助于缓解肌肉紧张和疼痛。

## 6. 保持肌肉均衡

在肩部保健中，保持肩部肌肉均衡非常重要。同时，全身肌肉的均衡发展也是维持身体健康的关键。

### (1) 肩部肌肉均衡

1）**强化肩部、稳定肌肉** 锻炼肩部、稳定肌群，如前束肌群和后束肌群。练习包括推肘、平板推举、卧推、划船、引体向上和外旋等动作，有助于增强肩部肌肉的均衡发展。

2）**平衡肌肉拉伸** 进行肩部和上背部的拉伸运动，以缓解肌肉紧张和不平衡。交叉手臂在胸前拉伸、后方深屈臂伸展以及胸大肌和前侧三角肌的拉伸是常见的拉伸动作。

### (2) 全身肌肉均衡

1）**综合训练** 进行全身综合性的训练，结合有氧运动、力量训练和柔韧性锻炼，可以促进全身肌肉的均衡发展。

2）**功能性训练** 进行功能性的训练，模拟日常活动和运动的动作模式，可以加强全身的协调性和稳定性。这些训练包括平衡训练、核心训练、姿势修正等。

3）**注意反面肌群** 除了锻炼主要肌群，也要关注身体的反面肌群。通过加强背部、臀部、腿部等部位的肌肉，帮助维持全身肌肉的均衡。

### (3) 注意身体姿势

1）**保持正确的姿势** 维持良好的姿势有助于松弛肌肉和保持肌肉肌力均衡。注意保持挺胸、收腹、放松肩膀并保持肩胛骨融于背部的正确姿势。

2）**避免久坐和久站**　长时间保持相同的姿势对肌肉均衡有不利影响。应定期站起来活动、伸展身体，并避免久坐或久站。

## 7. 使用正确的工具

在工作和生活中使用符合人体工学原理的工具，如人体工程学椅子、桌子、工具等，可以减少肩部肌肉的压力。

### （1）选择合适的工具

根据具体需求选择合适的工具。如需要经常搬运重物，可以选择使用手推车或滑轮装置来减轻肩部负担。在选择工具时，考虑工具的重量、尺寸和设计，选择符合人体工程学原理的工具。例如，选择适合手掌大小的手柄设计，以减轻手部和肩部的不适感。

### （2）调整工具的高度

确保工具的高度和位置适合自己身高和姿势，工具的高度过高或过低都可能导致肩部和上臂的不适。此外，还要确保工作台、椅子或其他支撑物的高度适合自己的身高，尽量确保工具使用时肩部和手臂能够保持自然放松和舒适。

### （3）使用辅助工具

如果在工作中需要频繁使用电脑，可以选择使用外接键盘和鼠标，并调整其位置和高度，以保持肩部和手臂的自然姿势。如果需要长时间使用手机或平板电脑，可以考虑使用支架或支撑架，避免长时间低头伏案工作，以减轻肩部和颈部的压力。

## 8. 加强营养摄入

在肩部保健中，合理的营养摄入对于维持肌肉健康、促进肌肉修复和预防肌肉疲劳至关重要。对于肩部肌肉较为紧张的运动员和工作人员，适当增加富含蛋白质、矿物质和维生素的食物，有助于维持肌肉健康。

### （1）均衡饮食

确保摄入均衡的饮食，包括蛋白质、碳水化合物、脂肪、维生素和矿物质。这些营养素对于肌肉的修复和健康非常重要。食用丰富的植物性食物，如水果、蔬菜、全谷物、豆类和坚果，这些食物提供了丰富的维生素、矿物质和抗氧化剂，有助于维持身体健康和免疫功能。合理控制脂肪和糖的摄入量，避免摄入过多饱和脂肪和加工食品。

### （2）蛋白质摄入

蛋白质对于肌肉修复和生长至关重要。确保每餐摄入足够的蛋白质，包括瘦肉、鱼、家禽、豆类、蛋类和乳制品等。如果是素食者或不吃动物性蛋白质的人，应选择蛋白质来源广泛的食物，如豆腐、腰果、藜麦、蔓越莓、花生、黄油等。

### （3）碳水化合物摄入

碳水化合物是提供能量的主要来源。摄入适量的复杂碳水化合物如全谷类、蔬菜和水果，以确保提供持久的能量，并支持肌肉功能。控制糖分和加工碳水化合物的摄入，以避免血糖波动过大和不必要的脂肪积累。

### （4）脂肪摄入

健康脂肪对于激素平衡和细胞健康至关重要。选择富含ω-3脂肪酸的食物，如鱼、坚果、鳄梨和橄榄油，ω-3脂肪酸对于减轻炎症、促进关节健康和减少肩部疼痛具有益处。避免摄入过量的饱和脂肪酸和反式脂肪酸，这些对身体健康不利。

### （5）维生素和矿物质摄入

确保摄入丰富的水果和蔬菜，以提供足够的维生素和矿物质。特别是维生素C、维生素D、镁和钙有助于肌肉功能和健康。如果需要，可以考虑多种维生素和矿物质的补充剂，但最好在医生或营养师的建议下使用。

## 特别提示

肩部痛的预防保健措施需要从多个方面入手，注意体姿、适量锻炼、使用符合人体工程学的工具、加强营养等都是非常重要的预防措施。如出现肩部疼痛或者不适症状，应及时寻求医生或者理疗师的建议和诊疗，进行相应的检查和治疗，避免疼痛加重或者出现其他并发症。

（王丽萍、钟晨茜）

# 第六节 如何区别肩袖损伤和肩周炎

案例：曾先生，37岁，IT工程师，平常工作繁忙，经常需要长时间坐在电脑前。近期他突然感到肩膀疼痛，肩部活动范围也受到了明显的限制，随着时间的推移，疼痛感越来越强烈，他感到十分困扰与不适。张先生根据自己的症状上网查询，发现自己症状符合肩周炎或者肩袖损伤，但不知道是哪种肩部疾病，遂至医院门诊。那么，张先生到底是肩袖损伤还是肩周炎呢？

肩膀疼痛是一个普遍的问题，可能由多种因素引起。肩周炎和肩袖损伤是两种最常见的肩关节问题。尽管这两种疾病有一些相似的症状，但它们的起因和表现是不同的。因此，了解如何区分肩袖损伤和肩周炎是非常重要的，这样有助于采取准确的治疗方案来缓解疼痛和改善肩部功能。

## 1. 定义

### （1）肩袖损伤的定义

肩袖损伤是指肩袖四个肌腱单个或多个受损、撕裂的一种疾病。肩袖四个肌腱包括冈上肌、小圆肌、冈下肌和肩胛下肌，这些肌腱将肩胛骨与肱骨连接起来，帮助肩膀的转动和肩关节的稳定。最常见的肩袖损伤是冈下肌肌腱损伤，其次是冈上肌肌腱损伤。肩袖损伤通常是由肩袖肌肉过度使用、磨损、创伤或肩关节退行性病变导致，以致它们不能完全保护肩关节，从而出现肌肉、韧带和肌腱损伤。肩袖损伤可分为三类：肌肉膜损伤、肌腱膜损伤、肌腱与骨折损伤。肩袖损伤通常发生在肌腱与肱骨连接处，肌肉膜损伤、肌腱膜损伤和肌腱与骨折损伤三种类型常常同时存在。肩袖损伤的病因是突发的外伤（如摔倒或扭伤）、力量过度使用或慢性过度使用肩部肌肉、肩袖肌肉的退化（如脱钩）或导致退化性疾病相关的肩部问题。肩袖损伤的临床表现包括肩部疼痛、肩部肿胀、肩部肌肉无力、活动障碍和闪电般的疼痛等。

### （2）肩周炎的定义

肩周炎是一种肩关节疾病，主要表现为肩部关节周围的肌肉、韧带、肌腱和滑膜的退变和炎症，通常导致肩部疼痛、僵硬和活动受限等症状。肩周炎通常发生在50岁以上的中老年人，而女性更容易患上该病。其病因多种多样，包括肌肉、韧带、肌腱、滑膜和肩关节周围组织的退化性变、炎症、创伤等。临床上，肩周炎分为三种类型：肌腱性肩周炎、粘连性肩周炎和退行性肩周炎，其中肌腱性肩周炎是最常见的一种。肌腱性肩周炎通常发生在60岁以上的人群，是由肩膀的肌肉、韧带、肌腱等组织出现损害或老化所引起的。粘连性肩周炎是软组织劳损出现无菌性炎症导致局部出现组织水肿且伴有较多渗出液，过多渗出液导致肩关节囊粘连或挛缩，致使肩关节活动范围明显下降的疾病。退行性肩周炎则是肩袖肌腱发生老年性退行性变所引起。

## 2. 病因

### （1）肩袖损伤的常见病因

**1）创伤** 肩袖损伤常与肩部创伤有关。肩部创伤包括摔倒、车祸、运动受伤或其他形式的外力创伤。如果肩关节用力刺激肌腱过度，强烈地冲击、撕扯或拉伸肩袖肌腱都可能导致肩袖损伤。例如，进行力量训练时，大量的负荷可能会超过肌腱的耐受范围，造成肌腱慢性受损或撕裂。

**2）过度使用** 肩袖肌腱持续过度使用或重复性受伤可能导致肩袖损伤。某些职业或体育活动（如网球、棒球、游泳和撞击类比赛）可能增加肩袖损伤的风险。

**3）老化** 随着年龄的增长，肩袖肌腱和肌肉也会老化、退化。这可能影响肌肉和肌腱的健康和功能，从而增加肩袖损伤的风险。

**4）退行性疾病** 某些退行性疾病（如关节炎）可以使肩袖肌肉和肌腱受损，成为肩袖损伤的风险因素。

**5）其他因素** 包括营养不良、疾病、遗传因素、肥胖、骨质疏松等，也有可能增加肩袖损伤的风险。

### （2）肩周炎的常见病因

与肩袖损伤相比，肩周炎的病因更为复杂，包括肌肉、韧带、肌腱、滑膜和肩关节周围组织的退化性变、炎症、创伤以及颈部问题等。

1）**年龄和性别**　肩周炎通常发生在50岁以上的中老年人，而女性更容易患上该病。

2）**过度使用**　频繁使用肩部肌肉、韧带和肌腱可能导致它们的磨损和损伤，增加了患肩周炎的风险。这可能是由重复性动作、重负荷或长时间保持不良姿势造成的。

3）**炎症和退化**　长期的炎症和肩部组织退化可能加速肩周炎的发展。肩关节内受到慢性炎症，形成肥大和粘连的滑囊（肩关节内的液体囊袋）可能产生肩部疼痛、肩膀及其他问题。

4）**外伤**　肩部创伤、脱臼或淤血可能导致肩部肌肉、韧带和肌腱的损害，增加患肩周炎的风险。

5）**遗传因素**　家族中有人患有肩周炎，患病风险可能会增加。

6）**其他因素**　如糖尿病、甲状腺问题、乳腺癌手术，以及长期使用糖皮质激素等药物治疗的患者，也可能会增加患肩周炎的风险。

## 3. 临床表现

### （1）肩袖损伤的临床表现

1）**肩部疼痛**　肩袖损伤患者最常见的症状是肩部疼痛，疼痛通常发生在肩关节的顶部和侧部，可能沿着手臂延伸到手肘。

2）**肩部肿胀和僵硬**　肩袖损伤还会导致肩部肿胀和肌肉僵硬的感觉。

3）**肩部力量减弱**　由于肌肉或肌腱的损伤，肩部力量会受到明显的减弱，患者无法进行常规的肩部运动，如提起重物或伸展手臂。

### （2）肩周炎的临床表现

1）**肩部疼痛**　肩周炎患者的最主要症状是肩部疼痛，疼痛通常表现为隐隐作痛或钝痛，且持续时间较长，可能会随着运动量加大而加剧，时常在夜间疼痛加剧。

2）**肩部僵硬**　肩周炎患者还经常出现肩部僵硬的症状，肩膀的活动范围会受到严重的限制。

3）**活动障碍**　肩周炎会导致肩部运动受到限制，包括向上或向侧面抬臂，伸展手臂，或者进行其他常见的肩部运动。

4）**肩部力量减弱**　肩袖肌肉或其他肌肉组织的损伤，使肩部力量明显减弱，造成肩部运动困难。

5）**睡眠障碍**　由于夜间疼痛会加剧，肩周炎患者可能会出现入睡困难及睡眠质量下降等问题。

6）**其他症状**　肩周炎的患者还可能会出现肩部麻木、肿胀和扭曲等症状。

## 4. 治疗方式

### （1）肩袖损伤的治疗方式

1）**非手术治疗**　除了巨大全层肩袖撕裂需手术修复外，非手术治疗是肩袖损伤的首选治疗措施。对于肩袖损伤轻度或中度的患者，通常可以采用无创性或微创性方法进行治疗，治疗时应避免过度使用或过度伸展肩关节。

药物治疗：如非甾体抗炎药（nonsteroidal anti-inflammatory drug, NSAID）、肌肉松弛药、止痛药等药物可以缓解疼痛。

物理治疗：物理治疗包括温热敷、冷敷、按摩推拿、电疗、体外冲击波治疗等，可以缓解疼痛、肿胀和肌肉紧张等症状，促进肩部的恢复和康复。

针刀、针刺疗法：针刀、针刺疗法属于中医药疗法。针刀、针刺疗法具有操作简单、切口小、治疗时间短、安全性高等优势，目前在治疗慢性软组织损伤疾病方面取得了较好的临床疗效。

康复性训练：对肩关节进行锻炼，例如按摩、拉伸、加强肌肉力量的训练，通过训练维持肩部力量和稳定性。

2）**手术治疗**　对于严重的肩袖损伤，需要手术治疗来修复或替代损伤的肌腱。目前，肩关节镜手术是最常见的手术方法，通过小切口和肩关节镜操作，可以重新连接损伤的肌腱，或使用人工材料替代肌腱，从而达到

修复肌腱的目的。该手术具有微创、快速复原肩功能和术后并发症较少等优点。对于某些情况下的严重损伤，可能需要进行开放手术。

在手术治疗完成后，受伤的肩部需要经过一定时间的康复。医生可能会建议进行物理治疗、肩部抗重物锻炼等，以帮助肌肉和韧带逐渐恢复正常功能。需要注意的是，在恢复期间，应避免剧烈运动和过度使用肩部肌肉，以免影响康复效果。

### （2）肩周炎的治疗方式

**1）非手术治疗** 非手术治疗在肩周炎治疗中常为首选。

物理治疗：包括温热敷、冷敷、按摩、电疗、平衡锻炼等，这些治疗措施可以缓解肌肉和关节的疼痛、肿胀和僵硬。

药物治疗：主要是使用常见的类固醇类药物、非甾体类药物、肌肉松弛药以及口服和局部使用的止痛药等，以缓解疼痛。

诱导治疗：这种疗法是使用生物制剂来刺激肩部周围组织的修复，加速治疗过程。

康复性训练：肩部肌肉的训练可以提高肩部的力量和活动能力。

**2）手术治疗** 手术治疗对于严重的肩周炎患者来说是一种有效的选择，肩周炎手术治疗常采用肩关节镜手术和开放性手术两种方法。肩关节镜手术是常用手术方式，这种手术方式创面小、创伤轻，对术后的恢复和肩部功能有较好的保证。开放性手术则是第二选择，常在肩袖肌腱断裂等严重情况下使用。

肩关节镜手术：肩关节镜手术是处理肩周炎的重要方法。这种手术方式的优势在于创面小、创伤轻、局部损伤和出血少，因此对于一些早期肩周炎及其肌腱部分断裂严重的患者，这种处理方式是安全可行的。肩关节镜手术中，医生会通过小切口插入一台具有小型电视屏幕和摄像机的肩关节镜。通过这个镜片，手术医生可以清晰地看到损伤部位以及周围的解剖结构，并进行治疗。手术主要步骤包括清除肩袖肌腱的坏死或退变组织，修复肩袖肌腱的损伤或修复断裂的肩膀、肩袖部分等。

开放性手术：开放性手术所需要的切口比肩关节镜的要大，它适用于肩袖肌腱断裂、疤痕组织过多或肩部其他严重问题。由于创面和创伤程度较大，术后的恢复需要较长时间，需要经过康复训练来加强肌肉和肌腱的修复，加速关节活动和功能的恢复。

术后不同类型的肩周炎的恢复期各有不同。对于肩关节镜治疗的轻度肩周炎，可在术后的 48 小时内开始非受力性的肩部柔软训练，包括任何限制肩部移动的姿势，例如将肩膀绷带固定。轻度肩周炎恢复期为 6 个月，中度和重度肩周炎手术治疗的恢复时间更长，可为 9 个月或更久。

**特别提示**

肩袖损伤和肩周炎是两种不同的疾病，但有时候它们可能同时存在，并且两种疾病的疼痛区域在某些情况下可能重叠。虽然肩袖损伤和肩周炎有一些不同的临床表现，但它们的症状也有许多重叠，这可能会导致确诊变得困难。因此，要正确诊断肩部疼痛的原因，需要向专业的医生寻求帮助。

（王丽萍、钟晨茜）

# 第七节 肩袖损伤的诊断

案例：李华，男，25岁，排球运动员。在最近一场排球比赛中，他突然感觉自己的左肩剧烈疼痛，无法再继续比赛。李华被迅速送往医院进行诊治，接受了一系列肩部检查，经过综合分析，医生得出了一个初步的诊断：肩袖损伤？那么，肩袖损伤该如何进一步确诊呢？

肩袖损伤是一种常见的肩部软组织损伤，是指肩袖肌腱的损伤或撕裂。这一损伤通常与肩关节剧烈运动、过度使用或外力撞击有关，对于职业运动员来说，肩袖损伤是一种常见的运动损伤。肩袖损伤诊断涉及一系列的临床评估和影像学检查。

## 1. 病史询问

医生会开始收集关于疼痛方面的信息。通过详细询问病史，医生可以获得关于疼痛的信息，这有助于帮助确定肩袖损伤的可能性，并指导后续的身体检查和影像学评估。

### （1）疼痛发生时间

询问患者关于疼痛的起始时间和发展过程。了解疼痛的出现是否与特定事件相关，例如运动、撞击、提重物等。

### （2）疼痛特点

询问疼痛的性质和程度。肩袖损伤常表现为肩关节疼痛，可以是钝痛、刺痛或持续性疼痛。

### （3）疼痛部位

询问疼痛的具体部位。肩袖损伤通常涉及肩关节的前部或侧部，可能向上臂或肩胛骨区域放射。

（4）功能受限

询问肩部的活动范围和功能受限情况。肩袖损伤常导致肩关节活动受限，如提高手臂、旋转手臂或抬起物品困难。

（5）受伤原因

询问受伤的原因，如突然用力过度、摔倒，或者重复地肩部活动等。这有助于了解损伤发生的背景。

（6）其他症状

询问是否存在其他与肩袖损伤相关的症状，如肩部肿胀、肌肉无力、麻木或刺痛感。

（7）既往史和家族史

询问患者是否曾有类似的肩部问题或手术，并了解患者家族中是否有肩部疾病相关的病史。

### 2. 体格检查

医生会进行肩部的检查，包括检查疼痛部位、肩关节的稳定性和活动范围，以及肌肉力量和触痛等。通过体格检查，医生可以获取关于肩袖损伤的客观和主观信息，可以初步判断肩袖是否受损。

（1）观察

医生会观察肩部外观是否存在肿胀、红肿或异常凹陷等症状。他们还会注意肩膀的对称性，是否有异常的肌肉萎缩。

（2）触诊

医生会通过触诊来检查患者的疼痛部位和异常感觉，他们会轻柔地触摸

和按压肩关节周围的软组织，以寻找触痛点和异常感觉。从肩部周围开始，以逐层的方式进行检查，包括肩胛骨、锁骨、上臂等相邻的区域，同时询问患者有无疼痛、麻木、刺痛或其他异常感觉。他们还可能进行一些知觉测试，如轻触、针刺或温度刺激，以评估患者的感觉反应。医生还可能会用对侧健康肩部作为参照，进行镜面对比触诊，这有助于发现两侧肩部的差异，以评估肩袖损伤对肩部触痛的影响。

通过触诊，医生可以确定病灶的位置、程度和范围，并了解患者的疼痛反应和触痛点。这些触诊结果将有助于医生确定肩袖损伤的可能性，并指导后续的影像学评估和治疗计划。

### （3）功能评估

肩袖损伤后，医生会进行功能评估来评估肩部的活动范围和功能受限程度。通过功能评估，医生可以获得关于肩袖损伤对肩部活动影响程度的信息。

**1）主动活动评估**　医生会要求患者主动进行一系列肩关节的运动，如前屈、后伸、内外旋、提高手臂等。通过观察患者的活动情况，医生可以评估肩关节的活动范围和是否存在异常运动模式。

**2）被动活动评估**　医生可能会在患者放松状态下进行被动活动评估。他们会用手轻柔地引导患者的肩部进行各种运动，以评估肩关节的被动活动范围。与主动活动评估相比，被动活动评估可以更准确地评估肩袖结构的相关损伤情况。

### （4）肌力测试

肩袖损伤后，医生可能会进行肌力测试来评估肩部肌肉的力量和功能。肌力测试可以帮助医生确定患者肌肉损伤的程度、肌肉无力的程度以及受损肌肉的影响范围。常用的测试包括肩部外旋、内旋等动作。

**1）肩部外旋肌力测试**　患者将上臂贴靠身体，肘关节屈曲 90°，手握一个弹力带或类似的装置。医生会提供一个反向的阻力，让患者尽力将手臂向外旋。医生可以评估肩部外旋肌群的力量和患者的耐力（图 2-7-1）。

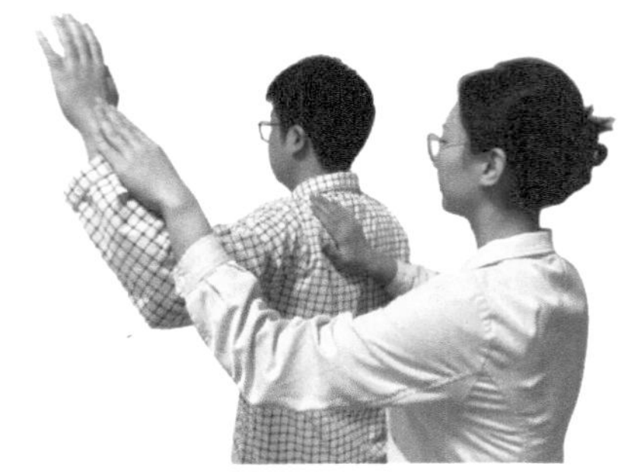

图 2-7-1 肩部外旋肌力测试

2）**肩部内旋肌力测试** 患者将上臂贴靠身体，肘关节屈曲 90°，手臂从身体中间向内旋。医生会提供一个反向的阻力，让患者尽力将手臂向内旋。医生可以评估肩部内旋肌群的力量和患者的耐力（图 2-7-2）。

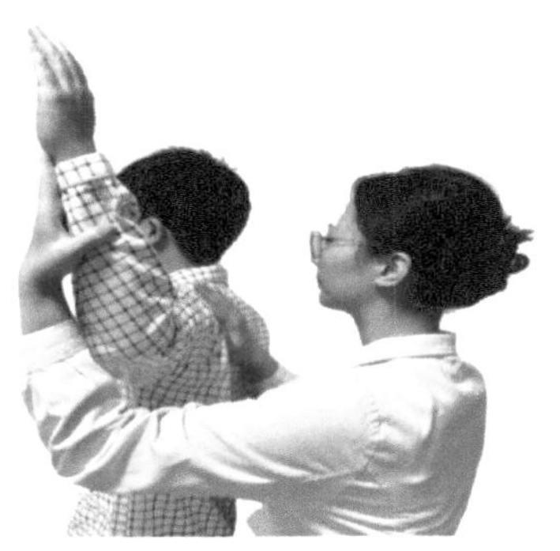

图 2-7-2 肩部内旋肌力测试

3）**特殊测试** 肩袖损伤后，医生可能会进行一些特殊测试来进一步评估肩部的功能和损伤情况。这些测试可以提供更具体的信息，帮助医生了解损伤的程度、确定损伤的类型。

Jobe 试验：患者在肩胛骨平面保持手臂内旋，抗阻力上举，力弱或者疼痛均为 Jobe 试验阳性，提示冈上肌腱损伤（图 2-7-3）。

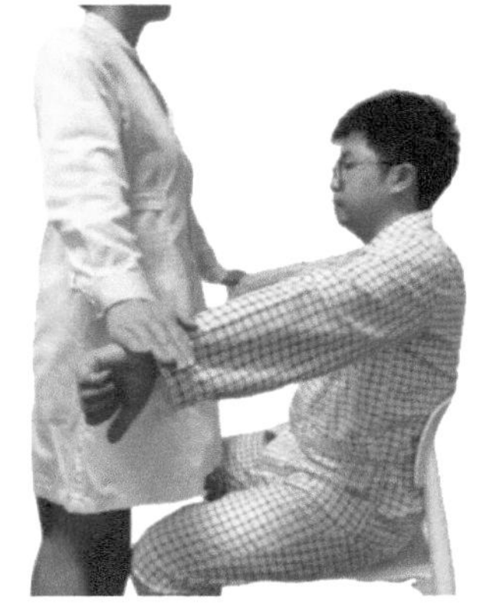

图 2-7-3 Jobe 试验

Lag 试验：指将患者肩关节被动体侧外旋至最大角度，如果撤去外力，无法维持此位置而迅速内旋，则为阳性，提示外旋肌（冈下肌、小圆肌）巨大损伤（图 2-7-4）。

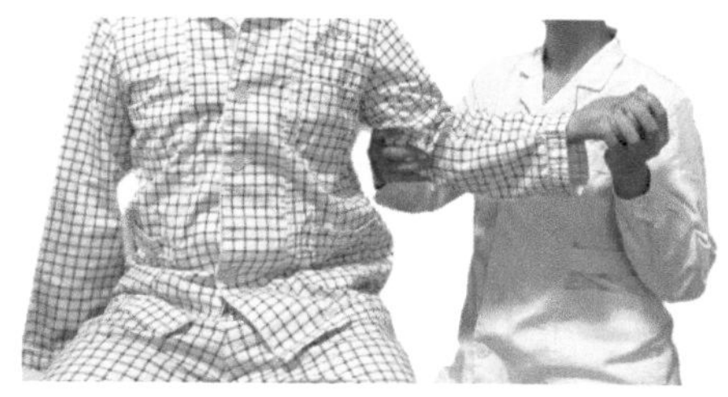

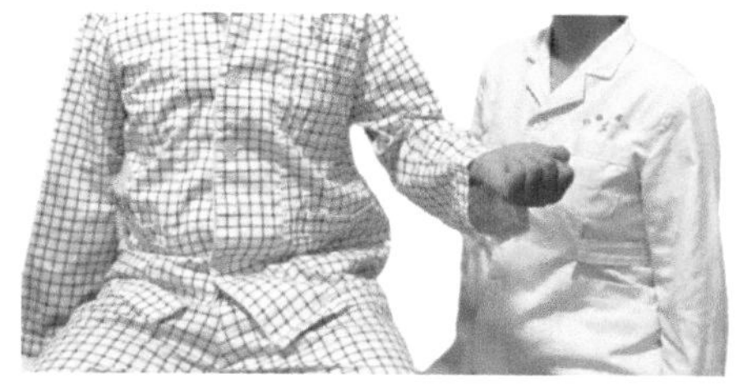

图 2-7-4 Lag 试验

吹号征：正常做吹号姿势时需要一定程度的肩关节外旋，如果主动外旋肌力丧失，则需要外展肩关节以代偿，即为阳性，提示外旋肌（冈下肌、小圆肌）巨大损伤（图 2-7-5）。

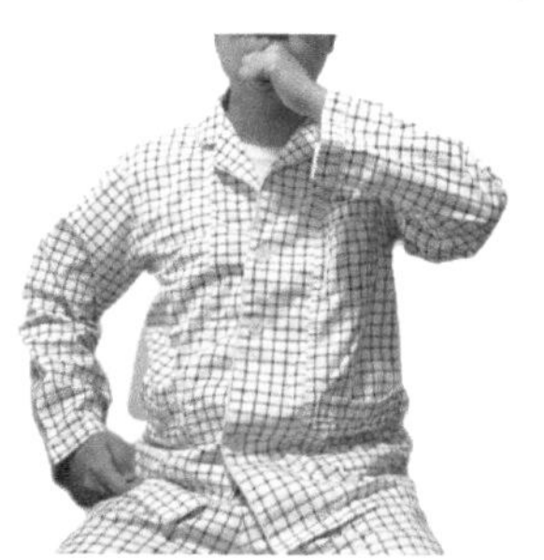

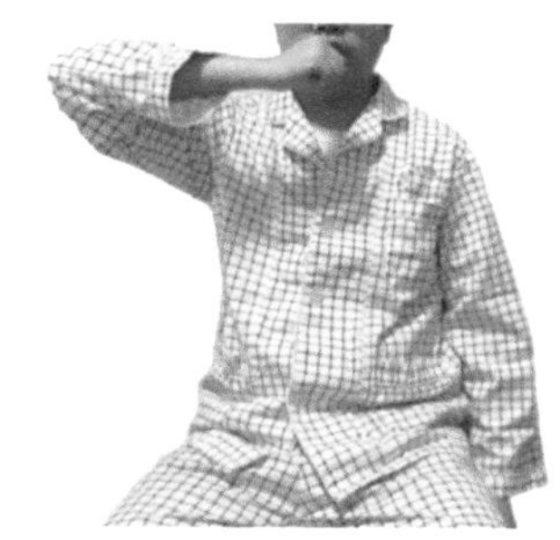

图 2-7-5 “吹号征”

Lift-off 试验：将患者的手放在背后，并往后离开身体，如果撤去外力，无法维持此位置而贴住躯干，即为 Lift-off 试验阳性（图 2-7-6）。

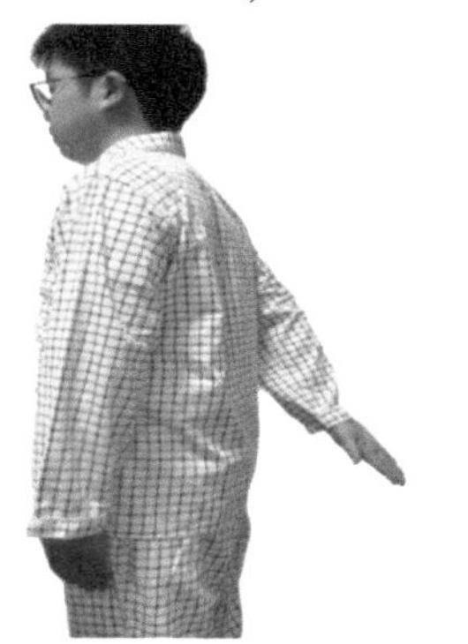

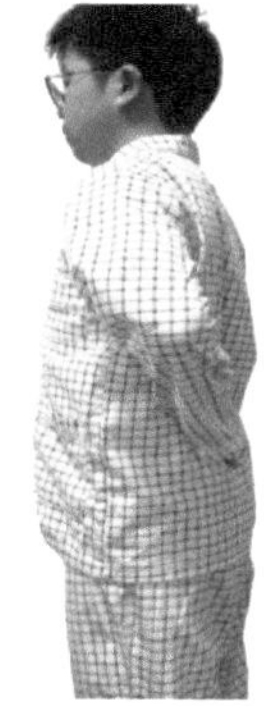

图 2-7-6 Lift-off 试验

Napoleon 试验：肩胛下肌上部 50%~60% 撕裂时，Napoleon 试验中度阳性；肩胛下肌肌腱完全撕裂时，患者手压在腹部时靠三角肌后部的力量，此时腕关节屈曲 90°，称为 Napoleon 试验阳性（图 2-7-7）。

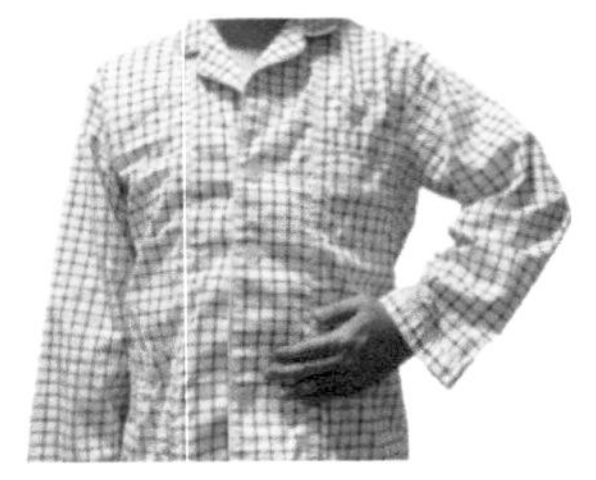 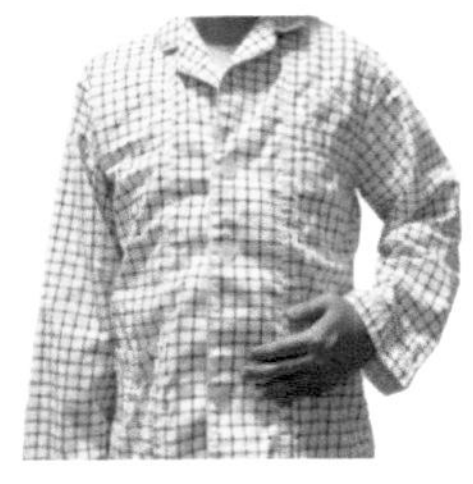 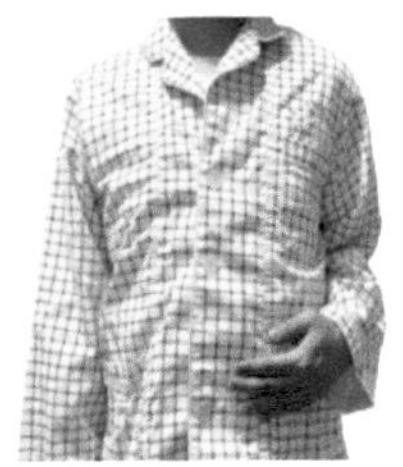

图 2-7-7 Napoleon 试验

熊抱试验（bear hug test）：检查时，患者手搭在对侧肩部，手指张开，肘关节向前抬起；在患者予以对抗的情况下，检查者垂直向上将患手拉离肩部，则试验阳性（图 2-7-8）。

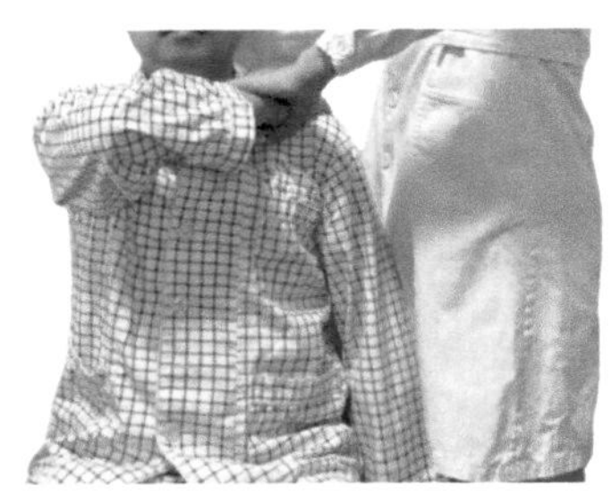

图 2-7-8 熊抱试验

## 3. 影像学检查

### （1）X 线检查

肩袖损伤的 X 线检查是使用 X 线技术来评估肩部骨骼结构及排除其他可能存在的骨折或异常情况。尽管 X 线检查无法直接显示软组织（如肌肉和肌腱）的损伤，但这种检查对于确定骨骼异常和一些与肩袖损伤相关的问题仍然非常有用。

X 线检查可以提供肩部骨骼结构的清晰图像。医生会检查肩关节的形态、结构和对称性，以排除可能存在的其他异常情况，如关节骨折、骨质

疏松或关节错位等。如果存在肩骨折或手术修复的需要，则X线检查还可以用于评估修复后的骨骼结构是否正确对齐、是否偏移或异常。虽然X线对肩袖损伤的直接显示有限，但X线检查可以排除其他可能导致肩痛的骨骼问题，以帮助医生做出初步诊断。

### （2）超声检查

超声检查是一种快速、无痛和无辐射的诊断方法，可以及时评估肩袖损伤的情况。作为一种简便、无创且经济的检查方法，超声检查常用于初步评估和筛查肩袖损伤。与其他影像学方法（如MRI）相比，超声检查对软组织的显示效果相对较差，但在许多情况下仍然是首选的初步评估方法，并且在临床应用中非常常见。

超声波图像能够显示肩袖肌腱的形状、结构和损伤情况，可以得到关于肩腔内软组织结构的详细信息。超声检查还可以观察肩袖滑囊和相关韧带的状况，它可以检测滑囊的炎症、积液或其他异常，以及韧带的稳定性和完整性。除了静态图像，超声检查还可以通过在运动中进行实时检查来评估肩袖的功能。医生可以要求患者在特定动作中移动肩部，以评估肌肉和肌腱的活动情况。

### （3）磁共振（MRI）

MRI是一种更高级的影像学检查方法，能够提供更详细的肩袖结构图像，帮助医生确定肌腱的撕裂程度、受损区域和其他相关软组织结构的情况。

MRI可以提供非常详细和清晰的肩部软组织图像。医生可以通过MRI评估肩袖肌腱和肌肉的状况，检测肌肉萎缩、肌腱撕裂或损伤，还可以检查滑囊、韧带、关节软骨和其他相关结构的异常情况。MRI可以确定肩袖损伤的程度和位置，医生可以通过观察肌腱的撕裂或损伤的程度，评估受伤部位对肩袖功能的影响。在某些情况下，医生可能会选择使用对比剂来突出显示特定结构或炎症区域。

MRI是一种非常有用的诊断工具，可以提供对肩袖损伤的细节和全面的评估。然而，由于其相对较高的成本和对设备的依赖性，MRI通常在初步检查或需要更全面了解肩袖损伤的情况时使用。

（4）关节镜检查

在一些复杂、难以确定的情况下，医生可能会选择进行关节镜检查。肩袖损伤的关节镜检查是一种微创手术过程，通过在肩关节中插入一根细长的光学器械（关节镜）来直接观察和治疗肩袖损伤。这种手术技术被广泛用于诊断和治疗肩袖损伤的各种疾病和病变。

医生可以通过关节镜直接观察肩袖组织，如肌肉、肌腱、滑囊和关节软骨。医生可以检查肩袖肌腱的完整性，观察是否存在撕裂或损伤。通过这种技术，医生还能评估肩袖肌肉的状态，查看是否存在炎症、萎缩或其他异常。关节镜检查不仅可以观察肩袖损伤，还可以进行相关的治疗。医生可以使用特殊的工具和仪器，通过关节镜切口修复撕裂的肌腱或肌肉，进行组织缝合或移植。此外，医生还可以清理肩关节中的异物、刺激物或炎症组织，以促进康复或恢复。

关节镜检查是一种微创手术技术，相对于传统的开放手术，它具有较小的创伤和恢复时间更短的优势。然而，关节镜检查并非对所有肩袖损伤患者都适用，医生应根据具体情况和临床需求来决定是否进行关节镜检查。

## 4. 肩袖损伤的分级

肩袖损伤的程度评估通常需要结合临床症状、体格检查和影像学结果进行综合分析。肩袖损伤的分级通常使用的是霍金斯（Hawkins）和肯尼迪（Kennedy）的分级系统，即霍金斯 - 肯尼迪分级，肩袖损伤分为四个级别。

（1）一级：轻度损伤

轻度的肩袖损伤通常是肩袖肌腱的轻微拉伤或炎症。这种程度的损伤可能导致轻度的不适和疼痛，但不会限制肩关节的正常运动和功能。在这种情况下，通常可以通过保守治疗，如休息、物理治疗和药物治疗，来控制症状和促进康复。

（2）二级：中度损伤

中度的肩袖损伤是指肩袖肌腱部分撕裂或损伤。这种程度的损伤可能引

起中度的疼痛和功能障碍，包括肩关节活动范围的限制和力量减弱。治疗可能需要更长时间的周期，需要物理治疗、药物治疗和肌肉强化锻炼，必要时可能需要手术修复。

### （3）三级：重度损伤

重度的肩袖损伤是指肩袖肌腱完全撕裂或断裂。这种损伤严重影响肩关节的功能和稳定性，导致严重的疼痛和肩关节明显不稳。重度损伤可能需要手术治疗，通过关节镜手术修复肌腱或进行肌腱移植。

### （4）四级：严重损伤

肩袖的严重损伤除了肩袖肌腱完全断裂外，还累及了肱骨头的关节软骨损伤。严重损伤常常伴随明显的疼痛和其他症状，患者可能会感到剧烈的肩关节疼痛。当肩袖肌腱完全断裂时，相关的肩袖肌肉通常会出现明显的萎缩。这是因为肌肉在断裂后不再接收到正常的信号和刺激，所以导致肌肉组织退化和萎缩。

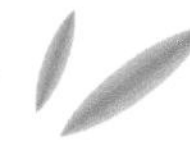

### 特别提示

霍金斯－肯尼迪分级系统是一种常用的分级方法，但在临床实践中也可能使用其他的肩袖损伤分级系统。因此，具体的分级系统的选择可能因医生的实践经验和诊疗习惯而有差异。如果感觉自己有肩袖损伤相关表现，请及时至医院就诊以获取准确的诊断和治疗建议。

（王花芹、钟晨茜）

# 第八节 肩袖损伤的预后

案例：患者李某某，女，67岁。因车祸致左肩、左上臂、左肘疼痛，左肩活动受限入院，既往有糖尿病史。入院完善相关检查，左肩、左肘关节磁共振显示左侧桡骨近端及肱骨下段高信号影，考虑骨髓水肿；左侧冈上肌肌腱远端信号不均匀增高，考虑肩袖损伤。医生建议手术治疗，但患者担心手术预后。那么影响该患者手术预后的因素是什么？如何制订术后康复训练计划？

肩袖是覆盖于肩关节前、上、后方的肩胛下肌、冈上肌、冈下肌、小圆肌等肌腱组织的总称。肩袖损伤是引起肩部疼痛和活动受限的最常见的原因之一，占肩关节病的17%~41%，其中冈上肌损伤最常见，约占肩袖损伤的50%。平均每年有450万肩袖损伤的患者去医院就诊，其中，50岁以上的中老年患者发病率为23%，而80岁以上的老年患者肩袖损伤的发病率为62%。肩袖损伤是临床常见的肩关节疾病，该病症状不典型，容易造成漏诊、误诊而影响早期修复。

正确诊断、早期处理和术后规范的康复治疗是肩袖损伤取得满意疗效的基本条件。反之，如果不进行修复，顺其自然发展，最终会导致肩袖性关节病，出现关节不稳定或继发性关节挛缩症，导致关节功能的退废。

## 1. 肩袖损伤的病因

### （1）创伤

创伤是年轻人肩袖损伤的主要原因，通常因跌倒时手外展着地，或手持重物时肩关节突然外展上举或扭伤而引起。

### （2）血供不足

肩部血供不足易引起肩袖组织退行性变。当肱骨内旋或外旋中立位时，肩袖血管易受到肱骨头的压迫而导致肩袖相对缺血，使肌腱发生退行性变。临床上肩袖完全断裂大多发生在肱骨内旋或外旋中立位。

（3）肩部慢性撞击损伤

中老年患者肩袖组织因长期遭受肩峰下撞击、磨损而发生退变。本病常发生在肩关节极度外展的反复运动中（如棒球、仰泳和蝶泳、举重、球拍运动）。上肢前伸时，肱骨头向前撞击肩峰与喙肩韧带，引起冈上肌肌腱损伤。此外，慢性刺激可以引起肩峰下滑囊炎、无菌性炎症和肌腱侵袭；急性暴力损伤可以导致旋转韧带断裂。

## 2. 肩袖损伤术后预后的影响因素

美国骨科医师协会（American Academy of Orthopaedic Surgeons, AAOS）颁布了《肩袖损伤的处理临床实践指南（2019 年）》，该指南结合最新的循证医学证据指出，肩袖损伤修复的预后及影响因素，主要包括术后活动时间、年龄、工伤赔偿、体重指数（BMI）、合并症（糖尿病、关节感染史、颈椎疾病）、患者期望程度及术后疼痛管理。这些条目的更新将为临床工作者在术前评估及与患者医患沟通方面提供更全面准确的指导。

但值得注意的是，高龄、BMI、糖尿病及较多合并症虽与较差手术预后相关，但目前尚无证据证明这些因素本身对肩袖修复有何风险或者危害，所以这些条件尚不能作为手术的禁忌证。目前文献支持有手术指征的情况下为患者进行手术治疗，可以改善患者症状及功能。但应在术前告知具有上述因素的患者，其预后较差的风险较高。

## 3. 肩袖损伤术后的并发症

（1）术后出血

主要观察引流液的颜色、性状和量，伤口敷料是否有渗出及生命体征的变化。遵医嘱给予止血药物治疗。

（2）肩关节肿胀

术后 24 小时内肿胀最明显，应注意观察肩关节有无肿胀情况，以及肿胀面积和程度等。术后用软枕垫高患肢，指导患者早期进行握拳运动，以促进血液循环和肿胀消退。

（3）感染

密切观察患者体温及伤口疼痛情况，保持伤口敷料清洁、干燥，保持引流管通畅，防止引流液逆流。遵医嘱给予抗生素治疗。

（4）术后疼痛

良好的疼痛处理不仅使患者感到舒适，而且有助于术后患肢功能的恢复。

（5）臂丛神经损伤

术后注意观察患者的肘、腕、指关节是否存在活动障碍，患肢前臂及手部是否有感觉麻木或感觉消失，如有以上症状发生，应及时处理。

## 4. 肩袖损伤修补术后的康复训练

正常关节制动 4 周后，会发生一定程度挛缩，而受伤关节制动 2 周后，就会导致结缔组织纤维融合，关节运动功能丧失。如果关节肿胀不及时处理，持续 1~2 周或以上，就必然会加重局部粘连，限制功能活动。所以，肩袖损伤者，无论手术治疗或非手术治疗后，都应进行系统的康复训练。肩袖修补手术预后的效果大多良好，但是满意的治疗效果依赖于制订正确的术后康复治疗计划。正确的康复治疗能减少术后关节僵硬和肌肉萎缩等并发症，以达到更好的远期疗效。如果康复得当，肩关节功能将逐渐恢复并达到运动或工作所需的要求。

所有康复训练都应在康复治疗师指导下完成，主要训练内容包括关节的活动、力量的训练等。由于每个患者的损伤程度及自身情况各不相同，因此在实际情况中应该结合患者自身情况以及医生的判断，对患者的康复计划进行及时调整。多数患者只需要完成前三个阶段的康复：① 第 1 阶段，通常是通过被动锻炼来减小修复后肩袖的负荷；② 第 2 阶段，开展多样化锻炼，从主动助力锻炼到主动锻炼再到轻微抗阻锻炼进行过渡，这些锻炼从逐渐增加并保持修复后的肩袖可控负荷开始；③ 第 3 阶段，从强调抗阻锻炼转变为重视肌肉生长和获得绝对的力量输出，来完成基本功能康复任务；④ 体力劳动者、业余或竞技运动员需要第 4 阶段来恢复参加更高水平运动所需的最大肌力和耐力。

**（1）第 1 阶段：0~6 周**

在第 1 阶段，患者通常需要佩戴支具将肩关节于外展位固定制动 4~6 周。这一肢体位置能够增加肩关节局部血流量，使血液顺利供往肌腱以促进修复，同时还能减小肩袖的张力，有利于肩袖更好地修复。此外，该阶段要尽量减少患侧肘部、腕部、颈椎的主动和被动运动。肩关节早期被动活动有利于促进腱－骨愈合。该阶段应用冷冻疗法可以帮助患者缓解术后疼痛和炎症。在这一阶段患者应避免举起重物、推拉动作、过度外展肩关节、用手支撑等动作。从第 1 阶段过渡到第 2 阶段的标准是被动运动时不再疼痛。此时肩关节功能具体如下：被动前屈 110° ~125°；被动内旋外旋 25° ~45°；被动外展至少 90°。

**（2）第 2 阶段：6~12 周**

这一阶段肩袖损伤的修复过程由炎症修复阶段转变为胶原重构阶段。第 2 阶段的主要目标是持续被动关节活动，并逐步引入主动关节活动，以改善神经肌肉的控制和力量，同时减少疼痛和炎症。这一阶段一般开始于肩袖损伤后 6~8 周，但根据损伤大小、肌腱质量、患者年龄、并发症等因素可能会有所改变。在此期间腱－骨愈合是逐步增强的，低水平的肌力训练能提高胶原基质内的纤维定向抗拉强度，促进肌腱修复。

此时推荐使用滑轮和手杖辅助的主动练习，如借助手杖内外旋转肩关节或借助健侧肢体辅助患肢进行屈伸锻炼。术后 10~12 周，恢复本体感觉的锻炼可以加入康复计划中，如仰卧位时抬高患肢至 90°，有助于恢复肌肉力量和本体感觉。在此基础上要求患者进行微小的控制活动，如在空中画圆或写字。同时，该阶段可以开始最大幅度的患肢内旋或外旋训练。患者在这个阶段应避免抵抗阻力和受力活动。可以进行第 3 阶段康复治疗的标准是，患侧肩关节与健侧相比主动活动范围没有明显受限。

**（3）第 3 阶段：12~20 周**

第 3 阶段通常开始于损伤后 12 周，被称为力量训练阶段。这一阶段康复治疗的主要目标是实现肩关节全运动范围无痛活动，进一步提高神经肌肉控制和耐力。在这一阶段，肩袖修复组织已完成了重构，腱－骨愈合强度已经可以承受力量训练。强制活动僵硬的肩关节会引起患者疼痛并对修复不利，所以强化阶段的康复治疗只有在肩关节主动和被动活动范围达到最大化时才可进行。在这一阶段，患者开始伸展和力量训练以锻炼肌肉的耐力，同时应加强肱二头肌和三头肌的肌力练习，例如可以在手臂和躯干间放一个毛巾圈，利用它进行肩关节内外旋、前屈和划船运动。一般来说，在这一阶段除非肩袖有巨大撕裂外，患者应恢复 80%~90% 肩关节活动范围内的运动。当患者能无痛地进行日常生活并能忍受所有力量训练时可以开始第 4 阶段的康复治疗。

**（4）第 4 阶段：20~26 周**

第 4 阶段是强化力量训练阶段，此时肩袖修复组织重构阶段已经完成，修复的肩袖组织相对成熟，能承受更大的力量训练。进行肩袖的强化力量康复训练可以通过以下方法实现：① 为了确保强化冈下肌和小圆肌的力量，可在肩关节外展外旋 45°的情况下进行抗阻力训练；② 外展外旋 90°抗阻力训练以强化训练冈上肌力量；③ 抛球训练，即患者抛出和捕获一个抛在墙上反弹回来的重球，在此训练中患者肩关节抬起高度应由平肩水平逐步提高至过头。这些练习可以改善肩关节神经肌肉控制、力量和本体感受。这一阶段应限制患者过度练习及参加竞技体育比赛。判断患者肩关节功能恢复至损伤前或恢复正常的日常活动的标准：① 两侧肩关节对称的活动范围和肌肉力量；② 恢复正常的肩关节动态；③ 休息和活动时无疼痛。

**特别提示**

肩袖损伤术后康复计划的主要治疗目的是保护局部修复、将局部肌腱张力和患者疼痛降至最低，使患者尽快恢复到损伤前的生活状态。传统康复计划的主要特点是较晚开始并限制被动肩关节功能锻炼，而快速康复计划是以术后即刻开始肩关节功能训练为特征。

（白春燕、刘玄巾）

# 第九节　肩袖损伤的非手术治疗

案例：患者，男，22岁，排球运动员。患者长期反复挥臂、大力扣杀等超出正常生理活动范围的动作导致肩袖损伤，出现颈肩部疼痛且局部痛点较为集中，肩关节主动活动受限，影响训练。那么该名男性应采取什么治疗方法？

肩袖在肩关节的正常生理活动中起重要的稳定作用。肩袖损伤最常见的临床表现为颈肩部疼痛、肩关节无力及肩关节主动活动范围受限。最典型的疼痛是颈肩部的夜间疼痛和当手臂举过头顶时的疼痛，有时伴有向颈部和上肢的放射性疼痛，患侧的卧位疼痛加重，严重影响睡眠。疼痛是患者就诊的主要原因，也是评价治疗的重要参数。

肩袖损伤后根据患者的年龄、症状以及损伤程度不同可选择非手术治疗或手术治疗（包括关节镜手术或开放手术）。对于慢性有症状的部分撕裂患者及无症状的全层撕裂患者，可首选非手术治疗。肩袖损伤的治疗依据临床症状而定。当疼痛不明显、功能尚正常时，可使用一般的止痛药及进行适合的康复运动计划。非手术治疗肩袖疾病的药物及方法包括非甾体抗炎药物（NSAID）、类固醇类药物注射、物理因子治疗、关节松动术、康复治疗、心理干预等。

非手术治疗的要点在于：① 避免肩袖肌腱继续受到反复的刺激和损伤；② 需要通过功能锻炼使患者的肩关节尽可能恢复到正常的被动活动度；③ 通过锻炼并未受累的肩袖肌力，以尽可能地代偿已受累的肩袖肌功能，如冈上肌肌腱为最常受累的肩袖肌腱，针对冈上肌肌腱的损伤，可加强患者主动的体侧内外旋肌力练习，从而加强前后部肩袖组织的肌力，以代偿一部分冈上肌功能。

## 1. 药物治疗

药物治疗以非甾体抗炎药物为主，主要用于急性期疼痛剧烈时。肩袖损伤患者常以疼痛及肩关节功能障碍为主要症状，与肩袖相关的肩痛（rotator cuff-related shoulder pain，RCRSP）是最常见和最影响人情绪的肌肉骨骼疾病之一。一项随机临床试验发现，布洛芬和对乙酰氨基酚（二者均属于非甾体抗炎药）连用 6 周后对 RCRSP 患者均有益。但这两种药物使患者感知到的改善类型不同，布洛芬主要改善患者报告的疼痛严重程度和功能活动，而对乙酰氨基酚则改善患者的 WHO 生存质量测定量表中物理和环境部分的评分。虽然非甾体抗炎药可以缓解肩袖损伤患者的疼痛，但时间较短，不能改变疾病的进展。此外，需要警惕非甾体药物常见不良反应如消化道出血、凝血功能障碍等。

### 2. 注射治疗

目前肩关节局部注射的常用药物有皮质类固醇、高渗葡萄糖、富血小板血浆及透明质酸等。多数患者在肩峰下局部注射药物可达到缓解疼痛的目的，若疼痛反复 2~3 个月后可进行第二次注射，每年不超过 3 次。局部药物注射治疗可能会短期缓解症状，但是反复使用会有医源性感染的风险。

#### （1）皮质类固醇

皮质类固醇具有强大的抗炎与止痛效果，在骨科、疼痛及康复门诊已被广泛使用。皮质类固醇注射治疗肩袖损伤引起的肩痛，该治疗方法经济且安全，患者在首次治疗后疼痛可明显缓解，许多患者预后良好。目前关于皮质类固醇注射治疗肩袖损伤的系统评价的结论认为，皮质类固醇注射治疗仅在短期内有效，可短期即时缓解肩关节疼痛病患的症状及功能障碍，但该类药物不可多次重复注射，否则易破坏肩袖肌群的解剖完整性，导致肌腱细胞坏死，使肌腱脆性增加。

#### （2）高渗葡萄糖

增生疗法（prolotherapy）又称替代疗法，指将硬化剂或刺激剂注射到肌肉肌腱与骨、韧带与骨，或是关节间隙内，以促进受损组织的修复，最常用的是高渗葡萄糖。相关研究中，将高渗葡萄糖用于治疗肩袖肌腱病，可缓解肩痛。增生疗法缓解疼痛的机制目前认为与以下几个方面有关：① 直接促进软骨修复；② 启动炎症过程，从而增加成纤维细胞的增殖及胶原组织的合

成；③ 神经血管效应。相关研究结论显示，高渗葡萄糖注射治疗对于肩袖肌腱炎、部分撕裂等患者具有疗效，可作为物理治疗的辅助疗法。

### （3）富血小板血浆

富血小板血浆（platelet-rich plasma，PRP）将含有各种已知或未知的生长因子注射到损伤部位及周围，可促进肌腱愈合。PRP 中的成分可以刺激肌腱组织修复及再生，它不仅被用于肩袖损伤的保守治疗，也可用于肩袖修复术中的辅助治疗。目前多数研究认为 PRP 对肩袖损伤是有效的，使用肌骨超声等手段引导 PRP 准确注射至受损区域时可发挥最佳治疗作用，但有效性受 PRP 相关制剂成分、注射方式及病患个体化情况等多因素干扰。中小程度肩袖损伤病患使用 PRP 可起到促进组织修复、降低再撕裂率及镇痛等作用，但较大程度撕裂或全层撕裂病患使用该法效果不佳。目前最常使用的 PRP 制剂是富白细胞血小板血浆。

### （4）透明质酸

透明质酸（hyaluronic acid，HA）是一种天然聚合物，由人体内源性产生，具有较好的黏附性、良好的生物相容性和易于化学修饰等一系列独特的理化和生物学特性，且具有良好的生物降解性。目前，透明质酸已经被广泛用于组织再生、抗衰老和抗炎等治疗。HA 可减缓肩袖损伤患者疼痛症状，提高其肩关节活动范围及改善日常生活活动能力，对疼痛的即时缓解效应尤为突出，且有效性及安全性较高，但后期需更多高质量、多中心、大样本量的随机对照试验加以证实。

## 3. 物理因子治疗

物理因子治疗通常简称理疗，临床常用超声透入疗法、经皮神经电刺激、光疗、冷疗、热疗、磁疗、体外冲击波等物理因子治疗来缓解肩袖损伤患者的疼痛。目前国内外的临床研究多会将理疗与其他治疗方法结合使用，一般认为可取得有益疗效。暂时不推荐单独使用物理因子治疗肩袖损伤，其可作为其他治疗方法的辅助治疗手段。

## 4. 关节松动术

关节松动术在肌肉骨骼各种疾病中应用广泛，其主要通过恢复关节内各组成成分正常空间分布、促进滑膜液流动、改善软骨营养、维持关节及其周围软组织的延展性和韧性、增加感觉输入等，起到减轻疼痛、改善关节活动范围及预防相关并发症的作用。目前临床常用的关节松动技术包括 Mulligan 动态关节松动术、Mait land 手法及 Kaltenborn 手法等。关节松动术可改善肩袖损伤患者的肩痛、关节活动度及肩关节功能，并且其与电针搭配使用效果更佳，其机制可能与两者结合可促进脑内阿片肽释放、改善中枢的镇痛机制、减缓肩袖局部的炎症反应及调整肩关节的生物力学机制有关。

## 5. 肌内效贴

肌内效贴（kinesio taping，KT）目前广泛用于肌骨康复中，既往研究成果表明 KT 在减轻疼痛、改善关节活动度、改善肌张力和肌力、增强本体感觉、改善肿胀与静脉功能、促进淋巴循环、改善运动及姿势控制方面有一定效果。常规综合康复治疗联合 KT 能更有效减轻患者肩关节疼痛、改善关节受限及功能障碍情况。有研究认为单用 KT 在减轻疼痛、改善肩部功能和关节活动度等方面效果不明显。可能原因是肩关节解剖结构较为复杂，当肩关节出现不稳定时，若没有较好地复位或复位不正确时，此时予以 KT 治疗，可能无法完全发挥 KT 的疗效，甚至可能起到相反效果。因此，可进行基于更大样本量的结合正确复位手法和 KT 技术的高质量的随机对照试验，以更深入了解 KT 对肩袖损伤的疗效情况。

## 6. 神经肌肉本体感觉促进技术

神经肌肉本体感觉促进技术（proprioceptive neuromuscular facilitation，PNF）属于神经发育疗法中的一种，以往多用于脑卒中患者的运动功能恢复。近来，有学者将肩袖损伤患者随机分为弹力带抗阻联合被动关节活动度训练组（对照组）与 PNF 训练组（实验组），并进行为期 6 周的运动康复训练，每周 3 次，每次 28~30 分钟。6 周后发现实验组在改善疼痛、关节活动度及功能各方面均优于对照组，其差异有统计学意义，提示 PNF 技

术可能有助于肩袖损伤患者的功能恢复。未来，临床工作者可考虑将更多的神经发育疗法应用于肩袖损伤的治疗中，并进行相关临床研究，为肩袖损伤的保守治疗开辟更多道路。

### 7. 心理干预

现代医学已经进入生物－心理－社会医学模式。研究表明肩部疼痛对患者的广泛影响远远超出了疼痛和上肢功能障碍范畴，特别是与工作相关的影响应成为患者评估和康复的常规部分。持续性肩痛可以使人们被迫停止工作、生活质量恶化及产生严重的心理困扰。负面的社会心理因素与较差的功能、残疾以及疼痛强度相关。因此，对肩袖损伤患者进行及时的心理干预是非常必要的。

**特别提示**

肩袖损伤是一种严重困扰大众，使人们丧失工作、劳动能力并产生严重精神心理负担的常见疾病。随着人们对富血小板血浆技术、增生疗法、肌内效贴、动态关节松动术等技术的深入认识，患者较以往拥有了除手术治疗之外更多有效的保守治疗选择。受限于肩袖解剖结构的复杂性，且该病的病因、病理及生物力学机制尚未完全明了，未来仍需研究者进行更深入探索，以使患者获得更大收益。保守治疗已经被证实对该病是有效的，但仍需严格评估患者病情，严格把握保守治疗的适应证。需要强调的是，若发现经保守治疗后，患者对于保守治疗的反应较差或出现疼痛症状的复发及加重，影像学提示肩袖损伤进一步进展，则应尽早进行外科手术干预。

（白春燕、刘玄巾）

# 第十节 肩袖损伤的手术治疗

案例：患者，男，62岁，右肩部疼痛伴抬肩无力3年。3年前曾有右肩外伤史。体格检查结果：冈上肌萎缩，大结节区压痛，主动上举及内旋受限，被动活动范围基本正常，Jobe试验（+），内旋抗阻（-），外旋抗阻（+），Lag试验（-），吹号征（+），Lift-off试验（-），Belly-press试验（-）。结合问诊及查体，患者确诊右侧肩袖撕裂，根据疾病分期如何选择治疗方法？

肩袖损伤的治疗可分为非手术治疗和手术治疗（图2-10-1）。部分及中小型全层撕裂无症状者可暂时采用非手术治疗，但应定期复查。因肩袖损伤自愈力弱，经非手术治疗后患者肩袖撕裂尺寸、脂肪浸润、肌肉萎缩程度可能会继续发展，故应警惕可修复撕裂发展为不可修复撕裂。对于非手术治疗无效、疼痛症状重、功能要求高的患者建议尽早手术治疗。

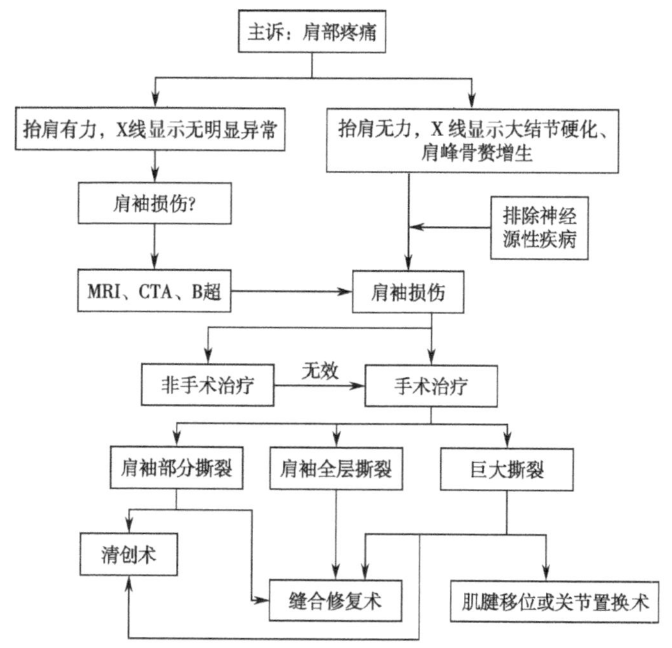

图2-10-1 肩袖损伤的诊疗流程

肩袖损伤手术治疗经历了从切开修补到小切口修补，再到镜下修补的发展历程。镜下修补有其独特的优势，主要包括：术中三角肌损伤小、手术创伤小、患者恢复快、术中可以同时处理肩关节的合并损伤以及手术对于外观的影响较小。随着关节镜技术以及器械的不断发展，镜下肩袖修补术已经获得越来越好的手术效果。肩袖损伤手术治疗的方法主要有开放式修补术、关节镜辅助下小切口修补术、全关节镜下修补术以及关节置换术。

手术的目的是修补撕裂的肩袖而重建力偶平衡、清除不稳定的撕裂缘、解除疼痛、恢复肩关节功能。近 30 年来关节镜技术虽取得了很大的发展，但肩袖损伤各种手术方法的适应证和优势存在争议。肩袖手术绝对禁忌证包括：① 全身感染，尤其是近期的活动性感染；② 局部皮肤条件不好，有未愈合的伤口或疖、痈等，以及关节强直。相对禁忌证主要包括：① 神经损伤；② 明显的肌肉退变；③ 伴有较严重关节内骨折，关节内广泛粘连；④ 患有较严重的盂肱关节炎；⑤ 其他全身性疾病如糖尿病、高血压、心功能不全。

## 1. 肩袖损伤手术治疗方法

### （1）开放式修补术

Codman 于 1911 年第一次报道了肩袖损伤的开放式修补术，开创了肩袖损伤手术的先河。开放式手术多采取半坐卧位，由胸大肌三角肌间隙进入的前内侧入路，由于对肩袖后上方显露困难，如行三角肌前束锁骨止点切断并向外侧翻转三角肌，虽然可扩大显露、防止腋神经损伤，但是存在三角肌再附着问题。由三角肌前中束间隙进入的有限三角肌分离的肩关节前外侧入路，可不行三角肌止点分离，并有较好的肩袖显露效果，但应注意避免过度向远端分离，以免损伤支配三角肌的腋神经导致三角肌前束瘫痪。三角肌分离后行肩峰下滑囊切除、肩峰成形减压，牵引并内外旋转上臂，观察肩袖损伤形态，将肩袖松解后拉回至足印区以锚钉或穿骨隧道固定。如肱二头肌长头腱存在病变，则行长头腱切除或固定术，仔细缝合三角肌，缝合切口。开放式肩袖修复术在早年的临床应用中取得了令人满意的结果。

### （2）关节镜辅助下小切口修补术

关节镜辅助下小切口修补术由 Levy 于 1990 年提出。该术式建立关节镜入路并置入器械后，首先进行关节镜下盂肱关节检查，判断肩袖损伤的形态，然后进行肩峰成形、肩袖的清创与松解等。在将牵引线穿过肩袖组织后，撤除关节镜，在肩关节外侧作长约 4 cm 的小切口，钝性分开三角肌直至关节腔，将肩袖缝合于大结节足印区，再缝合切口。该技术先行关节镜探查明确诊断，再行开放手术，操作简便，可被视为是一种由开放式手术过渡至全关节镜手术的方法，也可作为全肩关节镜手术修复困难者或是术中修复失败者的补救或备用手段。肩关节镜下肩袖修复术具有手术时间短、创伤小、出血少、术后疼痛轻、康复快、功能恢复好等优点，不过肩关节镜术后存在着修补后再撕裂、肩关节前脱位、肩袖不愈合、腋神经损伤、锚钉拔出等并发症。

### （3）全关节镜下修补术

20 世纪 90 年代关节镜首次应用于肩袖修补的治疗，目前全关节镜修补术正越来越多地被使用。全关节镜下修补术多采取侧卧位，在肩关节后侧建立观察通路，前外侧建立工作通路，并根据术中观察及操作的需要建立更多通路，该术式主要在肩峰下间隙完成。首先进行关节镜下关节腔检查，如肱二头肌长头腱存在病变，则行长头腱切除或固定术。再将关节镜退至肩峰下间隙，判断肩袖损伤的形态，然后行肩峰成形、肩袖清创与松解等，将肩袖组织拉回至大结节足印区用带线锚钉以单排、双排或缝线桥等技术固定，检查修补完整后，全层缝合切口。在早期的关节镜手术中，仅对肩关节进行简单的关节腔清理。近年来，随着外科器械、手术技术的发展和外科医生经验的积累，临床已可以开展大型的包括巨大肩袖撕裂在内的修复手术。

### （4）关节置换术

人工肩关节置换术的主要目的是清除病灶、解除疼痛、矫正畸形和改善肩关节的活动，其成败往往取决于假体设计、适应证选择、手术的方式和术后功能锻炼。如果肩袖等肩关节稳定结构被严重破坏或假体松动，常导致假体半脱位或脱位。

开放式修补术、关节镜辅助下小切口修补术和全关节镜下修补术治疗肩袖损伤均能改善患者的肩关节功能。虽然越来越多的肩袖修复手术在关节镜下进行，但在无关节镜设备、肌腱组织质量差、撕裂面积大或者医生手术技术不允许的情况下，采用开放式修补术可能是更好的选择。开放式修补术经过不断改良，采用微创切开，可使三角肌起点剥离减少，腋神经损伤风险降低，具有手术时间短、易于操作、学习曲线短的优点。关节镜辅助下小切口修补术结合了关节镜手术及开放手术的优点，对于全关节镜下修补术修复困难者或是术中修复失败者可作为补救或备用手段。全关节镜下修补术更加微创，术后患者康复快。临床医生选择术式时应平衡关节镜优点及技术难度。

## 2. 手术并发症

肩袖损伤手术并发症主要体现在以下几个方面。

- 引起局部神经损伤，从而导致胳膊麻木、无力、胀痛的情况。
- 局部出现血管损伤，从而引起出血。
- 有的患者由于手术的刺激，加之本身的损伤，可能会形成血栓。
- 患者害怕疼痛锻炼不够，会使关节活动度非常差，从而影响其正常功能。

## 3. 术后管理

对于肩袖不完全撕裂（部分撕裂）的患者，可行单纯的肩袖修补术。对于完全撕裂的患者，常用的方法是在肩袖原止点部位大结节近侧制一骨槽，于患臂外展位将肩袖近侧端植入于该骨槽内，再用固定栓缝合固定。对于存在肩峰撞击征的患者，肩袖修补术的同时可做肩峰部位成形术，除去肩峰前外部分已增大的肩峰下间隙，以避免产生撞击症状。

### （1）预防感染

康复早期，注意保持伤口干洁，两天换药一次，术后 14 天拆线。康复活动中，动作应轻柔，活动幅度适当，避免伤口张力过大，影响伤口愈合，造成缝合的肩袖再次断裂。

（2）预防骨折

老年人骨质疏松严重，避免暴力手法，造成肱骨外科颈骨折。

（3）悬吊制动

特别是晚上睡觉时不仅要悬吊制动，要保持合适的姿势，睡眠时要采取仰卧位，在上臂后方放一毛巾来支撑肩部。

（4）限制活动范围

康复过程中每个阶段都不能超过限定的活动范围及采用禁止的活动方式，如 3 周内禁止主动活动术侧肩关节，肩关节活动度内外旋均在 45°以内，前屈在 120°以内。

（5）强化练习

强化肩关节稳定性练习。

## 4. 术后康复

康复原则是消除疼痛，防止撕裂扩大，最大限度地恢复肩关节的活动范围和力量。肩袖修复术后的康复必须考虑肌腱修复部位的组织质量、缝线牢固程度、活动时缝线张力的大小、是否合并三角肌的其他病变、局部是否进行过其他手术、患者对康复的理解及配合程度。最终目的是恢复肩关节正常的肌力和柔韧性，患者可以从事正常的日常活动及体育锻炼。

（1）术后 0~3 周

本阶段为最大限度保护期，应告知患者制动和严格保护患侧肩关节，要求患者佩戴外展矫形器，外展位可降低缝合部位的张力，使其更好地愈合。患者睡觉时应采取仰卧位，并在患肢下垫枕，可以减轻疼痛，避免术区受力。

但是，如果术后两周还不进行关节活动度练习则可能发生关节粘连。因此，本阶段的主要康复目的是保护手术修复部位，减轻疼痛和炎症反应，逐渐增加肩关节活动度。内容主要包括主动活动肘关节、腕关节，被动活动肩关节进行肩胛骨稳定性练习。

（2）术后 4~7 周

本阶段的主要康复目的是继续第一阶段的练习，保护手术修复部位，使用冰袋外敷，减少疼痛及炎症反应，解除悬吊制动及外展支架，改善关节活动度，减轻术后疼痛，并开始轻柔地进行肩袖肌群和三角肌的主动活动。活动内容以前屈、外旋、外展和轻度内旋为主，避免主动抬高手臂。

（3）术后 12 周以后

本阶段的康复目标是解决残余活动度问题，使肌力和柔韧性达到正常水平，尤其要注意关节囊的牵伸锻炼，为患者重返日常生活做准备。关节囊和韧带的柔韧度及稳定性恢复后，才可尝试进行过头运动，否则可能发展成为错误的运动模式。本阶段的往复性活动可以提高到肩关节平面以上的主动活动，可以进行抗阻力练习。抗阻力练习和牵伸练习一直要维持至术后 1 年，以使肌力达到最大，获得最佳的疗效。联合动作练习肩关节活动包括划船动作或游泳动作训练以及哑铃训练。

随着关节镜技术的发展，肩袖损伤的治疗取得了令人满意的结果，但是临床上没有统一的治疗标准，治疗方案的选择仍然存在争议。近年来，众多学者对手术方式开展了大量研究并取得了显著的进步。相信随着肩袖损伤理论及生物力学研究的不断深入，手术的治疗效果将会不断提高。对功能失常的肩袖损伤患者，应尽早治疗，争取解剖或功能性修复，避免肩袖撕裂。正确诊断、早期处理及术后系统的康复治疗是取得满意疗效的基本条件。反之，若不进行修复，顺其自然发展，最终会导致肩袖性关节病，出现关节不稳定或继发性关节挛缩症，导致关节功能的病变。

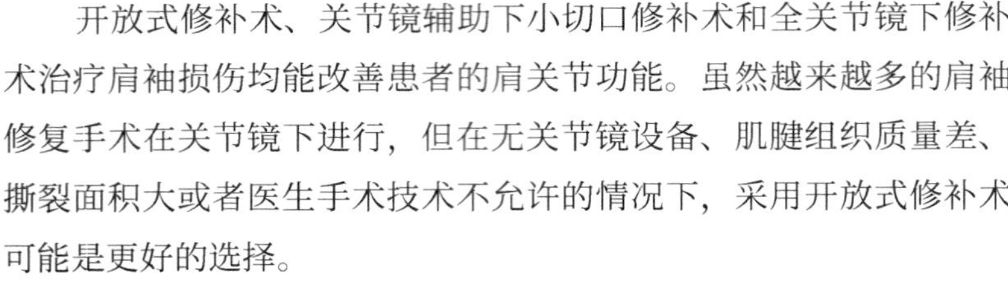

特别提示

开放式修补术、关节镜辅助下小切口修补术和全关节镜下修补术治疗肩袖损伤均能改善患者的肩关节功能。虽然越来越多的肩袖修复手术在关节镜下进行，但在无关节镜设备、肌腱组织质量差、撕裂面积大或者医生手术技术不允许的情况下，采用开放式修补术可能是更好的选择。

（白春燕、刘玄巾）

# 第三章
# 腰椎痛

# 第一节 哪些疾病可引起腰痛

案例：患者，男，33 岁，办公室职员，既往身体健康。患者 4 年前无明显诱因出现腰痛，伴左下肢放射痛，遂就诊于当地医院，经保守治疗后症状好转。4 年中患者症状间断发作，15 天前因弯腰抬重物，再次出现腰痛症状，卧床休息后不能缓解，遂再次到当地医院就诊，诊断为腰椎间盘突出伴椎管狭窄，建议手术治疗。

引发腰痛的原因比较复杂，临床上腰痛是指腰部一侧或双侧发生疼痛，疼痛常放射至腿部，也可放射至腹部。据报道，成年人腰痛的发生率为 7.21%~39.0%，是全世界人类致残的首要原因，给个体、家庭和社会带来了巨大的痛苦和经济负担。那么，哪些疾病可以导致腰痛呢？

## 1. 腰肌劳损变

### （1）定义

腰肌劳损是指腰骶部肌肉、筋膜以及韧带等软组织的慢性损伤，导致局部无菌性炎症，从而引起腰臀部一侧或两侧的弥漫性疼痛。腰肌劳损是骨科门诊最常见的疾病，是下腰痛的常见病症之一，其发病率占腰痛的 70%。腰肌劳损发病率高、起病隐匿、反复迁延、持续进展，常由不合理的体育锻炼、过度的专业训练及不健康的生活方式等原因导致。

### （2）临床表现

腰肌劳损的主要症状表现为腰或腰骶部疼痛，且反复发作，疼痛可随气候或劳累程度而变化，劳累时加重，休息时减轻，适当活动和经常改变体位时减轻，活动过度又加重，常被迫伸腰或以拳头击打腰部以缓解疼痛。腰部可有广泛压痛，腰椎活动多无异常。急性发作时，各种症状均明显加重，并可有肌肉痉挛，表现为脊椎侧弯和功能活动受限。部分患者可有下肢牵拉性疼痛，但无感觉异常。疼痛的性质多为钝痛，疼痛范围可局限于一个部位，也可扩散至整个背部。

## 2. 腰椎间盘突出症

### （1）定义

腰椎间盘突出症是指腰椎间盘发生退行性改变以后，由椎间盘变性、纤维环破裂、髓核组织突出刺激和（或）压迫神经根或马尾神经所引起的一种综合征。表现为腰痛、下肢放射痛、麻木、无力以及大小便功能障碍等，是腰腿痛最常见的原因之一。腰椎间盘突出症多见于中年人和老年人，流行病学研究显示，腰椎间盘突出症发病率为 2%~3%，35 岁以上的男性发病率约为 4.8%，女性约为 2.5%。

### （2）临床表现

腰椎间盘突出症最早出现的症状是腰痛，超过 90% 的患者有腰痛的表现，疼痛范围主要在下腰部及腰骶部，多为持久性钝痛。若突出加重，则可出现一侧下肢坐骨神经区域的放射痛，典型表现为单侧出现的从下腰部向臀部、大腿后方、小腿外侧直至足部的放射痛，多为刺痛，伴麻木感。若突出的髓核或脱垂的椎间盘组织压迫马尾神经，则可出现双下肢及会阴部疼痛、感觉减退或麻木，甚至大小便功能障碍。

## 3. 胸腰椎骨折

### （1）定义

胸腰椎骨折是指腰椎骨质的完整性和连续性中断，是以胸腰椎局部肿胀、疼痛，骨折处两侧肌肉紧张，翻身困难，运动障碍为主要表现的疾病。研究表明，脊柱骨折占全身骨折的 5%~6%，其中胸腰椎骨折最多见，是继髋部骨折之后最常见的骨折，占脊柱损伤总数的 70%。

### （2）临床表现

胸腰椎骨折患者常出现损伤部位肿胀，触之有明显压痛，脊柱可呈后突畸形。因腰背部肌痉挛、局部疼痛，患者出现活动受限，不能站立或站立时出现腰背部无力、疼痛感加剧。胸腰椎骨折可导致患者躯干以及双下肢感觉麻木、无力，或者刀割样疼痛；严重者常合并脊髓损伤，引起大小便功能障碍、双下肢感觉运动功能完全消失。

### 4. 腰椎肿瘤

#### （1）定义

腰椎肿瘤是导致腰背痛的常见疾病，可分为原发性和继发性两大类，包括原发性腰椎良性肿瘤（骨巨细胞瘤、骨样骨瘤、成骨细胞瘤、腰椎血管瘤）、原发性腰椎恶性肿瘤（多发性骨髓瘤、脊索瘤）、腰椎转移瘤和原发性腰椎椎管内肿瘤（腰椎椎管内神经纤维瘤或神经鞘瘤）。原发性脊柱肿瘤约占所有脊柱肿瘤的 20%、全身骨肿瘤的 6.6%~8.8%；脊柱转移瘤占全身骨转移瘤的 50%，最常见的脊柱转移瘤来源于乳腺、肺、前列腺等恶性肿瘤；腰椎肿瘤占脊柱肿瘤的 20%。

#### （2）临床表现

腰椎肿瘤患者首发症状多为腰背痛当肿瘤；刺激神经根时，可以产生根性放射痛，疼痛部位与肿瘤所在平面的神经分布一致，咳嗽、打喷嚏、用力排便时可加重，部分患者可出现夜间痛和平卧痛；当脊髓灰质受压时，出现受压区的节段性下神经元损害性的感觉、运动障碍；当传导束受压时，则出现远侧的蚁走感、麻木、下肢无力等感觉障碍，以及出现上神经元损害的下肢无力、站立不稳等运动障碍；当肿瘤压迫脊髓一侧时，可出现同侧运动障碍和对侧感觉障碍。

### 5. 腰椎滑脱

#### （1）定义

腰椎滑脱是指腰椎节段间不稳定导致受累椎体相对于尾侧椎体向前或向后移位，分为峡部裂性、退变性、先天性、病理性、创伤性和手术后滑脱六种，临床上以峡部裂性滑脱和退变性滑脱最为常见。峡部裂性滑脱是指腰椎弓崩裂或椎弓部缺陷，使相邻上一椎体向前滑脱，其在儿童和青少年中较为常见，据文献报道，一般人群中峡部裂发生率约为5%，而在一些高水平运动员如体操运动员、跳水运动员中，峡部裂可高达47%。退变性腰椎滑脱是指腰椎间盘和双侧关节突关节软骨进行性退变，使小关节突的相互制约能力逐渐丧失，病变节段上位椎体向前滑脱；其发病年龄多在50岁以上，总体发病率为4%，60岁以上女性为10%。

#### （2）临床表现

腰椎轻度滑脱通常是隐匿起病，常表现出与活动有关的腰痛，运动时症状加重，静息状态、前屈或仰卧位时症状减轻或消失。随着滑脱进展，椎管逐渐变窄，压迫脊髓神经时，会导致神经功能障碍，出现神经支配区域的感觉异常和肌力减退的神经根症状以及神经源性跛行；压迫马尾神经时，可引起大小便功能障碍。

### 6. 腰椎结核

#### （1）定义

腰椎结核是由结核分枝杆菌侵入腰椎引起的一种继发性结核病，其原发病灶大多源于肺结核。脊柱结核的发病率居全身骨与关节结核发病率的首位，约占50%，腰椎是脊柱结核的好发部位，成年人腰椎结核占脊柱结核的首位。腰椎结核发病率高与腰椎负重大、活动多、易劳损有关，结核分枝杆菌由原发病灶经血液循环到达腰椎部位，潜伏若干年，当机体抵抗力降低时，引发该病。

#### （2）临床表现

腰椎结核患者起病缓慢，症状隐匿，腰部疼痛常是最早出现的症状，多为轻微钝痛，劳累、咳嗽、打喷嚏或持重物时加重，休息后减轻。初期疼痛多较轻，痛点也不局限，随着病变进展，痛点多固定于腰椎病变平面的棘突或棘突旁，可放射至大腿前方。腰椎结核患者可有结核病患者的全身症状，如午后低热、乏力、盗汗、消瘦、食欲差、贫血等，儿童常有夜啼或性情急躁。

## 7. 强直性脊柱炎

### （1）定义

强直性脊柱炎是一种血清阴性且多累及中轴骨的慢性自身免疫性炎症性疾病，以骶髂关节和脊柱附着点炎症为病变特点，多发生于 30 岁以下人群，男女比例为 3:1。强直性脊柱炎患者常因病痛而无法正常工作和生活，易引起心理和生理障碍。研究显示，如果强直性脊柱炎患者没能得到及时诊治或治疗不当，三年致残率为 45.5%，五年致残率超过 70%。

### （2）临床表现

强直性脊柱炎患者多在早期出现慢性腰痛，疼痛持续 3 个月以上，疼痛部位最初局限于臀部和骶髂区，活动后可稍微缓解，休息时加重，夜间疼痛严重，甚至无法入睡。随着炎症进展，患者背部出现僵硬并进行性加重，且因长时间不活动而加剧。晚期可出现胸腰段后凸畸形，严重者可出现矢状面的失平衡，导致患者平视及平卧困难，造成生活质量的下降。强直性脊柱炎若引起腰椎骨折则会出现突发的背部剧痛，若脊柱失稳或血肿的形成会导致神经功能迅速恶化。

## 8. 骨质疏松症

### （1）定义

骨质疏松症是一种以骨量低下、骨微结构破坏导致骨脆性增加、骨折风险性增加为特征的全身性代谢性疾病。该病可发生于不同性别和任何年龄，但多见于绝经后妇女和老年男性。骨质疏松症分为原发性和继发性两大类。原发性骨质疏松症又分为绝经后骨质疏松症（Ⅰ型）、老年性骨质疏松症（Ⅱ型）和特发性骨质疏松症（包括青少年型）3 种。绝经后骨质疏松症一般发生在妇女绝经后 5~10 年内；老年性骨质疏松症一般指老人 70 岁后发生的骨质疏松；继发性骨质疏松症指由任何影响骨代谢的疾病或药物所致的骨质疏松症；而特发性骨质疏松症主要发生在青少年，病因尚不明。随着人口老龄化日趋严重，骨质疏松症已成为我国面临的重要公共健康问题。

### （2）临床表现

骨质疏松症初期通常没有明显的临床表现，因而被称为“寂静的疾病”或“静悄悄的流行病”。但随着病情进展，骨量不断丢失，骨微结构被破坏，患者可出现腰背部疼痛或全身骨痛，疼痛通常在翻身、坐起时或长时间行走后出现，负重活动时疼痛加重，并可能伴有肌肉痉挛，甚至活动受限。严重骨质疏松症患者，因椎体压缩性骨折，可出现身高变矮或驼背等脊柱畸形。多发性胸椎压缩性骨折可导致胸廓畸形，甚至影响心肺功能。严重的腰椎压缩性骨折可能会导致腹部脏器功能异常，引起便秘、腹痛、腹胀、食欲减退等不适。

## 9. 其他

### （1）妇科疾病

- 盆腔炎性疾病：盆腔炎性疾病是指女性内生殖器及其周围结缔组织和盆腔腹膜发生炎症，是女性上生殖道的感染性疾病，主要包括子宫内膜炎、输卵管炎、输卵管卵巢脓肿及盆腔腹膜炎等。临床表现为腰骶部酸痛以及下腹部坠胀、疼痛，可伴发热。
- 子宫肌瘤：亦称子宫平滑肌瘤，是女性生殖系统最常见的良性肿瘤，在育龄期女性中，发病率为 25%；在围绝经初期女性中，发病率为 70%。常表现为月经过多，盆腔慢性疼痛，育龄期女性多伴有盆腔压迫症状如尿频、便秘、腹胀等。
- 子宫后倾患者由于体内支持子宫的韧带受到过度的牵引，同时部分神经受压，所以会出现较重的腰酸腰痛。

### （2）泌尿系疾病

泌尿系结石是泌尿外科常见疾病，在泌尿外科住院患者中占据首位。随着人们饮食结构的改变，泌尿系结石发病率居高不下，其症状表现为腰痛并伴肾区叩击痛，同时可伴有尿频、尿急、尿痛等；急性发作时表现为腰部剧烈绞痛，可放射至会阴部，伴恶心、呕吐。

**特别提示**

腰痛是一类严重影响人类生活质量的常见病症，其病因十分复杂，引起腰痛的疾病有很多，其中以腰椎疾病最为常见。在临床诊治中要结合患者年龄、性别、职业以及腰痛性质来进行鉴别诊断，必要时辅以影像学检查和超声检查等。

（王文丽、刘嘉誉）

# 第二节 哪种姿势最伤腰

案例：廖先生，33岁，某物流公司派送员，每日负责分拣、搬运及配送包裹，日工作时间超10小时，派送包裹过程中喜欢边走路边看手机，平时坐下休息时有跷二郎腿的习惯。近半年来出现腰痛、颈痛，多于长时间工作后出现，平卧休息时缓解。年轻的廖先生为何会出现脊柱方面的不适呢？

近年来，人们腰部问题频发，除了腰椎本身的退行性病变、外伤、年龄等因素外，另一个很重要的因素就是各式各样不正确的行走、站立、拾物及坐卧姿势。地铁上依靠扶手斜着身子站着看手机的人，办公室里跷着二郎腿俯身在办公桌上敲键盘的人，公交车上背靠椅子腰部缺少支撑悬空的人，人行道上边看手机边走路的人，快递车上弯腰一个个扫描包裹的配送员，比比皆是。这些似乎大家都司空见惯了，甚至我们自己也是其中的一员，这些习以为常的动作，在不知不觉中就对我们的脊柱造成了伤害。在我们的脊柱中，腰椎几乎承载着整个躯干和上肢的重量，维持着身体的平衡。腰部是人体重要的连接部位，不正确的姿势会使腰椎受到伤害，腰酸背痛等腰部问题就会随之而来。一起来看看下列常见的伤腰姿势中，有没有在你身上常常出现的吧！

## 1. 行走

### （1）错误的行走姿势

走路时踮脚尖、左右倾斜、含胸驼背、行走过程中低头看手机、上半身后仰、脚掌呈内八字或外八字这些都是错误的行走姿势。有些人会认为这些不良姿势走起路来比较舒服，且多年来一直用这种姿势也没有出现问题，所以从未对此进行纠正。其实，不良姿势走路短期内可能出现不了什么症状，但时间一长，对腰椎必然是一种损害。

### （2）正确的行走姿势

选择适合自己的鞋子，首先保持腰背挺直，重心可以适当向前，两肩向后舒展，收起小腹；不要弯腰低头，两眼平视前方，下巴微微前伸。双臂伴随身体自然摆动，左脚向前迈时，右手向前摆，右脚向前迈出时，左手向前摆。步伐要稳定均匀，让脚跟先着地，身体重心先落在脚跟上，随后将重心通过脚掌向脚尖方向前移，最后到达脚尖，形成循环。迈步的距离适当，步幅根据自己的身高、下肢长度调节，以自身感觉舒适为准。行走过程中控制步速，不宜速度过快或过慢，注意保护膝盖，用大腿力量带动小腿，轻抬膝盖。脚尖朝向正前方，走路过程中脚要保持自然向前，不要内八字或者外八字（图 3-2-1）。

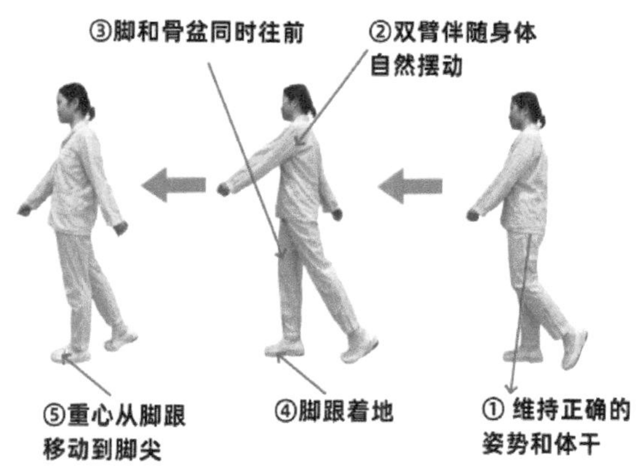


图 3-2-1 正确的行走姿势

## 2. 站立

### （1）错误的站姿

经常乘坐公共交通工具就不难发现，很多乘地铁、乘公交的上班族们的站姿可谓是千奇百怪。例如：为了稳住身体不在刹车时摔倒，两脚分叉分得太开，或者找到一个可以倚靠的地方后交叉两腿而站；一个肩高一个肩低；含胸驼背；一只脚在地下不停地划弧线；公交车站候车的人们交腿斜靠在马路旁的树干、招牌、墙壁、栏杆上；摇摆身子，扭扭捏捏；与他人勾肩搭背地站着；塌腰、撅臀；脖子向前倾。影视剧中的小混混们出场的站姿一眼就能看出来与正派主角之间的差别，小混混们大多数时候是双手插兜，弯腰驼背，一条腿直立一条腿弯曲的同时要抖腿，头偏向一侧。观众一般一眼就能看出并非正派主角。可见，不良站姿不仅会带来身体上的疼痛，还会影响整个人的精神面貌及别人对自身的印象。

### （2）正确的站姿

从正面看，全身笔直，精神饱满，两眼正视，两肩平齐，两臂自然下垂，两脚跟并拢，身体重心落于两腿正中；从侧面看，两眼平视，下颌微收，挺胸收腹，腰背挺直，身体庄重挺拔（图 3-2-2）。

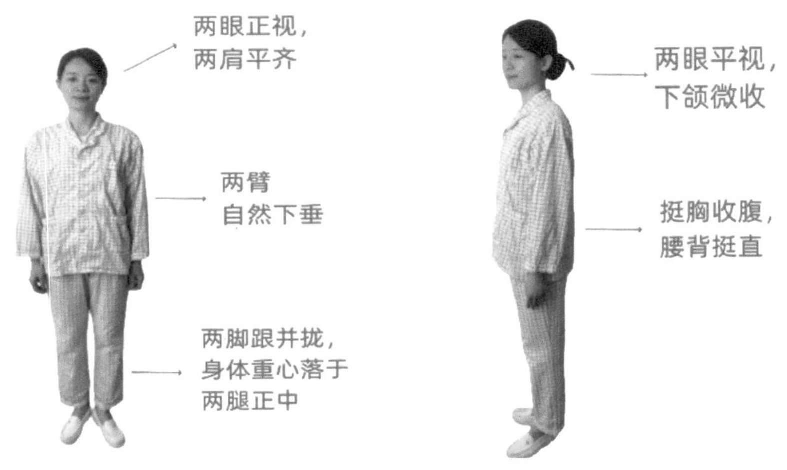


图 3-2-2 正确的站立姿势

## 3. 拾物

### （1）错误的拾物方法

弯腰拾物、搬运重物造成的腰痛十分常见。很多人在经历过搬家等需要大量用到腰部力量的事情后第二天就会浑身酸痛，尤其以腰痛最为明显，除了确实是需要腰部发力配合完成搬运的原因外，更多的是不正确的搬运姿势造成了腰痛。比如搬米、端放盆栽、换桶装水这些事，如采用直膝弯腰的姿势，则对腰骶部伤害巨大，因为直膝弯腰时，腰部弯曲的角度很容易超过 90°，腰椎受到的压力就会增大。很多搬运工，因脊柱常年受压，常会出现腰

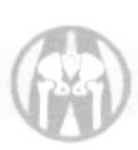

椎间盘突出、驼背等。错误的搬运、拾物姿势：例如，在双下肢直立的情况下弯腰拾物，然后靠腰部力量带动上半身回到直立位置，有时还会突然发力，使腰椎承受的压力在一瞬间增大。又如采用单手提物，提桶装水、大西瓜等重量不那么大的物体时，会使身体发生倾斜，此时椎间盘受力方向不均匀，也会对椎间盘造成伤害。

### （2）正确的拾物方法

上半身保持直立，屈膝下蹲，尽量用双手拾起物品，拾物后仍然保持背部直立，缓慢起身，回到站立状态。这种拾物方法可以减轻腰背肌肉负担，减少损伤机会（图 3-2-3）。

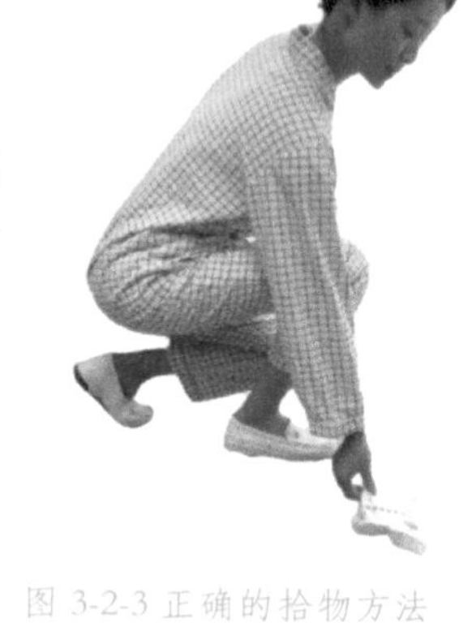

图 3-2-3 正确的拾物方法

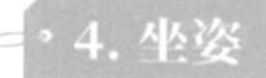

## 4. 坐姿

### （1）错误的坐姿

坐姿不良的一个共同点就是没有把整个上身压力通过腰椎传递到臀部上，而是把压力集中到腰椎上，比如往前弓着坐，就会把腰椎的压力集中到腰部。所以正确的坐姿是需要把上身力量传递到臀部，否则会损害腰部。

跷二郎腿、臀部与椅子接触面积过小、上半身依靠桌子、背靠椅子时腰部悬空等均会损伤腰部。部分人喜欢在跷二郎腿的同时，一个手肘撑在膝盖上，再用这个手撑住下巴。跷二郎腿原本就是伤腰姿势，在这个姿势的基础上再弯腰把头撑在手上，则既伤腰又伤颈椎。

带轮子的办公椅已经成为需要久坐的办公人群必不可少的神器，在办公桌就近的地方，只要双脚往地上一蹬，办公椅就可以滑到要去的地方，再滑回来。这看上去，省力又省时间，需要用到的外力也只有脚步的力量，而实际上，在滑动开始的时候，腰椎和双脚是一起瞬间发力的，在滑动过程中，为了不让臀部从凳面滑落，腰部必须用力向下才能使臀部坐稳，所以经常使用带滑轮椅子的人，腰痛的概率也会更高。对于久坐在办公室工作的人来说，更好的取物方式是起身走去目的地，再返回办公地点坐下，既避免了使用滑轮办公椅对腰椎带来的损害，又减少了坐着的时长，适当活动了下肢。

前两年在网络上风靡一时的“葛优躺”，也是不良坐姿的一种。看上去是非常放松舒服的姿势，实际对于腰椎的健康危害很大。此姿势中，身体与沙发坐垫、沙发靠背之间形成了一个三角形，背部处于悬空状态，肩部和腰成了身体的受力点，这种姿势会让脊柱没有支撑，导致脊柱变形，从而使腰椎压力增大出现腰椎间盘突出的问题。经常练瑜伽的人都会接触到盘腿坐，或是一只脚放在另一只脚上，这种姿势时间长了以后会引起腿部左右两侧肌肉失衡，进而影响到腰部肌肉。

（2）正确的坐姿

小腿与大腿呈 90°，大腿与上半身呈 90°，臀部与凳子的接触面积大于凳面的三分之二，背靠椅子时，腰部与椅子靠背之间不留缝隙，这样可以让腰背和臀部完全靠在椅子靠背上。当椅子太高时可以在脚下垫个脚凳，也可以借助腰托、抱枕等工具填满腰背部与靠背之间的间隙，值得注意的是，靠垫放置的位置也要讲究科学，靠垫要放在腰部，放到胸背部是不正确的。电脑的高度应与眼睛的高度一致，使目光平视前方。即使是开车，正确的驾驶姿势也是将腰背完全依靠在驾驶座椅靠背上，上身微微后倾。最忌臀部坐在椅子前面二分之一左右的地方，腰向前倾进行工作。如果在工作时无法做到正确的姿势，那就应每隔半个小时对腰椎进行一下放松，不可长时间持续采用不良的姿势工作。

## 5. 睡姿

（1）错误的睡姿

夜晚是现代人在一整天忙碌后极其宝贵的放松休息时间，每个人喜爱的睡眠姿势各不相同，均以自身觉得最舒服的姿势入睡。俗话说“睡姿不对，起床更累”，其实我们自身认为最舒服的睡姿并非正确的睡姿。以下几种睡姿就会引起腰痛等不适。

1）趴着睡　大部分人都知道久坐或者突然运动过猛会导致腰痛，但很多人都不知道趴着睡也会引发腰痛。当趴着睡时，腰椎无法处于自然状态，腰部和背部得不到支撑，且趴睡时脖子偏向一侧，一晚的时间睡下来，腰酸背痛、落枕在所难免。

**2）枕胳膊睡** 有些人喜欢枕着胳膊睡觉，尤其是白领、学生会在午休时间趴在桌子上枕着胳膊睡。这样的姿势会使胳膊的血液循环受到影响，出现胳膊发麻、肿胀，容易导致肩颈病；同时会使腰部处于弓起位置，容易引起腰痛。

**3）蜷着睡** 不少人喜欢整个人蜷缩起来团成一团睡，俯视的角度看像一只龙虾，整个脊柱在这种姿势下像一个大括弧，这样会导致浑身血液流通不畅，整个脊柱处于一个非自然的形状，从而引起腰背疼痛。

**4）睡高枕** 所谓"高枕无忧"，事实上从保护脊柱的角度来说，卧时睡高枕并不合适。人体颈椎有一个向前凸起的生理弯曲，如果枕头过高，会出现颈椎前屈，导致椎管内的压力加大，这会刺激脊髓、神经根产生神经受压症状。当头颈肩与腰背部、下肢不在一个水平线上，会造成脊柱的扭转。

**5）"麻花式"睡姿** 顾名思义，就是睡觉时把身体扭成像麻花形状一样的姿势，"麻花式"睡姿中比较常见的一种就是上半身侧睡，下半身趴睡，很明显，这样的姿势会使脊柱不在一条直线上，脊柱像麻花一样呈一种扭转的形态，势必会造成腰痛不适。

#### （2）正确的睡姿

除孕妇、背部有伤口等特殊人群外，一般人群在睡觉的时候尽量选择仰卧的姿势，可在腘窝处垫上一个枕头，也可在腰部下方垫一薄枕，起到一个承托腰椎的效果，保持一个比较良好的脊柱曲线。垫在腰部下方的薄枕一定不能太高，太高则会导致人体姿势呈一个腰部向上的位置，同样会损伤腰椎。如选择侧卧位，则两条腿之间应夹上一个枕头或者被子，以保持脊柱的中立位置，也有利于腰部肌肉的放松。

### 6. 做家务姿势

#### （1）错误做家务姿势

对经常做家务的人来说，洗衣做饭是每天都要做的事情，但这些家务都在不经意间伤害着家务承担者们的腰。在收拾衣物、搓洗、晾晒时都要弯腰，从手部用力去搓洗、拧干，到洗完后要把衣服从盆里或者洗衣机里捞出来，再一件件晾晒，腰部需要重复弯腰一直立一弯腰一直立。拖地、扫地时，若所用的工具手柄长度不够，人自然需要弯腰用力。在厨房做饭时，一般从备菜到做饭结束，需要站立半小时甚至更久的时间，对于双下肢和腰部都是一个长时间的压力来源。

（2）正确做家务姿势

如果有需要手洗的衣物时，可以把洗衣盆放置在不需要弯腰的高度平台上。洗完晾晒时建议不要把衣物盆放置在地上，而是放在凳子或更高的桌子上，以减少腰部前倾的程度。打扫卫生时则应该选择手柄长度合适的工具，或者购入手柄长度可以调节的工具，长度以手握手柄时，肘部微曲、躯干微弯或不弯为宜。洗菜做饭时，可以放置一个高度约 10 cm 的小板凳在地上，双下肢轮流踩在凳面上，并与另一只脚之间隔开半步的距离。

**特别提示**

中国有句古话叫“坐有坐相，站有站相”，我们也都听过“坐如钟，站如松”这句话，说明自古以来，对于坐立行走的姿势都是有规范。在日常生活中，保持正确的姿势，不给脊柱添加额外的负荷，维持脊柱的正常生理曲度，可以有效降低腰痛发生的可能。

（王文丽、曹李欢）

# 第三节 腰痛的诱发因素

案例：患者，男，48岁，货运司机，从事长途运输工作22年，每日驾驶时长超过十小时，近三年来出现腰部酸胀样疼痛，平躺时缓解，工作时加重。2个月前患者觉得腰骶部疼痛明显加重，并出现右侧臀部及右大腿外侧酸胀不适，前屈位及坐位时腰痛加重，卧床或腰部后伸时症状可部分缓解，步行200米左右即在腰痛基础上出现右侧臀部及右大腿外侧酸胀且麻木不适。经保守治疗后症状无明显改善，严重影响其正常生活，遂于门诊就诊。该患者为什么会腰痛呢？

腰痛是多种疾病的常见症状之一，且复发率高，是临床上患者就诊常见的原因之一，位居十大致残疾病与损伤之列。据统计，我国慢性腰痛发生率为20.60%~41.54%，在全球范围内，腰痛发生率为13.1%~20.3%；其中40~69岁人群患病率为28%~42%，有文献报道75%~84%的人群发生过明显的腰背部疼痛。为何腰痛的发生率居高不下？什么因素可以诱发腰痛呢？

## 1. 久坐以及不良的姿势

由于生活习惯和工作方式的改变，越来越多的年轻人出现腰痛的现象。上班时，长期伏案工作，低头弯腰，下班后，舒适地“葛优躺”在沙发上玩手机、看电视，殊不知，这两种姿势是腰椎的隐形杀手。有研究表明，人在不同的姿势下腰椎所承受的负荷不同。

人平躺时，腰椎负荷最小，约为25千克；侧躺时，腰椎负荷约为75千克；站立时，腰椎负荷为100千克；坐姿时，上身直立腰椎负荷为140千克；站立时身体前倾，腰椎负荷增大到150千克；坐姿时身体前倾，腰椎负荷接近200千克（图3-3-1）。

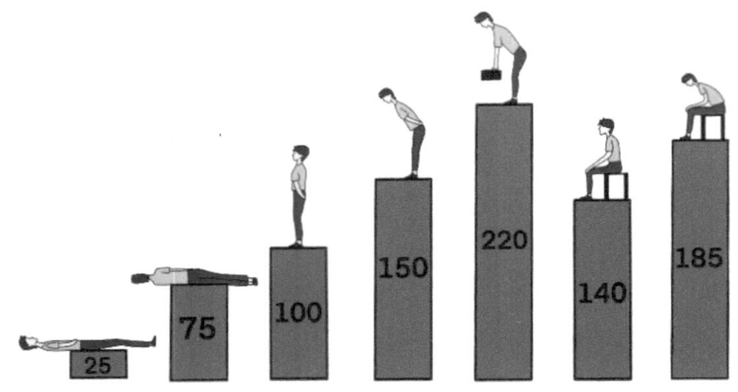


图 3-3-1 不同姿势下腰椎承受的负荷

由此可见，坐位时，腰椎承受的力量要比站立时多三分之一。久坐时人体容易形成不良姿势，整个脊柱呈弓形前倾，导致腰椎、肌肉和韧带长时间不同程度地处于拉伸状态，软组织劳损程度加深，维持腰部稳定性的肌肉萎缩，且头、躯干和上肢的重量会集中在腰椎这一个支撑点上，导致腰椎负荷大大增加，长久后容易引起腰椎间盘突出。有研究表明，长时间位置固定和持续不良姿势会导致脊柱周围软组织长度缩短，从而限制脊柱活动范围，继而影响其正常生物力学功能。此外，固定不良姿势的久坐减少了椎间盘内的液体含量，阻碍了椎间盘的营养供应，加速了椎间盘退变。

半躺的姿势容易在舒适中不知不觉引发腰痛。长期半躺着窝在沙发上，腰部肌肉、韧带处于松弛状态，失去了原有的固定作用，同时，腰椎长时间处于与其生理曲度相反的姿势，易造成脊柱生理曲度变直，加重腰椎椎间盘的负重。

### 2. 肥胖

随着生活水平的提高和饮食方式的改变，肥胖人群越来越多。有关调查显示，我国居民超重和肥胖人群已经超过总人口的四分之一。研究证明，肥胖可引起腰痛的发生率升高，也是引起腰椎间盘突出症发病率增高的原因之一。

正常腰椎在矢状面上形成一个向前弯曲的弧度，人体在直立位时，其能将所有压力分解为垂直于椎间盘的压力和沿斜面向前下方的分力，因此，腰椎间盘的受力与体重成正比，体重越大垂直于椎间盘的分力也越大。对肥胖人群来说，由于缺乏体育锻炼，腰背肌、腹肌等核心肌群力量明显较同龄人差，腰腹肌无力，椎间盘及韧带就承担了更大的负荷，同时较少的活动量也会产生腰椎失稳，进而加速其退变。

### 3. 不良的生活方式

#### （1）吸烟

烟雾的主要成分尼古丁可导致血管收缩，引起椎间盘周围血流减少，进而影响脊柱的血液供应和营养，导致脊柱退行性病变，包括椎间盘退化和脊柱关节炎等，这些病变都可能导致腰痛。此外，吸烟还会降低骨密度，增加骨质疏松和骨折的风险，这也可能导致腰痛。另外，吸烟还会影响身体的免疫系统和自愈能力，使身体难以应对疼痛和炎症，导致腰痛的症状更加严重。

#### （2）睡软垫床

平卧硬板床能保持胸腰段脊柱的伸直，减低椎间盘的压力，解除了肌肉收缩力与椎间各韧带紧张力对椎间盘所造成的挤压，使损伤的纤维环得以修复，突出的髓核及椎间盘高度得到一定程度恢复，同时有利于椎间盘对营养的吸收和腰背肌肉的放松。卧软板床的作用机制刚好与卧硬板床相反，卧软板床会让脊柱不能很好地伸直，使椎间盘的压力增加，损伤的纤维环不能得到很好的恢复，突出髓核不能回纳，容易导致腰椎间盘突出。

#### （3）辛辣刺激饮食

研究结果显示，摄入辛辣食物是腰椎间盘突出症发病的危险因素之一，辛辣食物中的辣椒油不仅可能使腰背肌肉产生痉挛，腰椎间盘血液循环受阻，而且刺激引起的喷嚏或者咳嗽，又会导致腰椎间盘内压升高，因此加速了腰椎间盘的退行性改变。

#### （4）长期穿高跟鞋

高跟鞋会使身体的重心向前移动，从而使腰部肌肉过度紧张，增加了腰部的负担，导致腰痛；同时，穿高跟鞋会影响步态，使得脚步变小，步频变快，从而使腰部的肌肉和关节处于不正常的状态下工作，这种不正常的步态会导致腰部肌肉过度紧张，增加了腰部的负担，也会导致腰痛。

#### （5）生活环境寒冷、潮湿

寒冷潮湿的环境会导致肌肉收缩和血管收缩，从而降低身体的温度和血液循环，导致肌肉痉挛和僵硬。腰椎间盘的血液供应和营养来源主要靠软骨终板的渗透作用来实现，在低温环境下腰椎间盘的营养物质来源更加有限，血液供应相对较少，容易出现腰痛症状。

#### （6）缺乏体育锻炼

随着生活节奏的加快，体育锻炼容易被忽视。强大的腰背肌可以增加脊柱的稳定性、平衡性和协调性，减慢脊柱退变的速度，而缺乏运动锻炼会导致腰部肌肉和韧带的萎缩和变弱，使得腰部支撑能力下降，从而增加了患腰痛的风险。此外，缺乏运动还会导致身体的代谢率下降，使得腰部的血液循环变差，从而影响腰部的健康。

### 4. 职业

腰痛与职业之间存在一定的关联，研究显示，从事体力要求较高的职业劳动者或体位性工作者腰痛的发生率更高。弯腰搬重物、长期固定非中立位的姿势和全身震动是明确的腰痛发生危险因素。

#### （1）从事重体力工作者

弯腰搬重物时，腰椎所受压力是直立时的2倍，从事重体力工作的人群，如煤矿工人和建筑工人等频繁弯腰和提举重物的动作增加了椎间盘的轴向和扭转压力，增加了纤维环撕裂的风险，加速了椎间盘退行性变。

#### （2）长期固定姿势者

随着工作方式的改变，从事脑力工作的人群越来越多，面对电脑久坐不动，腰椎间盘长期承受较大压力，腰部肌肉僵硬，易引发腰痛，如教师，在上课时长时间站立易造成椎间盘的轻微损伤，而备课、阅卷、写作、科研等工作中又处于长时间的坐位，对椎间盘的损伤加重，因而腰痛发病率较高。

(3) 驾驶者

驾驶员在驾驶过程中，长时间处于腰段弯曲前屈坐位，这对椎间盘压力显著增加，加之路面颠簸形成慢性微动损伤，久而久之造成纤维环的损伤破裂致髓核突出，引发腰痛。

## 5. 社会心理因素

社会心理因素与腰痛的发生、发展及预后有较高的相关性，尤其是在其发展、持续或加重中起关键性作用。研究发现，抑郁程度、工作中的人际压力及工作满意度、自我效能感等因素与轻度腰痛转化为持续性腰痛显著相关。

(1) 忧郁和焦虑

忧郁和焦虑可能导致身体的肌肉紧张和疲劳，从而引起腰痛。此外，忧郁和焦虑也可导致人们对腰痛的感受更加敏感，负性情绪直接影响下丘脑的内分泌系统和自主神经系统，造成体液、激素、酶类的异常，导致内源性致痛物质（如组胺）增高、抑痛物质（如内啡肽）降低，使痛阈下降，最终加剧患者原有的疼痛，形成恶性循环。腰痛与焦虑、抑郁是一种互相推进的关系，一旦腰痛出现后，其合并存在的焦虑和抑郁会明显地影响疾病的发展、转归。

(2) 工作压力

心理压力越大，疼痛强度就越强。高强度的工作会使整个人处于紧绷状态，体力劳动者腰椎负荷过重，损伤的概率增加；脑力劳动者久坐伤腰，尤其对工作的满意度不高时更易引发负面情绪，加重腰痛。

(3) 自我效能感

自我效能感是指人们对自己能力的信心和信念，疼痛自我效能感是指在持续疼痛的情况下从事日常活动的信心程度，包括家务、社交、工作以及在不使用药物的情况下应对疼痛的信心。自我效能感较弱的人群在面对可能会产生疼痛风险的情况时一般会采用消极的应对策略，因此比自我效能感强的人群更容易感到腰痛，并且更加难以缓解疼痛。

### 6. 年龄

年龄是腰痛的常见危险因素。20~30 岁人群容易发生腰痛，且患病率随年龄的增长而增加，直到 60~65 岁，此后开始下降。腰椎间盘的退行性改变从 18 岁即可开始，并随着年龄的增长逐渐加重。

腰椎间盘髓核主要由水和胶原蛋白组成，髓核中的水分在人出生时最多，占髓核重量的 90%，以后逐渐下降，30 岁时降至 70%。随着年龄的增长，椎间盘中蛋白多糖含量也明显下降，髓核弹性逐渐下降，吸收负荷和减轻震荡的作用减小，内在压力升高。与此同时，外围的纤维环会随着年龄的增长以及腰椎承受负荷的增加，逐渐产生液化坏死、黏液样变性、纤维化等病变，导致纤维环形成裂隙甚至断裂。此时，受压的髓核组织可经纤维环裂隙处突出或脱出到椎管内，压迫神经引起腰腿痛。

### 7. 遗传因素

遗传因素在椎间盘退行性变的发展过程中发挥着重要作用。研究表明，老年人腰痛和退行性腰椎间盘疾病的发展中遗传因素比环境因素更重要，这可能与其携带的基因导致他们的椎间盘更容易受损以及骨骼结构和肌肉组织发育不良有关。

### 8. 气候

秋冬交替的时候，很多人会出现腰腿痛，因为在寒冷的时候，腰背肌的血供会减少，正常供养和修复作用的血流量减少后，疼痛和炎症就不能得到很好的控制，容易引起腰腿痛。比如腰椎管狭窄的患者，在暖和的地方疼痛症状就会减少，但是如果到了北方，特别是秋冬交替的时候，腰腿疼痛就会发作。

**特别提示**

总的来说，腰痛的诱发因素是多方面的。除了不良姿势、肥胖、职业和社会心理因素，还包括年龄、遗传因素、不良生活习惯等。在预防和治疗腰痛方面，我们需要综合考虑这些因素，并采取相应的措施，如加强锻炼、改善饮食、调整工作姿势、减轻工作压力、定期体检等。同时，对于已经患有腰痛的人群，应及时就医，接受专业治疗，以避免病情进一步恶化。

（王文丽、王花）

# 第四节 腰痛的易发人群

案例：袁先生，28岁，身高170 cm，体重90 kg，某公司程序员，每日工作时间8小时，抽烟，每天两包，平时喜静，不爱运动，出现腰痛及双下肢麻木1年余，休息后可改善，近两月疼痛及麻木症状加重，遂于门诊就诊。

腰痛在我们的身边越来越常见，甚至很多年轻人也会出现不同程度的腰痛，似乎在各类人群中都能见到腰痛患者。那么，腰痛的易发人群有哪些呢？他们为什么会成为腰痛的易发人群呢？

## 1. 肥胖人群

体重过重会加重腰椎的负担及关节的磨损，而对于那些长期肥胖的人群，腰痛的症状只会越来越明显，剧烈活动之后，可能会更加严重。肥胖者体重的增加必然会给全身骨关节系统带来沉重负担，尤其是作为机体主要支撑骨的脊柱和双下肢。长期处在一种超负荷状态下，负重的关节软骨每单位体积承受的压力比正常情况要增加许多，骨与骨、骨与关节、关节与关节之间在重力作用下磨损程度加重，导致骨与关节内部结构发生增生、破裂等变化。对于那些从小就肥胖的患者来说，他们往往在年轻的时候就有骨关节系统疾病症状。引发腰腿痛的原因除了以上因素外，肥胖者腹部的重量增加，使身体的重心前移，从而引起骨盆前倾，腰椎发生代偿性向前弯曲，椎间盘受力不均，从而使脊神经根受到刺激等也是重要的因素。均衡饮食、控制体重、科学减脂和防止脂肪堆积是肥胖人群避免腰痛的重要手段。

## 2. 久坐、久站人群

久坐和久站的人群包括：程序员、学生、司机、白领、教师、交警、售货员等。这类人群长期处于同一个姿势，久坐或久站，姿势变化少，无论是椎体、椎间盘还是腰大肌，都处于相对疲劳的状态。在平躺时，无论是椎体、

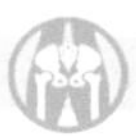

椎间盘，还是肌肉受力都是最小的；在站立位时，腰部的受力为 100 千克；而在坐位且身体前倾时，腰部的受力接近 200 千克。这就说明，在久站和久坐的情况下，腰部无论是椎体、椎间盘还是腰大肌，受到的压力都远超于平躺。因此，对绝大多数患者而言，长期的低头弯腰、久站、久坐都会加重肌肉、椎间盘的劳损，容易导致腰肌劳损、椎间盘突出以及椎体的骨赘形成。久坐久站人群活动量少，长期静止性姿势被动牵拉所产生的慢性劳损，可导致棘上、棘间韧带断裂，椎间盘受损，腰椎稳定性破坏，腰部活动受限，影响血液循环及代谢产物的清除，从而出现腰痛。

### 3. 吸烟人群

调查发现，有 67% 以上的腰痛患者曾经有吸烟史，尤其 45 岁以下的吸烟者发生腰痛的风险更高。有学者提出了一些假说，如：吸烟可使骨的矿物质含量减少，造成骨质疏松，诱发腰椎骨小梁的微细骨折。吸烟引起肺部疾病后造成咳嗽，而咳嗽时椎间盘内压增高，有导致椎间盘突出的危险。此外椎间盘的营养依靠从终板弥散来的物质维持代谢，烟草中的尼古丁成分会降低椎体的血容量，影响椎间盘营养，使椎间盘发生退变，且吸烟会使血红蛋白的携氧能力降低，影响椎间盘内细胞的存活。但也有学者认为，吸烟可削弱纤维蛋白的溶解作用，纤维蛋白溶解障碍可导致血液中纤维蛋白持续性沉淀，产生慢性炎症，造成脊柱关节强硬、瘢痕形成和蛛网膜炎等，出现非特异性腰痛。

### 4. 重体力劳动者

重体力劳动者的人群包括：建筑工人、农民、搬运工、冷库作业工、举重运动员、ICU 护士等。这类人群长期需要弯腰、搬运，反复推、拉、抬重物等动作都会加速椎间盘、关节的退变，给腰椎带来巨大的压迫，损伤腰部肌肉及韧带，从而引发腰痛。重复性的工作不仅会加速椎间盘、小关节的韧带损伤，还容易引起肌肉尤其是腰肌疲劳，削弱了肌肉对脊柱的稳定作用。除了特定的职业人群，生活中经常单手提重物的人，也同样容易出现腰痛不适。因为单手提重物时，人的身体是倾斜的，椎间盘的受力方向并不均匀，重量分配不均的情况下脊柱两侧也受力不均匀，肌肉紧张度也是不一样的，故对椎间盘危害较大。

生活中应尽量双手提同样重量的物品，保证躯干平衡以及腰椎受力均匀；也可以双手交替提物品。需要注意的是，提重物时不可以突然用力过大，姿势转换不能太快，所提物品尽量不要太重，避免蛮力伤腰，可以分次提，也可以借助推车等工具。当搬运重物时，应先蹲下以降低重心，身体尽量靠近重物，保持背部直立，收紧腰腹部的肌肉，将重物从地上抬起时用腿部肌肉的力量站起。当搬移重物时，双膝半屈曲，能给腰部一个缓冲，避免腰痛。总之，我们应该在保证工作的同时保护好自己的身体。

### 5. 姿态不正确人群

当今社会资讯发达，手机、电脑、电视成为人们生活中不可或缺的一部分。很多人的生活处于早上出门上班，在公交车或地铁上随便倚靠一个地方开始低头看手机、边走路边看手机、中午午休趴在办公桌上睡觉、下班回家躺在沙发上看电视的状态。殊不知，在我们一天的活动中出现的姿势、体态很多是不正确的，是带来腰痛的隐患。位于坐姿状态时臀部与凳面接触面积过少、跷二郎腿、“葛优躺”、睡觉时身体扭转、使用电脑工作者上半身前倾等，这类行为使腰椎处于前倾、后仰或侧弯状态，增加了腰椎间盘的负荷，造成腰背畸形进而导致腰痛。

跷二郎腿虽然可以调整人体的重心，使人坐着的时候更加稳当，并可以暂时放松下肢和足底肌肉，但长时间习惯性地跷二郎腿，会引起人体很多系统的病理改变。人体正常脊椎从侧面看应呈“S”形，跷二郎腿时容易弯腰驼背，久而久之脊柱容易形成“C”字形，造成椎间盘内压力分布不均，引起脊柱变形，腰部肌肉的拉伤和劳损，导致腰椎间盘突出。如果是处在生长发育阶段的青少年经常跷二郎腿，则容易形成驼背和脊柱侧弯，长此以往，变形的脊柱会压迫神经，引起更为严重的症状。

另外，在看书、写字、整理材料时间较长的情况下，或是为了看清电脑和书本上的内容，或是为了放松上半身，不知不觉人就会上身向前倾，部分开车的人也有上身前倾的习惯，这样的姿势似乎感觉舒服一些，其实对腰部

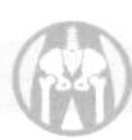

的压力比端坐时还要大。坐在椅子上身向前倾斜时，腹肌不需用力，腰背部的肌肉则像拉紧的弓弦一般用力拉着躯干，长时间地用力，会让腰部肌肉疲劳，产生疼痛和痉挛。后腰悬空多出现在背靠座椅办公或“葛优躺”时，腰椎处于后凸状态，又没有支撑，韧带处于松弛状态，失去原有的固定作用，脊柱易出现序列变形，生理曲度变直，肌肉的平衡被打破，久而久之会造成整体腰椎退行性改变。因此，有些我们认为非常舒服的姿态，对我们的脊柱却是一种伤害。

### 6. 存在心理疾病的患者

有研究显示，心理因素与下腰痛的发生存在相关关系。调查证实下腰痛患者的心理健康普遍较差，如精神紧张、抑郁，肌肉长期处于紧张状态，机体痛觉过敏，从而易产生下腰痛或加重症状。临床中发现某些长期受疼痛困扰的下腰痛患者，疼痛使其精神脆弱，患者产生的忧虑和恐惧，也常常加重症状，增加痛感。此外研究也提示心理因素与下腰痛的发展及预后都存在较高的相关性。

### 7. 怀孕女性

怀孕妇女腰痛的原因在一定程度上与肥胖人群腰痛的原因有相似之处。孕中期及孕晚期女性，随着胎儿的生长发育，子宫增大，腰椎的负荷增大。孕晚期由于行动不便，故而久坐久躺。另外，随着子宫日渐增大，身体重心前移，为保持重心平衡，在站立或走路时，孕妇的肩部及头部会向后仰，形成一种孕妇特有的挺胸凸肚姿态，就像在人的肚子上绑上一个大西瓜。为了不被“大西瓜”拖着向前倒，则需要后仰腰背来平衡方向，这种姿态容易造成胸部脊柱的过度前凸弯曲，从而引起腰部疼痛症状。孕晚期女性在睡觉的时候不建议采取仰卧位，多采取侧卧位，当孕妇处于侧卧位时，隆起的腹部向一侧拉扯、倾倒，对腰部也造成了牵拉，所以在腹部与床之间垫一枕头，可以缓解侧卧时腰椎上的压力，减轻腰痛症状。

## 8. 老年人

随着年龄的增长及日积月累的腰部活动，腰椎间盘及肌肉韧带会发生退行性改变，多表现为骨质增生、边缘长骨刺，这是引起老年人腰痛的常见原因。老年人腰痛高发的另一原因为腰肌劳损。肌肉组织就像日常生活中所见的弹簧一样，收缩和拉直都存在一个范围限度，超过限度，则会出现劳损。老年人腰痛的特点为活动程度与腰痛程度成正比，但休息后能缓解。一些骨质疏松的老年人，容易发生腰痛。有的老人打个喷嚏，或是走路不稳摔跤后，或是弯腰捡东西后，或是上厕所起身后都发生了骨折，这是因为脊柱原本存在骨质疏松的脊柱，所以在受到撞击、刺激以后，很轻易地就被外力折断了。另外，中老年人往往存在一个或多个基础疾病，有些疾病与腰痛存在一定关联，如椎管内的肿瘤，也会引起腰痛，并沿一根或多根神经区域放射，多为持续的剧烈疼痛，且不易缓解。所以老年人在日常生活的行动中，一定要慢中求稳，什么事情都可以比年轻人的节奏慢点。

## 9. 高跟鞋爱好者

高跟鞋可以拉长腿部比例，为形象加分，但却会为健康减分。穿高跟鞋站立行走时，人体的重心过度前移，会造成骨盆前倾，脊柱弯曲增大，受力点集中在腰椎，时间一长就容易引发腰椎间盘的损伤，诱发腰痛。因此为了身体健康，建议穿着平底鞋，如果是无可避免的情况，建议高跟鞋的鞋跟高度在 5 cm 以下。

## 10. 有腰痛家族史的人群

一些研究表明，如果父母是腰痛患者，那么子女出现腰痛的概率会更高。某些人的基因可能导致他们的椎间盘更容易受损，从而增加了引发腰痛的风险。此外，一些研究还发现，某些人的基因可能导致他们的骨骼结构和肌肉组织发育不良，从而增加了产生腰痛的风险。

## 特别提示

腰痛是我们日常生活中非常普遍的现象，它的发生与很多因素相关，很多人群都是腰痛的高发人群。我们在生活中，要注意饮食均衡，不让自己过胖或过瘦，不吸烟，规范自己在行走坐卧等活动中的姿势。在身体条件允许的情况下，可以多做加强腰背肌的运动。在工作的时候，加强针对预防腰痛的职业防护。高发人群更是要提高警惕，做到早发现、早治疗，面对腰痛带来的身体折磨和行动上的不便时，应保持良好的心态。

（王文丽、王花）

# 第五节 腰痛的预防保健

案例：杨女士，33岁，某化妆品柜台销售员，每日站立工作8小时，日常需要给前来购买彩妆的顾客试化妆，平时喜吃粉面等高碳水食品，不吃水果蔬菜，BMI为27kg/m$^2$。因出现腰部酸胀疼痛1月余，于门诊就诊并咨询腰痛的预防和保健方法。

腰痛是一个常见且不容易忽视的健康问题，常悄无声息地侵蚀着人们的身体健康。近年来，腰痛的发生人群也出现了年轻化趋势。腰痛在影响人们工作、学习、生活的同时，也给患者带来了很大的精神压力。疾病的预防大于治疗，等到腰痛发生时再去采取、治疗就会非常被动，而主动积极地预防腰痛的发生可以大大避免所承受的痛苦。了解了腰痛的诱发因素和易发人群后，我们应该从哪些方面预防腰痛的发生呢？

## 1. 警惕外伤的发生

生活中有很大一部分腰痛来源于外伤，我们的腰部经常因为一个不经意的动作而受到外界力量撞击，引起疼痛。这些受外伤的人群，有的是因为公交车急刹车时没有站稳摔倒了，有的是因为爬果树上摘果子掉下来，有的是因为不当操作产生电击从电线杆上摔下来，还有的因为边看手机边走路下楼梯时失足从楼梯上滚下来。外伤导致腰痛的患者，轻则需要卧床休息，保守治疗，重则需要手术。因此，生活中要远离有摔伤风险的场合，比如井盖、水沟、潮湿光滑的地面，不攀高，人多的场合不跑跳，乘坐公共交通工具时坐稳扶好。

## 2. 科学用腰

### （1）避免长时间一个姿势

长时间固定在一种姿势，肌肉会长期处于紧张、收缩状态，出现代谢紊乱，造成组织缺氧缺血和代谢产物堆积，最终导致局部组织变性引起腰痛。

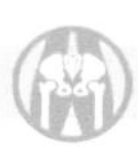

久坐时，建议每半小时就应该起身活动或间歇地做一些伸腰活动，适当改变一下姿势。久站时，超过半小时也应该坐下休息，放松肌肉；或可小范围内走动，因小范围内走动时调动了身体多组肌肉活动，可以减轻腰部压力。

**（2）纠正不良姿势**

不过分弯腰、保持正确的活动姿势也很重要，起坐、弯腰取重物、弯腰做家务、推、卸、搬运都要注意不可使某一部分组织受到过度、不平衡的牵拉。切忌提起重物时猛地起身，也不要直接弯腰拾物。当人直接弯下腰的那一瞬间，腰椎间盘里的髓核压力会增大，挤向腰椎间盘的纤维环，使纤维环破裂突出到椎管内，压迫神经和硬脊膜导致腰痛。保持腰背部直立，慢慢蹲下捡起后再慢慢起身才是拾物的正确方式。站立时，双下肢分开与肩同宽，两眼平视，下颌微收，挺胸收腹，腰背平直，小腿微收，双腿直立，让身体上的重力通过脊柱均匀地落在双足上。如果站立时间过长，可以用“稍息”的姿势，两只脚互换，也可在原地适当活动，消除双下肢及腰背部的疲劳。

**（3）其他**

睡觉时，不睡席梦思等太软的床，床面应该平整，长度足够自身身体舒展地躺下，可以选择硬板床上铺垫被；枕头不可过高，过高的枕头不仅引起颈椎前屈，还会使腰背部处于高张力状态，致腰椎前凹变小。起床时，应先取侧卧位，用双上肢撑在床面上，上半身坐起，再放下双下肢。由坐位起立时，先前倾上半身，双足向后伸，将上身力量平衡分布到双下肢，再伸直髋关节与膝关节，直到站立。坐时应上身挺直，可以在脚下垫一个脚踏板或矮凳子，使膝关节稍高出髋部，这种状态下，腰骶部韧带、肌肉不会受到过度牵拉，使腰椎保持正直；也可将背靠在靠椅上，放置小枕垫于腰部和靠椅之间，让腰骶部肌肉不会太紧绷、疲劳。同时，可以借助腰围帮助我们保持一个正确的姿势，佩戴腰围能限制腰部的过度活动，缓解与改善椎间隙的压力状态，增加腰部的支撑作用。疼痛较轻者，佩戴 2~3 个月即可，佩戴时腰部可在正常范围内活动，从而减少腰痛的发生。

### 3. 均衡饮食

众所周知，肥胖会使脊柱负荷过重，腹肌松弛也不能对脊柱起到支撑作用，那么什么样的饮食会造成腰痛呢？首先是必需氨基酸摄入不足。氨基酸是蛋白质的构成单位，饮食中摄入的蛋白质会被分解成氨基酸后被人体吸收，并将体内氨基酸合成蛋白质。很多腰痛患者的饮食中缺乏蛋白质，鸡蛋是必需氨基酸的重要来源，因此我们可以每天吃一到两个鸡蛋预防腰痛。另外，钙质是骨骼的主要成分，但是随着年龄增长，钙质流失，就会出现腰痛，多喝牛奶、豆制品等可以补钙，也可以直接口服钙剂和维生素 D 补钙。除了钙和蛋白质，黏多糖和维生素 C 也是保护腰椎健康必不可少的营养素。黏多糖多存在于椎间板内，起润滑关节的作用，若摄取的营养素不充分就会降低黏多糖的合成率，出现腰痛。海藻、贝类、猪脚等都是黏多糖的来源。维生素 C 则大多存在蔬菜和水果中，如橙子中存在大量的维生素 C。所以应该特别注重均衡饮食，避免肥胖，不吸烟，不喝酒，劳逸结合。

### 4. 腰部保暖

很多腰痛的患者都有不注意给腰部保暖的问题，睡觉时不给腰腹部进行遮盖，尤其是夏天，很多人不盖被子睡觉，风扇或者空调的出风口直接对着人身体整晚吹。有些女性上衣过短，腰部常常露在外面，殊不知，腰部在遇到冷刺激以后，部分肌肉痉挛就会直接导致腰痛。根据中医理论，寒胜则痛，寒冷可致气血瘀滞，经络受阻，气血不通，不通则痛。加上寒冷本身是一种物理刺激，会令肌肉和小血管收缩，肌肉长时间收缩会产生大量代谢产物。长期缺血、肌肉痉挛，代谢产物堆积则会使肌肉纤维变性，从而发生腰肌劳损。寒冷降低疼痛阈值，使人体对疼痛的耐受力变低，疼痛加剧。在这个穿衣自由的年代，女性可以穿任何自己喜欢的衣服，但如果从健康的角度出发，还是建议不要穿露腰的衣服，睡觉时给腰腹部盖一床薄被子，避免腰腹部长时间受风、寒、潮、湿刺激，为健康和美丽加一层保护。

### 5. 适当锻炼

维护腰部的健康，要保持适当强度的运动量，增加腰背部肌肉力量及腰

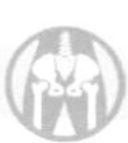

椎的稳定性，从而减少腰部损伤发生的概率。预防腰部疾病的运动可以分为全身运动和局部运动。全身运动需要腰部肌肉、韧带、骨骼配合，如游泳、跑步、太极等。局部运动则是有针对性地锻炼腰背部肌肉，帮助增加肌肉力量与耐力，缓解肌肉疲劳，预防局部肌肉的炎症、痉挛。有氧运动可以减轻腰椎负担，并增强腰椎柔韧性和肌肉力量，每天或隔天进行 30 分钟的快走或慢跑能有效预防并一定程度上缓解腰痛。骑自行车可以增加腰椎柔韧性，骑车时车座尽量降低，把手调高，保持腰部直立。登山可以锻炼大腿肌肉和腰部肌肉力量，但不可过度，且登山时应尽量选择斜坡角度较缓的山路，避免背重物去爬山，爬山过程中有意识地让腹肌用力，膝关节要微微屈曲。在熟睡一夜后，晨起可以做 2~3 分钟的腰部运动，伸展运动、转体运动、倒步行走都可以缓解腰椎的压力。平时也可以通过以下几种锻炼方法进行锻炼。

### （1）手足操

● 站立位，双足尖呈外八字形，比肩膀略宽，双手上举，掌心向上，举至头顶后十指交叉。

● 双臂尽量向上伸直，找到一种够天花板的感觉，同时由脚尖至全身尽可能向上延伸，维持 1 分钟左右。复原后，再开始伸展，如此反复（图 3-5-1）。

图 3-5-1 手足操

### （2）臀桥

臀桥即仰卧抬臀操。取平卧位，双手手肘撑于床面，双膝微屈，背部肌肉和臀部肌肉及大腿后侧肌肉用力收缩，挺胸、抬臀，身体呈拱桥形状，保持此姿势半分钟左右，再慢慢将臀部放于床上，可以连续重复 5~10 次（图 3-5-2）。

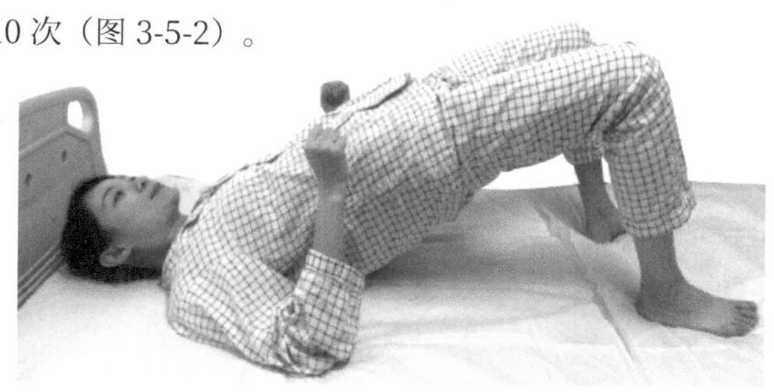

图 3-5-2 臀桥

（3）飞燕点水式

取俯卧位，腹部贴于床或瑜伽垫等平面上，双上肢高举过头顶，头部、颈部、双下肢、臀部和躯干同时发力向天花板方向抬起，上肢用力抬起的同时保持伸直的姿势，可保持不动，也可将双上肢和双下肢同时进行摆动，整个形态看起来就像燕子展翅飞翔（图 3-5-3）。

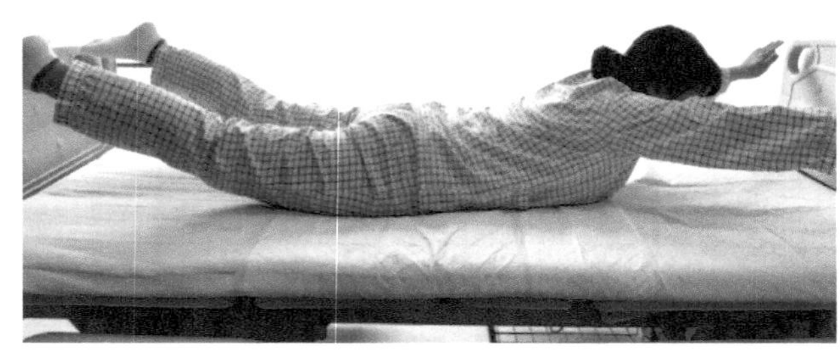

图 3-5-3 飞燕点水式

（4）支撑法

1）五点支撑法 仰卧于床上，去枕屈膝，用头、双肘及双足作为支撑点，使背部及臀部向上抬起，悬空后伸（图 3-5-4）。

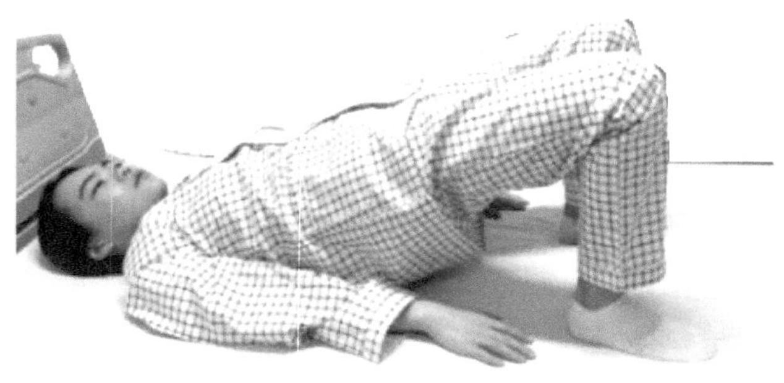

图 3-5-4 五点支撑法

2）三点支撑法 取仰卧位，双臂放置于胸前，用头顶及双足支撑，全身呈弓形撑起，腰背部尽力后伸（图 3-5-5）。

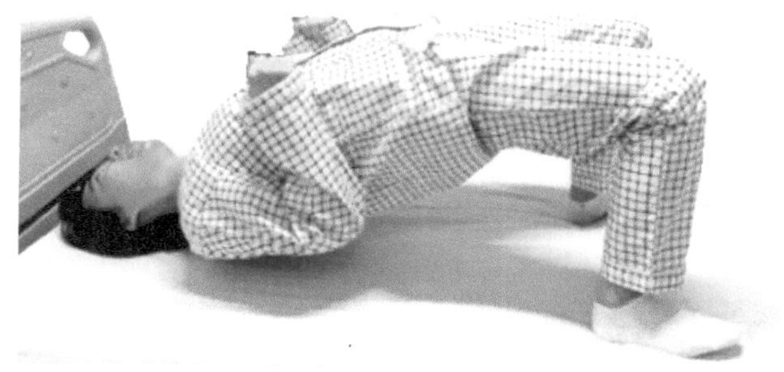

图 3-5-5 三点支撑法

需要注意的是，锻炼必须在身体舒适的情况下进行，如果已经发生了腰痛，则不宜进行锻炼。锻炼需要在进食至少 1 小时后进行，选择舒适宽松的衣物，做好热身运动。如果在锻炼过程中身体出现不适则马上停止锻炼。

## 6. 腰痛的保健

### （1）自我按摩

双手拇指向前、四指朝后固定在腰部的两侧，四指在腰部的上下前后有顺序地揉按或点按穴位，或用手指捏持腰部肌肉，最好将肌肉提起，如此双侧同时进行，直至感觉到舒适发热或者有酸胀的感觉为止；此外，还可双手握拳用掌指关节在腰部用力揉按或捶打。以上动作每日进行一次，每次一分钟，需要注意的是，捶打时应避开肾区，以免造成肾脏损伤。

### （2）腰椎保健操

腰痛的急性期疼痛难忍，需卧床休息，在疼痛减轻或消失后才可进行腰椎保健操。保健操也是缓解腰痛的方法之一，能加强腰部肌肉力量，可以改善受损伤组织的功能，使被动运动结构的疼痛感减轻或消失。平时保健操对预防腰痛也会有良好的效果。

**1）准备操** 做腰痛治疗体操之前，要求身体放松。取仰卧姿势，两脚稍张开，放松，伸开双臂的同时做深吸气，慢慢呼气的同时将手放下，并且全身放松。仰卧姿势，双手用力握拳，并且边吸气边加力，呼气的同时，全身放松。

2）治疗操 治疗操的目的是训练腹肌，动作以不痛为限。

● 仰卧运动训练：两臂上举至耳旁，髋关节和膝关节弯曲，开始做仰卧起坐，坐起后手触碰到脚，反复多次；急性腰痛期，只需要锻炼上肢为好。两臂抱肘，成仰卧姿势，仰卧收腹抬头（图 3-5-6）。

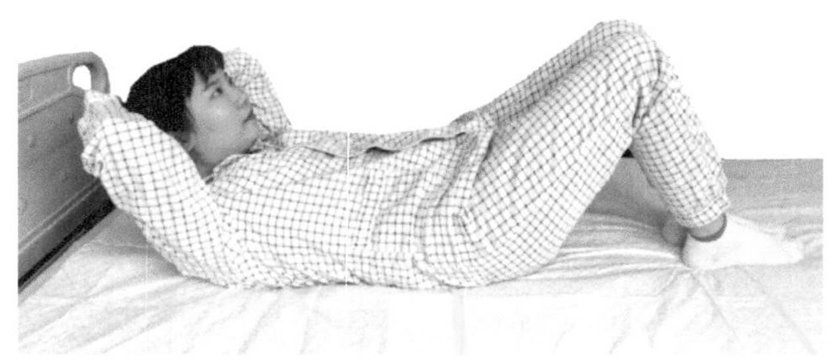

图 3-5-6 仰卧运动训练

● 伸展背部肌群运动：仰卧，两手抱膝，并且两臂放松；用力抱膝使膝尽量靠近胸部，反复做数次；膝关节碰到胸部时，两膝分开。抱膝时，屈肘下拉，肩背不要参与运动。注意头部紧贴床面，不要抬起，否则会引起颈椎、胸腰椎的弯曲，从而不能达到目的。如果头上下摇摆不定时，可使用枕头固定（图 3-5-7）。

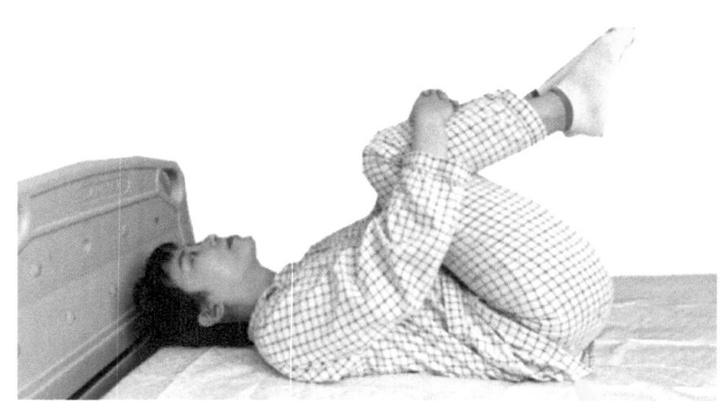

图 3-5-7 伸展背部肌群运动

● 腰骶椎伸展运动：双膝半跪，腹部贴在膝盖上，双手掌撑在地面上，一条腿向后方伸，足背屈。左右腿交替反复做。两脚成弓步，两手撑床。骨盆上下运动，使髋关节得到伸展。

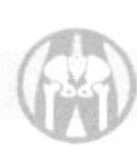

● 维持肌肉力量平衡训练：反复做“蹲—立”的动作，两脚稍开站立，上身不动，慢慢成蹲姿，后又变成站立；两手抱肘，上身微前倾坐在椅子上，保持上身不动站起来（图 3-5-8）。

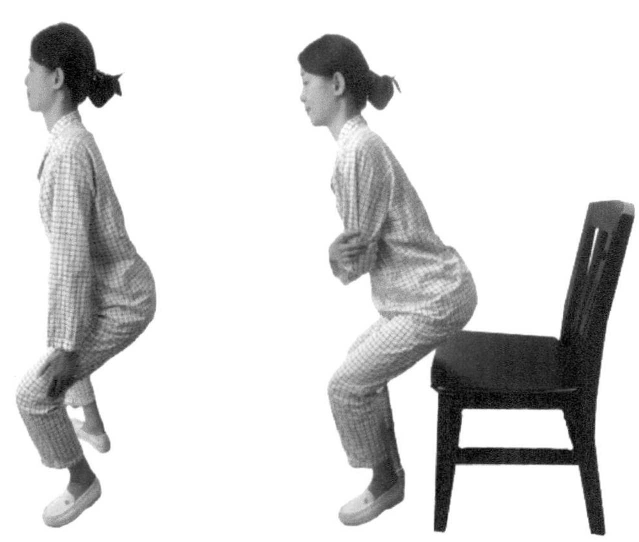

图 3-5-8 维持肌肉力量平衡训练

## 特别提示

生活中很多因素都可造成腰痛，腰痛的预防保健也融入到我们生活的方方面面，在饮食、穿着、姿态等方面，都有需要注意的地方。不暴饮暴食，营养均衡，保持良好的姿态，日常进行一些体力范围内能承受的体育锻炼，顺应季节气候的变化，心态积极乐观，很大程度上可以预防腰痛的发生。

（王文丽、刘嘉誉）

# 第六节 腰椎间盘突出症的诊断

案例：李明，男，32 岁，从事办公室工作。最近几个月，他开始感到腰部疼痛，并逐渐向下蔓延至臀部和大腿后侧。除了腰痛外，他还觉得左腿肌肉无力，走路时经常感到腿部沉重。此外，他注意到自己的腰痛会在长时间坐立或屈腿后加重，但休息后会有所缓解。这一病痛已影响了他的日常生活，于是前往医院就医。医生根据李明主诉的腰痛、下肢无力症状详细询问病史，经检查，最终确定李明患有腰椎间盘突出症。

年纪轻轻竟患上腰椎间盘突出？李明难以置信。数据显示，近年来腰椎间盘突出逐渐出现在青年白领群体中，成为一种“青年病”，主动了解、积极预防是腰椎间盘突出的防治关键。

## 1. 腰椎间盘突出症是什么疾病?

认识腰椎间盘突出症之前，先来弄清楚腰椎间盘的解剖构造。腰椎间盘是由外纤维环和内部的软骨核心（髓核）组成。外纤维环由一环紧密排列的纤维组成，提供结构强度和稳定性。软骨核心则是一个柔软、弹性的凝胶样物质，具有吸水性和减震功能。为了更好地理解腰椎间盘的结构和功能，可以将其比作汽车减震器。减震器是汽车悬挂系统中的一部分，用于减轻车辆在通过不平路面时的震动和冲击，提供平稳的行驶体验。腰椎间盘就像脊柱的减震器，承担着类似的功能。它们通过吸收和缓冲脊柱受力时的冲击和震动，保护脊柱其他结构，使其免受损伤。腰椎间盘能均匀分配脊柱上的压力，维持脊柱的稳定性，并在脊柱运动时提供支持，维持运动的灵活性。

腰椎间盘突出症是一种常见的脊椎疾病，它涉及脊椎的腰椎区域。脊椎由多个骨骼（椎骨）组成，它们之间由软骨状的结构相隔开。椎间盘由外纤维环围绕着一个内部的软骨核心（髓核）组成。可将腰椎间盘突出的病变过程比作一个汽车轮胎的损坏过程。想象一辆汽车的轮胎，外部是坚固的胎面，内部则是柔软的气囊。以此类似于椎间盘的结构，则汽车轮胎外部的胎面相

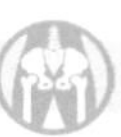

当于椎间盘的外环纤维环，内部的气囊则相当于椎间盘的软骨核心。轮胎受到损伤或老化时，胎面的外部可能出现破裂或磨损，类似于椎间盘的外纤维环破裂或损伤。而内部的气囊可能会膨胀或坍塌，类似于椎间盘的软骨核心膨出或突出。随着时间的推移和损伤的进一步发展，轮胎的胎面可能会形成一个凸起。这个凸起可能会对轮胎周围的部分施加压力（图 3-6-1），引起轮胎失去平衡，产生疼痛或震动。同理，腰椎间盘突出也会对椎间盘周围的神经根施加压力，导致疼痛、放射痛、下肢无力等症状。需要注意的是，实际的腰椎间盘突出病变过程更为复杂，需要咨询医生以获取更详细和准确的信息。

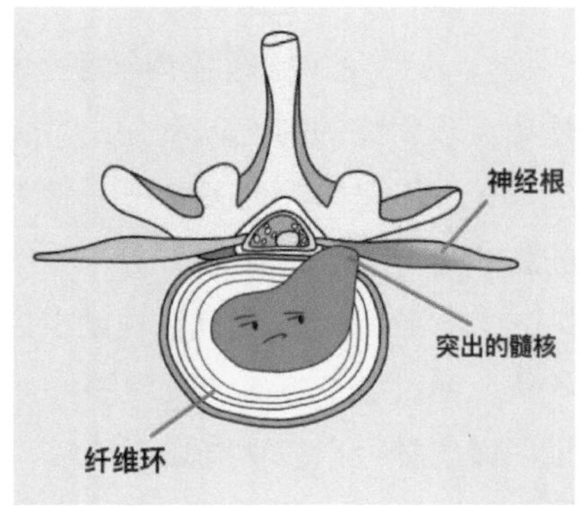


图 3-6-1 椎间盘突出示意图

## 2. 腰椎间盘突出的危害

1）腰痛 腰椎间盘突出最常见的症状是腰痛，疼痛可以从腰部放射到臀部、大腿，甚至脚部。这种疼痛可以是急性的，也可以是慢性的，能影响患者睡眠和日常活动。

2）神经症状 当突出的腰椎间盘压迫周围的神经根或脊髓，可能引起神经症状，包括坐骨神经痛（放射痛）、麻木、刺痛、肌肉无力或肌肉萎缩等。这些症状可能会限制个人的活动能力，影响日常生活和工作。

3）运动功能受限 腰椎间盘突出可以限制个人的运动能力。疼痛和神经症状可能使人难以弯腰、抬重物或进行一些常规的体力活动。这可能导致身体机能下降和体能退化。

4）心理和情绪问题 腰椎间盘突出的慢性疼痛可能对个人的心理和情绪状态产生负面影响。长期的疼痛和运动受限可能导致焦虑、抑郁、疲劳和睡眠障碍等问题。

5）影响生活质量 腰椎间盘突出可能限制个人的日常活动和生活质量。疼痛和功能障碍可能影响个人的工作效率、社交活动、运动爱好和家庭生活。

## 3. 腰椎间盘突出的诊断方法

腰椎间盘突出的诊疗是一个循序渐进的过程，需要在基于病史了解的情况下，进行体格检查和影像检查，根据不同的病患情况选取其他辅助检查方法。常规的诊断方法和流程如下。

1）病史检查 医生询问了解患者症状，包括腰痛的持续时间、疼痛的性质、放射痛的情况以及有无症状加重的触发因素（即突发原因导致的病情加重）。不仅如此，医生还仔细询问患者的职业和生活习惯，了解可能存在的腰部受力过度的情况。

2）体格检查 询问病史结束后，医生可以开始对患者进行了详细的体格检查。通过腿部感觉和反射的检查以及腿部肌力测试，确定肌肉力量以及腰椎区域的神经系统功能是否正常。检查患者腰椎活动度和姿势，寻找其他异常的可能性。

3）影像学检查 除了结合患者症状和体格检查外，还需要进行影像学检查来确定诊断，如腰椎 X 线检查、CT 检查和磁共振（MRI）检查。

X 线检查是一种常见的初级影像学检查方法，虽然无法直接显示软组织结构如腰椎间盘，但可以用于排除其他骨骼异常，如腰椎骨折、退行性骨变等。通过 X 射线检查还可以评估腰椎的结构。X 射线能够排除其他可能的病因，并确定腰椎骨骼的结构情况。

CT 检查可以提供更为详细的三维图像，特别是在评估突出程度和神经根的压迫情况较为有用。其中的信息内容包括横断面重建图像和多平面重建图像。横断面重建图像可以提供详细的椎间盘突出的形态和位置信息，包括突出的大小、形状和位置。多平面重建图像则生成冠状面和矢状面的图像，使医生能够更全面地评估椎间盘突出的范围及其与周围结构的关系，可了解腰椎间盘突出、压迫程度以及与周围神经根的关系。

磁共振（MRI）是最常用的诊断腰椎间盘突出的影像学方法。MRI 能够产生详细的断层图像，显示腰椎和腰椎间盘的解剖结构，提供腰椎的骨骼特征，可评估椎间盘的形态和位置；同时也可以显示腰椎间盘的水分含量，能够检测到椎间盘脱水和腰椎间盘突出的信号变化。MRI 可以补充评估腰椎间盘突出的形态和扩展范围。

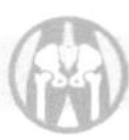

4）**其他诊断方法** 除了常规的诊断方法之外，腰椎间盘突出的诊疗方法依据不同的病情和病理特征可进行跨科室的综合诊疗。神经学检查通过评估神经系统的功能状态和病理体征，确定腰椎间盘突出对神经系统的影响，从而判断是否患有腰椎间盘突出。检查内容包括触觉测试、反射测试、肌力测试和肌肉协调性测试等。医生会用一系列手指刺激或触摸来评估患者的触觉反应，然后测试腱反射以及检查肌肉的力量和协调性。

腰椎活动度测试通过评估腰椎的活动范围和稳定性来检测可能存在的腰椎间盘突出。在测试中要求患者进行腰部的弯曲、伸展、侧弯和旋转等运动，以评估腰椎的活动范围和潜在的疼痛或限制，从而判断腰椎间盘突出的可能性和功能影响程度。

康复测试旨在评估患者的疼痛程度、活动能力和生活质量。测试内容包括疼痛评分（例如使用疼痛视觉模拟量表）、功能评估（如使用奥斯特里斯引体向上测试）和生活质量问卷（例如使用简化的生活质量评估问卷）。这些测试可以量化患者的疼痛程度、活动功能和生活质量水平。特殊检查根据不同的测量目的（如骨密度测量来评估骨质疏松情况），从而了解其与腰椎间盘突出的关系。

**特别提示**

腰椎间盘突出是骨科多发疾病，随着近年来人们生活水平的不断提高，发病率呈逐渐上升趋势。突出的腰椎间盘压迫神经导致的腰腿疼痛对患者的身心健康和生活质量带来严重影响，因发病初期无明显症状和体征，确诊时病情往往较为严重，所以预后不够理想。因此，对腰椎间盘突出患者尽早开展诊断工作尤为重要，以尽早明确病情，并给予及时治疗。

（李海洋、黄丹）

# 第七节 腰椎间盘突出症的主要症状

案例：刘某，男，28岁，足球运动爱好者，因踢足球后急性腰痛住院。此前腰痛明显，呈间歇性发作，常在活动或长时间站立、坐着之后出现。疼痛程度从轻微不适到剧烈疼痛。疼痛从腰部辐射到臀部、大腿后侧、小腿以及足部，并影响刘某的日常活动。他发现长时间行走、弯腰或举重等动作会加重症状。有时会在腰部、臀部、大腿和小腿出现麻木感，伴随着刺痛或刺痛样感觉。双腿乏力，尤其是在行走或站立较长时间后。经综合诊治之后，刘某被确诊为腰椎间盘突出。

腰椎间盘突出症是一种常见的疾病，因急性腰痛住院的患者也很多。从之前的内容我们了解到，腰椎间盘突出症在没有受到突发原因时是慢性发展的，上述案例中剧烈运动——踢足球的剧烈牵扯，成为腰椎间盘突出加重的导火索。由此全面了解腰椎间盘突出的主要症状是自查防治的关键一环。

## 1. 腰椎间盘突出症的不同分型、疼痛模式和体表特征

腰椎间盘突出症是指腰椎间盘发生退变、移位或断裂，导致其内部的软骨组织向后突出压迫神经结构的一类疾病。根据突出的部位和性质，腰椎间盘突出症可分为不同的类型，每种类型表现出不同的病理变化和临床症状，同时伴随的疼痛模式在体表上表现出的特征也各有差异。

### （1）不同分型的具体表现

1）**根性腰椎间盘突出症** 这是最常见的一种分型。腰椎间盘向后突出并压迫了脊神经根，导致神经根的疼痛、麻木或刺痛。具体表现根据压迫的神经根水平和部位可以发生在不同的部位，如腰部、臀部、大腿、小腿和足部等。

2）**脊髓型腰椎间盘突出症** 这种类型的腰椎间盘突出压迫了脊髓，导致脊髓功能异常。典型症状包括肢体无力、肌肉痉挛、身体不协调、步态异常等。

3）中央型腰椎间盘突出症　腰椎间盘向后突出，压迫了脊髓周围的背根孔和腹根孔，可能引起双下肢疼痛和麻木感。

4）偏侧型腰椎间盘突出症　腰椎间盘向一侧突出，压迫了同侧的神经根，导致同侧臀部、大腿后侧和小腿等部位的疼痛和麻木感。

根据突出程度的不同，腰椎间盘突出还可以进一步分为腰椎间盘膨出、腰椎间盘突出和腰椎间盘脱出。膨出是指腰椎间盘的纤维环向外膨胀，但仍保持完整；突出是指纤维环完全破裂，腰椎间盘的核心物质突出至纤维环之外；脱出则是纤维环破裂，髓核大量外漏，可引起脊髓压迫、大小便失禁等症状（图 3-7-1）。

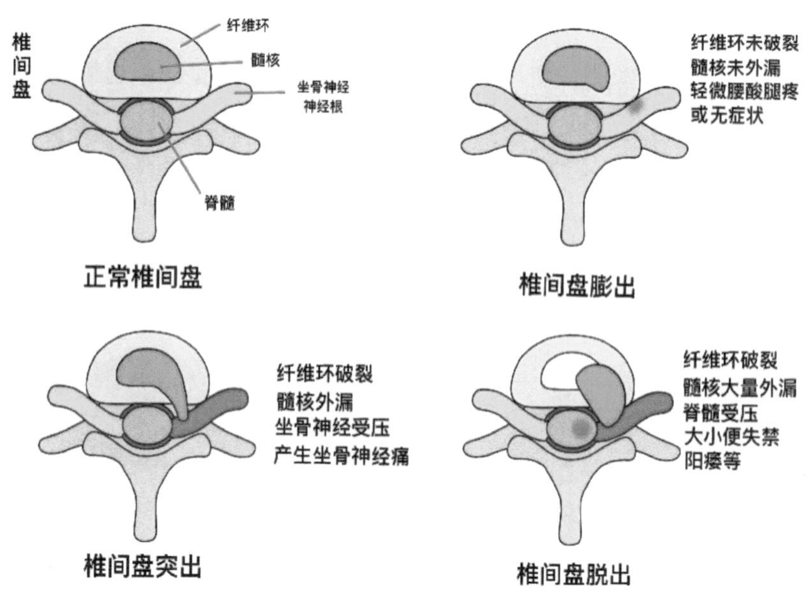


图 3-7-1 几种椎间盘的示意图

### （2）不同分型的疼痛模式

疼痛模式是指疼痛在特定状况下的特征和表现方式。不同的疾病或病症可能会导致不同类型的疼痛模式。疼痛模式包括疼痛类型、疼痛区域、疼痛程度、疼痛时间等。疼痛类型如钝痛、刺痛、灼热、电击般的痛感等，具体表现为不同的触觉特征；疼痛区域是指疼痛的部位和范围；疼痛程度，如轻度、中度或重度，反映了疼痛的强度和影响程度；疼痛时间是间断的或持续的。所以，了解不同分型疼痛模式有助于医生进行疾病诊断和治疗方案的制定。同时，患者对其疼痛模式的描述也有助于医生更好地理解病情。

1）根性腰椎间盘突出症　该类型的腰椎间盘突出产生的疼痛通常是放射性的，从腰部向下往臀部、大腿后侧和小腿沿特定的神经根分布区传播。疼痛可能表现为刺痛样感觉或电击样感觉。

2）脊髓型腰椎间盘突出症　这种类型的腰椎间盘突出通常引起的疼痛相对较少，腰痛可能较为轻微，甚至不存在。主要症状集中在脊髓受压引起的神经功能障碍上，如肢体无力、肌肉痉挛、身体不协调或步态异常。

3）中央型腰椎间盘突出症　这种类型的腰椎间盘突出通常引起的疼痛为多节段性或广泛性疼痛，涉及躯干和下肢的大范围区域。疼痛可能表现为隐痛、刺痛或放射状的疼痛。

4）偏侧型腰椎间盘突出症　这种类型的腰椎间盘突出引起的疼痛通常集中在腰部及同侧臀部、大腿后侧和小腿的相应神经根分布区。疼痛可能表现为剧烈的刺痛、烧灼感或放射状的疼痛。

### （3）不同分型的体表特征

腰椎间盘突出症的体表特征可以是病症在患者皮肤表面上可见或可触及的变化，这些特征对于医生进行辅助诊断和评估病情非常有价值。由此，了解体表特征在腰椎间盘突出的诊断中具有重要作用。

1）根性腰椎间盘突出症　在根性腰椎间盘突出症中，可能出现腰部的局限性压痛点。此外，当医生通过特定的体位检查（如直腿抬高试验）引发神经根受压时，患者可能会感觉到相应神经根分布区的疼痛、麻木或刺痛。这些体表特征与特定的神经根受压相关。

2）脊髓型腰椎间盘突出症　该类型的腰椎间盘突出主要引起脊髓功能异常，而不表现为特定的体表特征。患者可能会出现全身或节段性的肢体无力、肌肉痉挛、步态异常等症状，并且这些症状常常在体格检查被发现。

3）中央型腰椎间盘突出症　中央型腰椎间盘突出通常通过物理检查难以直接观察到特定的体表特征。然而，患者可能会有较大范围的疼痛分布，如多节段性的腰背部或下肢疼痛。

4）偏侧型腰椎间盘突出症　在偏侧型腰椎间盘突出症中，可能出现椎管与压迫同侧神经根的突起部位的局部压痛点。此外，当神经根受压时，患者可能会感到同侧臀部、大腿后侧和小腿等区域的疼痛、麻木或刺痛。这些体表特征与神经根的特定分布有关。

## 2. 腰椎间盘突出症状与病情的关联性

### （1）症状和严重程度的关联

腰椎间盘突出的症状一定程度上体现了患者病情的严重性。症状严重程度和病情严重程度之间的关联因个体差异、病因和其他因素而有所不同。在这个部分，我们可以继续借助汽车的比喻来更形象地描述。想象一辆汽车，腰椎间盘突出的症状严重程度就像车辆引擎的问题，而病情严重程度则类似于车辆整体的状况。

1）突出程度　突出程度可以看作是汽车引擎的故障程度。较大的突出就像引擎的重大故障，可能导致车辆无法正常运行。腰椎间盘突出的大小、位置和形态与症状严重程度相关。通常来说，突出程度越大越严重，可能导致的症状越明显。较大的腰椎间盘突出可能会对神经根或脊髓造成更大的压力，引发明显的症状，如放射痛或功能障碍。

2）神经根受压程度　腰椎间盘突出是否压迫了神经根也会对症状的严重程度产生影响。神经根受压程度和脊髓受压程度可视为汽车引擎的个别部分受损情况，当突出物压迫神经根时，就像引擎某个零部件的损坏，可能会导致车辆的特定功能不能正常运作。类似地，腰椎间盘突出如果压迫神经根或脊髓，会引起特定区域的疼痛、麻木或功能障碍，症状的严重程度可能与受压程度相关。

3）脊髓受压程度　如果腰椎间盘突出严重程度足以压迫脊髓，可能会引起脊髓型颈椎病症状，如肢体无力、肌肉痉挛、身体不协调或步态异常。脊髓受压程度越严重，症状可能越明显。轻度受压时，就像汽车受到轻微挤压时，可能会感觉到轻微不适或者短暂的疼痛，但并不会引起明显的功能障碍或疼痛扩散。中度受压就像汽车受到较大力度的撞击或者受到一定程度的变形，此时脊髓可能会受到中度压迫，类似于汽车发生较严重的事故，可能导致疼痛感加剧，局部感觉异常，甚至出现部分功能受损。重度受压就像汽车被严重碾压或严重损坏，在这种情况下，脊髓受到严重压迫，类似于汽车遭遇重大撞击导致车身变形，可能引起严重的疼痛、感觉异常、肌力减退，甚至造成严重的运动障碍和功能丧失。

4）个体差异 个体差异就如同驾驶员的体验和反应能力。不同人对疼痛的感受和忍受能力不同。某个人可能对较小的突出就有明显的症状；而另一个人可能在较大的突出下只有轻微的症状，就像有的驾驶员对较大的故障可能不敏感。因此，对于同样的病情严重程度，个体差异也可能导致症状严重程度的不同。

#### （2）症状的持续性和复发性与预后的关联

当探讨症状的持续性和复发性与预后之间的关联时，我们可以通过一栋房子来解释：腰椎间盘突出症状的持续性和复发性就像房子的结构问题，而预后则类似于房子的整体状况和修复的可能性。

持续性症状可以比作房子出现的持续性裂缝或结构缺陷。如果腰椎间盘突出引起的症状持续存在，可能预示着神经根或脊髓受到持续压迫，就像房子的结构问题没有得到解决。这种情况下，预后可能较为严重，持续的神经受压可能导致神经功能的损害和长期的不适。

而复发性症状则类似于房子的相同问题反复出现，就像我们修补了房子的裂缝，但它又不断重新出现。同样地，如果腰椎间盘突出引起的症状经过治疗缓解后又反复出现，可能表明突出物对神经根的压迫仍然存在，或者突出物的形态导致的症状易复发。这种情况下，预后可能会更为复杂，需要综合考虑持续的治疗和可能的手术干预。

如果腰椎间盘突出症经过药物治疗和理疗后，症状缓解一段时间，但之后又复发了。这种复发性的症状可能暗示腰椎间盘突出问题较为严重或复杂。可能存在突出物的位置和形态不利于长期恢复的情况，或者神经根受压的程度仍然存在。这可能会对预后产生负面影响，增加康复的时间和治疗的复杂性，可能需要进一步的干预，如手术治疗等。

### 3. 注意事项和就医建议

#### （1）关注自身症状及其影响生活质量的程度

及时对自身症状和对生活质量的影响进行评估和处理是必要的，无论是否确诊腰椎间盘突出症，在腰部感到不适时，都应该积极采取措施来缓解症状、减轻疼痛以及提高生活质量。早期干预可以带来更好的治疗效果和康复结果。

1）疼痛的程度 注意观察腰部疼痛的程度是否有所增加。如果疼痛变得更加剧烈或持续，或者出现放射性疼痛（腿部疼痛或坐骨神经痛），这可能是病情恶化的迹象。

2）运动能力的改变 注意观察腰椎间盘突出对日常活动和运动能力的影响。如果疼痛导致无法进行正常的日常活动，如行走、弯腰、举重或进行运动，甚至感觉肌肉无力，则可能需要进一步的医学评估和处理。

3）神经功能的变化 关注是否有麻木、刺痛、感觉异常或肌肉无力等神经功能改变。这些症状可能表明腰椎间盘突出对周围神经产生了明显的压迫，需要及时就医。

4）日常生活质量的影响 注意观察腰椎间盘突出如何影响日常生活质量。如果疼痛和其他症状使患者无法正常工作、入睡、参加社交活动或完成日常任务，则可能需要进一步的治疗和康复措施。

### （2）应对病症的方法和康复治疗建议

面对腰椎间盘突出的症状时，我们需要知道应对方法和康复治疗的重要性。腰椎间盘突出可能带来的腰痛、坐骨神经痛和其他相关症状，对我们的生活产生了负面影响。因此，了解如何处理这些症状以及参与康复治疗是至关重要的。

首先，我们需要知道如何应对腰椎间盘突出的症状。这包括：① 采取正确的姿势和动作，避免过度用力和扭曲腰部；② 合适的休息和睡眠也对症状缓解有帮助；③ 冷热敷、按摩和适度的运动可以缓解疼痛和肌肉紧张。

除了应对症状，积极参与康复治疗也是至关重要的。物理治疗师可以制定个性化的康复计划，包括疼痛管理、肌力和灵活性训练，以及正确的体位和姿势指导。药物治疗，如非甾体抗炎药和镇痛药，可能会被用来控制炎症和疼痛。在一些严重情况下，手术干预可能是必要的。

理解这些应对方法和康复治疗的重要性在于它们能够帮助患者缓解症状、提高生活质量，并降低进一步损伤的风险。通过正确应对症状，选择合适的康复治疗，可以加快康复进程，恢复正常的活动水平，并避免长期的康复和功能障碍。因此，应当重视这些方法，积极参与康复治疗，以期获得最佳的治疗效果和康复结果。首先，为了获得正确的诊断和治疗方案，应该尽早向医生寻求帮助。专业的医生可以评估患者的症状，确定腰椎间盘突出的严重程度，并提供最适合患者情况的治疗方案。一旦获得了医生的诊断和治疗建议，则需要遵循他们的指导，这可能包括服用指定的药物、进行按摩和牵引以及特定的锻炼等。

最后，日常生活中康复治疗管理也很重要，包括正确的姿势、体力活动的技巧、疼痛管理、适当的休息和放松技巧等。此外，使用支撑性支架或腰围等辅助工具都可以帮助减轻腰椎负担。同时，康复过程需要积极参与和坚持。以自己的健康为责任，按照医生和治疗师的建议进行锻炼、按摩和康复活动。同时，保持积极的心态，相信自己的康复潜力。

**特别提示**

腰椎间盘突出常见症状有腰部疼痛、下肢麻木、肌肉无力及行走困难等，需要及时采取措施来治疗和改善症状。治疗方法根据患者病情来决定，切勿盲目治疗应尽早到医院明确诊断，选择合适的治疗方式。

（李海洋、黄丹）

# 第八节 腰椎间盘突出的非手术治疗

案例：宋女士，31 岁，某中学老师，工龄 9 年，每日伏案工作 6 小时余，慢性腰背痛 3 年余，久坐及弯腰后直立困难，未予重视故未治疗。近半年来右侧臀部、右下肢大腿后外侧、小腿后侧及右踝足背胀痛，平卧后可缓解。近一周下肢出现麻木，站立及平卧后无明显缓解，遂于门诊就诊。查体可见右侧下肢 Lasegue 试验及 Bragard 试验均阳性，腰椎 MRI 结果显示"L4/5 椎间盘突出"，确诊椎间盘突出症。医生建议其先进行保守治疗，6~8 周后复查。

随着人们工作环境及生活方式的改变，腰椎间盘突出的发病率逐年增加，腰痛逐渐成为困扰人们生活的一大难题。对于患者而言，手术治疗还是非手术治疗往往难以进行抉择。事实上，60%~90% 的腰椎间盘突出患者可以通过非手术治疗的方式取得良好的治疗效果，故非手术治疗方式现已成为一线的治疗方法。那哪些患者可以采取非手术治疗的方案呢？非手术治疗具体包括哪些方法呢？

## 1. 非手术治疗的指征

- 初次发作、病程较短或经过休息后症状明显缓解。
- 症状较重但病程短，未出现神经功能受损的情况。
- 病程长，症状或体征不明显，对生活影响较小。
- 全身情况无法耐受手术，影像学检查结果显示突出情况较轻。

## 2. 非手术治疗的时间

腰椎间盘突出保守治疗时间为 6~12 周，经治疗后患者症状可以得到明显改善。

## 3. 非手术治疗的方式

### （1）卧床休息

人在不同体位时腰椎所受的压力不同，平卧时椎间盘内压可减少 50% 左右。卧床休息可以减少椎间盘的压力，缓解腰椎椎旁肌肉的紧张，减轻患者疼痛。在腰椎间盘突出急性期时应绝对卧床 3 周，且卧于木质硬板床。但不主张长期卧床，在患者症状缓解后鼓励其佩戴腰围尽早下床，进行适度、有规律的活动，同时应避免过度负重和不良姿势，以免再次加重腰椎压力。在症状减轻或消失后应及时取下腰围，长期佩戴可能会造成腰背肌肉发生失用性萎缩，可进行适当腰背肌锻炼增强腰部力量。

### （2）药物治疗

主要包括消炎、镇痛、营养神经、脱水及肌肉松弛等药物，临床上常用非甾体抗炎药物（nonsteroidal anti-inflammatory drug，NSAID），如塞来昔布及布洛芬缓释胶囊等，NSAID 为治疗腰背疼痛的一线药物，可以缓解患者疼痛并控制炎症，通常餐后服用。服用 NSAID 时应严格注意胃肠道反应，判断有无溃疡或出血发生，若有活动性消化性溃疡、近期胃肠道出血、肝肾功能不全等情况时应禁服或慎服此类药物，若要长期服用应遵医嘱。

阿片类药物在短期治疗时可缓解腰痛，因其成瘾性，临床应谨慎使用。神经营养类药物可以减轻神经根受到压迫导致下肢麻木的症状，主要包括维生素 $B_1$、维生素 $B_{12}$、甲钴胺及神经妥乐平等。在患者疼痛较重，但神经损害较轻时，可以联合脱水药物及激素类药物静脉使用，以有效减轻神经根水肿，缓解疼痛，在急性发作期尤为有效。在使用脱水药物时，应观察血压及电解质情况。肌松药如盐酸乙哌立松片的使用可以缓解腰背肌痉挛及张力。同时，中医在针对“腰腿痛”的活血化瘀类药物也同样有效，可以酌情使用。

### （3）牵引治疗

腰椎牵引是腰椎间盘突出保守治疗的传统手段之一。牵引主要是通过外界给予的两个相反作用力，将脊柱缓慢被动拉开，可促进腰椎关节力学平衡的恢复，使椎间隙增大，减轻椎间盘压力，促使椎间盘部分回纳。

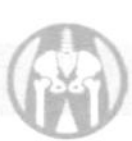

一般采用持续牵引及间断牵引法，牵引的力量必须充分克服肌肉收缩力、韧带阻力以及桌面的摩擦力和机械力，为身体重量的25%~70%，以不使患者感到疼痛为标准。患者进行牵引治疗时一般选择仰卧位平躺于硬板床，充分放松腰部，并选择合适角度。牵引治疗应充分考虑个体化差异，年老体弱者可适当缩短牵引时间，减轻牵引重量；年轻力壮、身体条件允许者可适当增加牵引重量及时间。牵引疗法通常与其他疗法同时使用，以提高疗效。牵引治疗需要在专业医生评估后，在其指导下进行，有些腰椎间盘突出症患者并不适宜牵引疗法，同时应避免牵引重量过重、时间过长。

（4）注射治疗

包括硬膜外注射、选择性神经根注射、骶管注射及腰交感神经节注射等方法。硬膜外注射疗法是指根据解剖定位或在影像引导下进行操作，将麻醉药和激素类药物注入硬膜外腔，使药物在硬膜外间隙内上下扩散，并沿着椎间孔逐渐扩散至神经根周围，达到消炎、镇痛、预防和治疗神经根粘连，并使突出椎间盘部分脱水皱缩和改变突出物与神经根的相对位置，从而使症状缓解的一种保守疗法。此法属于局部封闭疗法，具有药力集中、起效快、持续时间长等特点。硬膜外糖皮质激素注射治疗适用于短期内伴有坐骨神经痛的患者，其效果明显、较为安全，可明显降低手术干预率，但在长期治疗中作用暂不显著。注射治疗疗效因人而异，应在医生的评估下进行注射，若有症状加重，应及时就医。

（5）物理治疗

有助于减轻肌肉痉挛，消除炎症及水肿，改善局部血液循环，缓解因炎症引起的疼痛症状。

1）理疗　可选用短波、超短波、高能量激光治疗等，此类方法均为热疗法，可加快炎症消退和缓解疼痛。选用中低频电疗可以刺激兴奋神经，改善肌群活化程度，常用的有经皮神经电刺激和干扰电治疗。体外冲击波治疗效果明显，可有效改善疼痛，缩短治疗疗程，提高生活质量。

2）推拿按摩　属于中医的外治法，通过按摩推拿体表的特定部位来达到调理脏腑、疏通经络、促进气血正常运行的目的。对于腰椎间盘突出患者，推拿按摩可以改善腰背部的血液循环，缓解腰部肌肉痉挛，减轻对神经根的压迫，加速神经根功能的恢复。此法适用于年轻、病程短、无神经功能障碍者。常用的手法有揉法、按法、推法等，但由于推拿按摩手法层出不穷，也存在一定风险，若是在经受推拿按摩后，症状未减轻反而加重，应引起重视，及时就医。

3）针灸 针灸具有舒筋活络、调节气血、降低神经末梢兴奋程度、促进肌肉松弛、扩张血管、减轻疼痛和改善腰部活动障碍的作用。主要包括针法和灸法，方法包括毫针、电针、激光针和艾灸等。针灸治疗腰椎间盘突出症取得了较好疗效，但并不是所有人都适合针灸疗法，针灸禁忌证为：凝血功能障碍、皮肤局部有溃疡等。

4）热敷 在腰椎间盘突出后期症状改善后，可能会出现腰痛、腰酸等情况，尤其在下雨天症状加重，可选用热水袋外敷，以缓解肌肉疲劳。注意热水袋不可过烫，不宜直接接触皮肤，可用毛巾或其他物品包裹后再使用。

### （6）运动疗法

适当的运动，可促进营养物质的吸收，舒展粘连组织，可以增强肌肉力量，减缓腰椎退变，同时加速血流，促进血液循环。有大量研究证实运动干预对于腰椎间盘突出患者的疼痛程度、腰椎功能及直腿抬高的角度均有改善。不推荐在急性期开展大幅度的运动干预，当症状逐渐缓解，大约在第 3 周，可以开始进行运动干预。对于亚急性或慢性人群，鼓励尽早开始运动。急性腰痛以柔韧性牵伸治疗及方向特异性训练为主，亚急性及慢性病程以有氧训练及认知行为策略为主，加强腰背肌锻炼。八段锦、太极拳、游泳等运动均有益于改善腰背功能，同时也可以选用以下几种运动方式，作为参考。

1）飞燕运动 俯卧位，双手背向放好，用力挺胸抬头，双手向前伸直，膝关节伸直。两腿向后用力，使头、胸、四肢尽量抬离床面，似燕子飞状，故名飞燕式。以上姿势坚持 5 秒，再放松，如此重复 15 遍为一组，每天 2 次，每次 2~3 组（图 3-8-1）。

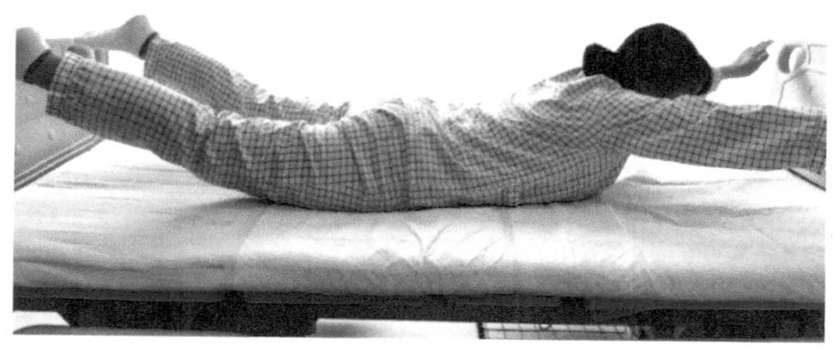

图 3-8-1 飞燕运动

**2）抱腿起身** 平躺，双腿并拢，两手抱住大腿，缓慢将上身抬起，使膝盖尽量靠近胸部，如此反复 5~10 次，以放松腰部肌肉（图 3-8-2）。

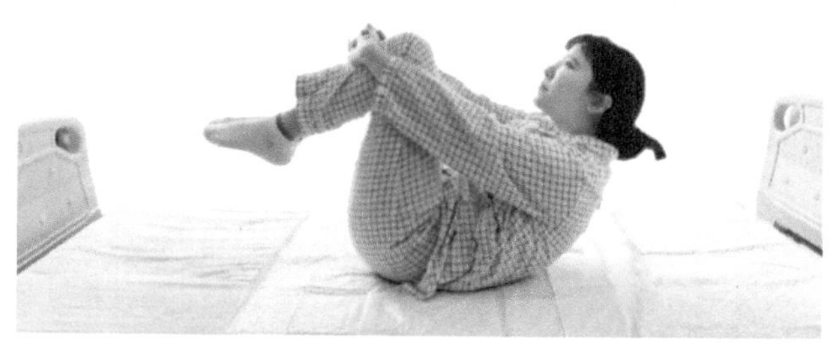

图 3-8-2 抱腿起身

**3）麦肯基训练** 麦肯基训练属于方向特异性训练，符合腰椎的解剖结构，主要强调反向伸展腰椎，以帮助腰椎生理曲线的恢复，减轻神经压迫的症状。

动作一：俯卧。俯卧平躺，双臂放于身体两侧，头侧向一边，保持 5~10 秒，深呼吸，做到双臂伸直及放松。每天 6~8 次，约 20 分钟一次（图 3-8-3）。

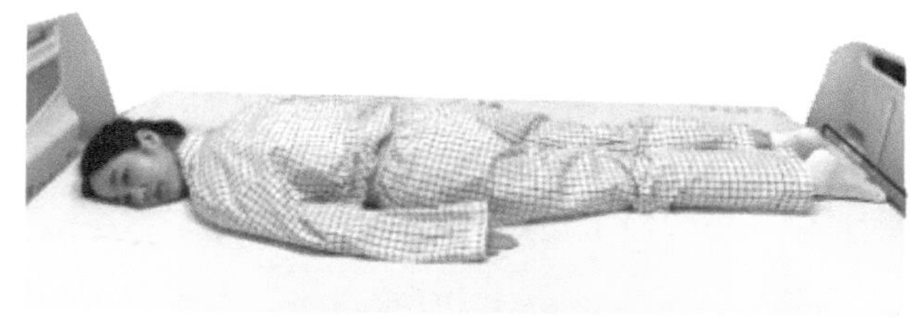

图 3-8-3 俯卧位

动作二：俯卧伸展。在动作一的基础上才能进行俯卧伸展，先保持俯卧位姿势，将手肘放于垂直于肩膀之下的位置，用前臂支撑上半身，注意不要耸肩，使颈椎尽量向上延展，保持腰臀部尽量放松。每天 6~8 次，约 20 分钟一次（图 3-8-4）。

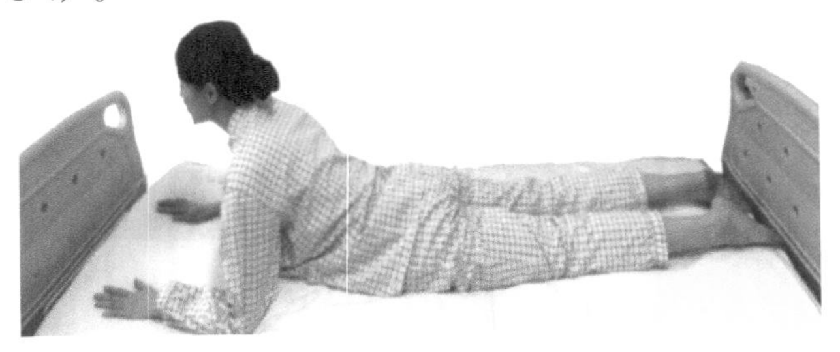

图 3-8-4 俯卧伸展

动作三：卧式伸展。在前两个动作的基础上进行卧式伸展，保持俯卧姿势；面向前方，将双手放于双肩之下，摆出准备进行俯卧撑的姿势；伸直手臂，在疼痛可以忍受的前提下尽量撑起上半身。在反复练习时，背部需要伸展到最大的程度，手臂做到尽量伸直。每天 10 次，约 20 分钟一次（图 3-8-5）。

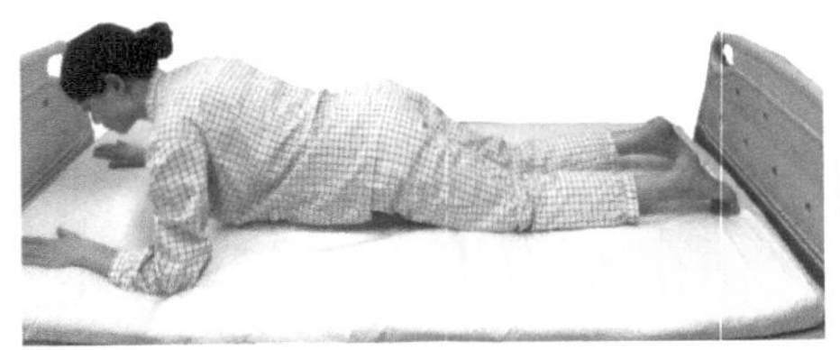

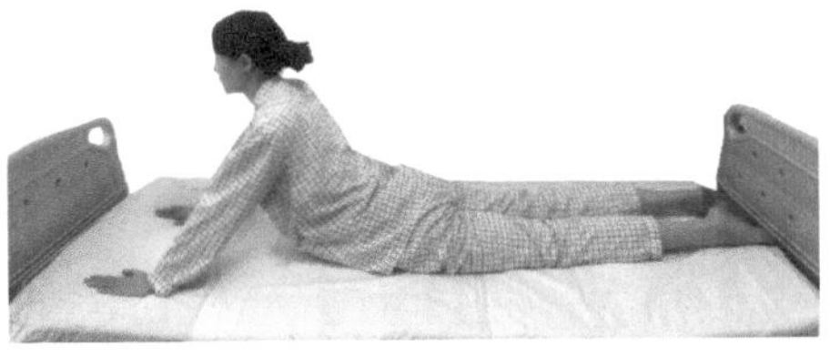

图 3-8-5 卧式伸展

动作四：站立伸展运动。两脚分开站直，双手放于后腰处，四指靠在脊椎两侧，躯干尽量向后弯曲，同时使用双手作为支撑点（图 3-8-6）。

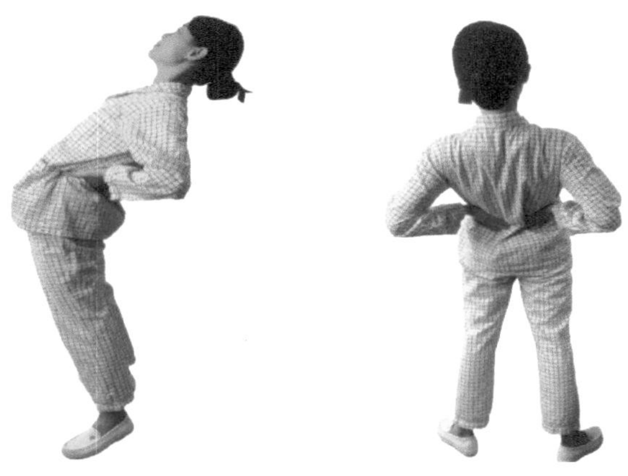

图 3-8-6 站立伸展运动

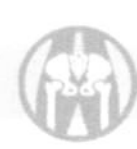

动作五：平躺弯曲运动。平躺于硬板床或地面，双腿弯曲，两脚放平；双腿缓慢靠近胸部；双手抱住双腿；在疼痛可以忍受的前提下，缓慢将双膝靠近胸部。此动作可缓解腰背部的僵硬感。每组进行 5~6 次，每天 3~4 组（图 3-8-7）。

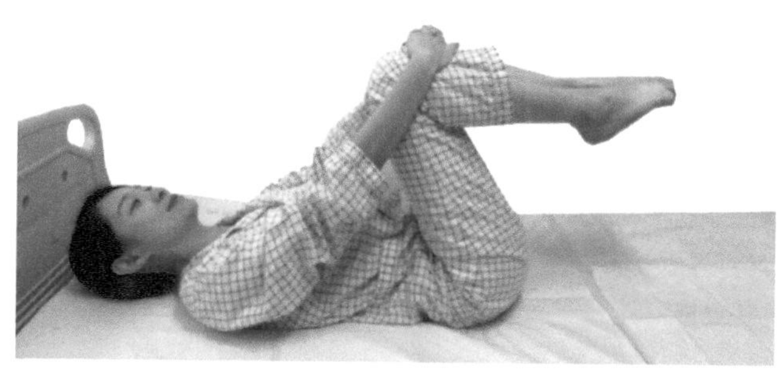

图 3-8-7 平躺弯曲运动

动作六：坐式弯曲运动。连续训练动作五后一周，再进行动作六的开展。将椅子放平稳，坐在椅子边缘，双腿尽量分开，双手平放于双膝上；向下弯腰，使双手抓住脚踝，或者触及脚边地面；在双手抓住脚踝后，使身体逐渐缓慢向下弯曲。做完动作六后必须立刻进行动作三。每组进行 5~6 次，每天 3~4 组（图 3-8-8）。

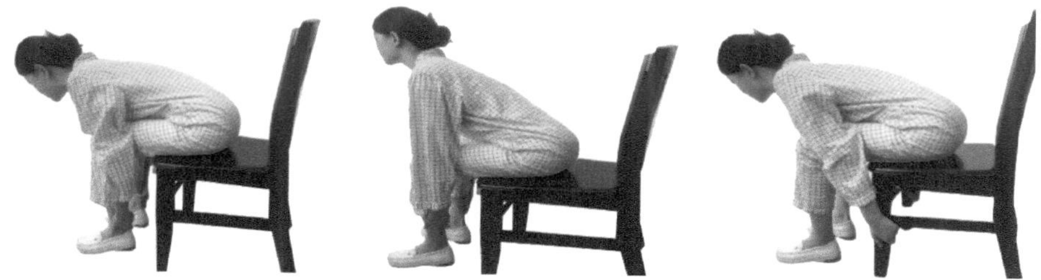

3-8-8 坐式弯曲运动

动作七：站立弯曲。在动作六练习两周后可进行动作七。将双脚分开站直，双臂放松，放于身体两侧，向前弯腰，双手在身体可承受的范围内尽量向下伸。每组进行 5~6 次，每天 1~2 组（图 3-8-9）。

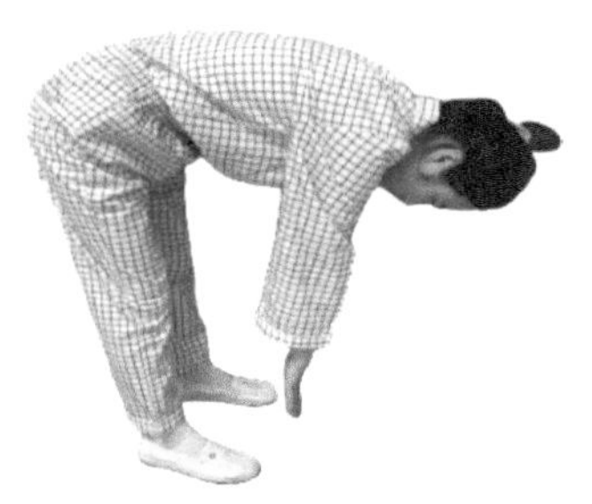

图 3-8-9 站立弯曲

**特别提示**

随着腰椎间盘突出症的发生率逐年增加，人们对于腰椎的重视程度也在逐渐上升。非手术治疗是腰椎间盘突出症的治疗手段之一，包括卧床休息、药物治疗、牵引治疗、运动疗法、注射治疗等。患者应从自身情况出发，保持良好生活习惯，选择合理合适的治疗方式，以最大限度缓解腰椎间盘突出症的症状，提高生活质量。

（李海洋、陈敏）

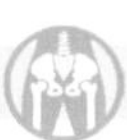

# 第九节 腰椎间盘突出的手术治疗

案例：李先生，45 岁，建筑工人，工龄 15 年，慢性腰背痛 3 年，未予重视故未治疗。近半年来腰背部负重活动增加，劳累后出现腰痛及右下肢疼痛、麻木，因腰部疼痛，致夜间无法入睡，腰部活动受限。经检查后确诊“腰 4/5 椎间盘突出症”，医生建议其住院行手术治疗。那么，腰椎间盘突出的手术治疗是如何进行呢？

近年来，“工作不突出，椎间盘却最突出”一话火爆网络。其搞笑背后，更多地说明腰椎间盘突出症的高发性，该病属于现代社会最常见的疾病之一。有研究指出，腰椎间盘突出症在我国发病率为 7.62%，呈逐年上升趋势，好发于 20~40 岁群体，男性多于女性，且逐渐趋于年轻化。随着病情的不断发展，腰椎间盘突出症严重影响人们的工作及生活，若是不早期引起重视，任由疾病发展，后期则很有可能需要进行手术治疗。随着科技的发展，手术方式越来越丰富，手术技术不断提高，因此更好地了解手术方式可以减轻焦虑，促进术后康复。

## 1. 腰椎间盘突出的手术原则

采取阶梯治疗方案，尽量保留不必去除的骨性结构和软组织结构，以最小的创伤和彻底去除病变组织来达到治疗目的。

## 2. 腰椎间盘突出的手术指征

- 腰椎间盘突出症诊断明确，经严格保守治疗 3 个月后无效，严重影响生活及工作。
- 保守治疗过程中，症状仍反复发作且加重。
- 疼痛剧烈，因疼痛无法行动，甚至夜间无法入睡，采取强迫体位。
- 神经损害严重，出现肌肉瘫痪或马尾神经损害。

### 3. 腰椎间盘突出的手术方式

可分为 4 类，即开放手术、微创手术、腰椎融合术和腰椎假体置换术。

#### （1）开放手术

后路腰椎间盘髓核摘除术为治疗腰椎间盘突出症的经典术式。手术采用全麻，患者处于俯卧位，在患者的背部做一个纵形切口，暴露椎板，将两侧的椎旁肌及椎板等进行剥离；然后将腰椎椎板去除一部分，再将黄韧带摘除，从而形成一扇窗。通过这扇窗，再使用手术器械对椎管进行减压，将突出的髓核进行摘除。手术治疗特点包括：① 神经减压充分，疗效可靠；② 创伤大。主要适用于腰 4/5 及腰 5/ 骶 1 的椎间盘手术治疗。

#### （2）微创手术

微创手术具有创伤小、花费少、恢复快等优点，目的是使在创伤小的基础上缓解症状。微创手术在临床中应用广泛，是当今研究的热门技术。

**1）经皮穿刺介入手术** 包括经皮椎间盘激光消融术、经皮椎间盘臭氧消融术、经皮髓核化学溶解术及椎间盘射频技术等术式。

- 激光经皮椎间盘切除术是利用激光的热能使椎间盘组织干燥脱水，而非机械性切除。

- 经皮椎间盘臭氧消融术是 20 世纪 80 年代在意大利首先提出的针对腰椎间盘突出治疗的微创技术。臭氧是已知的可利用的最强氧化剂之一，能够氧化分解髓核内蛋白质、多糖大分子聚合物，目的是破坏髓核结构，缩小髓核体积，使纤维环得到不同程度的固缩和变小，进而降低突出椎间盘内压，减轻神经压迫所引起的症状。同时，臭氧还具有消炎、扩血管、改善局部微循环、减轻神经根水肿及粘连的作用，具有安全、有效、损伤小、恢复快等优点。

- 经皮髓核化学溶解术是将特定的酶注入退变的椎间盘中，选择性地催化降解髓核的某些成分，降低椎间盘及椎管内的压力，从而减轻或解除神经压迫，缓解症状。临床治疗腰椎间盘突出症的酶包括木瓜凝乳蛋白酶和胶原酶。

● 椎间盘等离子射频技术是利用射频电场在刀头电极周围形成等离子体薄层，经等离子体作用，组织被分解为低分子量的分子和原子，生成一些基本的分子和低分子量惰性气体，从而使髓核回缩，达到治疗目的。是一种较为安全有效的治疗技术。

注意事项：以上术式均为通过化学或物理的方法将髓核缩小或分解，从而达到缓解神经根受压及减轻椎间盘内压力的效果。因上述术式均无法在手术过程中看到操作区域，故并非所有患者均适用于以上术式，应严格遵医嘱进行。

**2）经皮椎间盘切除术** 最先由日本在 1975 年开展，国内在 20 世纪 90 年代初开始应用此项技术，经验丰富。在 X 线透视下将椎间盘摘除器置于椎间盘内反复切割，吸取髓核组织使椎间盘变性，从而缓解突出的髓核对神经的压迫。手术适用于椎间盘为膨出型且无椎管狭窄的腰椎间盘突出症患者，对于突出的椎间盘为破裂型、游离型及纤维环破坏型亦可适用。

特点：① 相较于传统开窗手术，该手术对椎管无直接干扰作用，可以保持脊柱的稳定性，减少硬膜外粘连的发生；② 术后患者可以快速返回工作岗位，具有创伤小、恢复快、并发症少的优点。

**3）后路显微椎间盘镜髓核摘除** 最先由美国开始发展。在显微影像系统的帮助下，术者能清晰地看到突出的椎间盘组织及椎间盘周围相应的解剖结构（如神经根、硬膜囊），可有效保护神经根、硬膜囊，摘除突出的髓核，解除神经根压迫。先在体表进行定位，确定好责任节段后，通过小切口进入；然后在显微镜的辅助作用下明确神经根及椎间盘的结构关系；最后在显微镜放大作用下仔细分离并摘除椎间盘，起到直接松解减压神经根的目的。手术特点是出血较少、手术切口较小、术后疼痛小、住院时间短、恢复时间快。

**4）经皮椎间孔镜腰椎间盘切除术** 在临床应用广泛。此术式从患者后外侧进入椎间孔，通过椎间孔“安全三角区”进入椎间隙，在内窥镜的直视下通过相应工具将突出的椎间盘全部取出，直到神经完全松解。

手术特点：① 手术在局麻下进行，患者处于侧卧或俯卧位，处于随时可以被唤醒的状态，可以及时给予医生反馈；② 手术经椎间孔入路，不破坏椎板等结构，可保持脊柱稳定性，可有效避免医源性腰痛等并发症；③ 此手术切口小于 1 cm，对正常组织基本没有损伤，术后第一天就可下床活动。

5）经皮椎板间镜下腰椎间盘切除术 此术式采用全麻方式，患者取俯卧位，术前透视确认并标记责任椎间隙。选择棘突中线旁开 1 cm 处为穿刺点，使用扩张器逐级扩张，切磨扩大椎板减压，置入工作套管。用生理盐水持续冲洗，在内镜直视下去除部分黄韧带，进入椎管，显露硬膜囊及神经根，沿神经根进行探查，寻找并去除病变髓核组织。

手术特点：① 脊柱外科医生熟悉手术入路，适合初学者；② 穿刺定位快，术中透视少，镜下硬膜囊、神经根等重要结构均清晰可见，便于保护且可直接切除椎管内突出或脱出的椎间盘组织。该术式尤其适用于 $L_4$~$L_5$ 脱出型、$L_5$~$S_1$ 脱出型及腋下型椎间盘突出。

6）单侧双通道脊柱内镜技术（UBE） 属于近些年来兴起的微创技术，在国内外均得到广泛应用。区别于以往单侧通道的脊柱手术，此术式在患者一侧开两路通道，一路连接脊柱内窥镜，在手术中起观察作用；另一路连接 UBE 的专用器械，为工作通道，可以减少视野及操作的限制。

UBE 技术特点：① 工作通道与观察通道分离的双通道分离操作，不受工作通道的限制，可以在一个清晰放大的手术视野中进行非常精准的减压操作；② 可视化范围较广，可以不受限制地进入椎管的各个位置，尤其是对于后方及侧后方的减压效果较好；③ 具有创伤小、花费少、恢复期短等优势，可以将传统开放手术与既往微创手术的优势相结合。UBE 术适用于单纯腰椎间盘突出、腰椎管狭窄症及腰椎不稳或滑脱的固定。

### （3）腰椎融合术

腰椎融合术是治疗腰椎退行性疾患的经典方法之一，于 1911 年在临床上开始使用。包括：后外侧、后路腰椎椎体融合术，经椎间孔腰椎椎体融合术，极外侧椎间融合术，前路腰椎椎体间融合术，前后路联合入路腰椎融合术。

此术式是通过腰椎前、前外侧、侧方、后外侧、后路手术在椎间植骨或植入融合器等，使腰椎间关节发生骨性结合，从而达到建立和维持腰椎稳定性。

适应证包括：① 特殊类型的腰椎间盘突出症，如腰椎间盘突出症椎体后缘环离断、高位腰椎间盘突出症、巨大腰椎间盘突出症；② 腰椎间盘突出症合并其他病理情况，如合并腰椎管狭窄和腰椎滑脱；③ 因手术破坏腰椎稳定

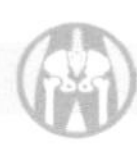

结构，如椎板切除、双侧小关节切除超过 50%、单侧小关节完全切除 + 椎间盘切除、椎弓峡部切除 + 椎间盘切除；④ 腰椎间盘突出症再次手术，如腰椎间盘突出症原手术节段复发需要再次进行手术，及腰椎间盘术后腰椎失稳。

### （4）腰椎假体置换术

腰椎假体置换术属于腰椎非融合技术的一个重要组成部分，包括人工椎间盘置换和人工髓核置换。腰椎人工椎间盘置换适用于腰椎椎间盘源性疼痛，此术式技术难度较高，具有一定学习曲线，目前应用并不多。

**特别提示**

腰椎间盘突出症手术方式各有优劣，应根据不同情况在医生指导下进行选择，选择最适合自身情况的术式。同时，腰椎间盘突出症的微创手术是现在及未来研究的热门，争取做到用最小的创口来缓解患者的症状，更好守护患者健康。

（李海洋、陈敏）

# 第十节 腰椎术后康复训练

案例：李先生，52岁，建筑工人，因腰椎间盘突出症在医院进行腰椎手术，术后医生和护士告知他许多功能锻炼的方法。李先生表示很疑惑：我已经顺利进行了手术，为什么还需要进行这么多的康复运动呢？

## 1. 术后康复训练的目的

虽然手术解除了腰椎间盘对神经根的压迫，但受压后出现的神经根症状以及腰腿功能的恢复仍需要一段时间。积极进行科学合理的功能锻炼，可以预防并改善肌肉萎缩，防止神经根粘连，促进机体血液循环，提高机体的抵抗力，预防并发症。

## 2. 术后康复训练的原则

### （1）个体化原则

因人而异，在专业医生指导下根据患者不同阶段采取相对应的训练方法。

### （2）循序渐进原则

先进行少量活动，然后逐渐增加训练强度、训练时间及组数等。功能训练完成后，应以双下肢及腰部肌肉无明显酸痛感为宜。

### （3）持之以恒原则

执行医生制定的康复方案，做到坚持有规律地锻炼。

## 3. 术后康复训练的方案

### （1）第一阶段

保护性运动，可防止神经粘连、下肢肌肉萎缩及下肢血栓形成。

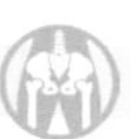

1）腹式呼吸训练 呼吸训练能够激活躯干的深层肌群，建立适当的腹内压来更好地维持脊柱稳定。术后当天即可进行。自身进行腹部等长收缩训练：仰卧位，鼻子吸气，下腹部鼓起来，在最大限度保持 2 秒后，缓慢用嘴吐气，每组 2~3 分钟，每天 2~3 组。若在他人辅助下进行呼吸训练：在吸气时由他人给予腹部不同部位一定的压力，同时嘱咐患者最大限度地鼓起腹部，维持 5 秒。

2）仰卧位直腿抬高及下肢屈伸运动 术后第一天即可开始。取仰卧位，膝关节伸直，脚背向上翘，下肢抬高至足跟离开床面约 25 cm 处，或者下肢与床面的角度约 30°，在这个姿势上保持 5 秒，可逐渐延长时间和抬高角度，以能耐受为限度，然后缓慢放下，双腿轮流练习。10~15 次每组，每天进行 3~4 组（图 3-10-1）。

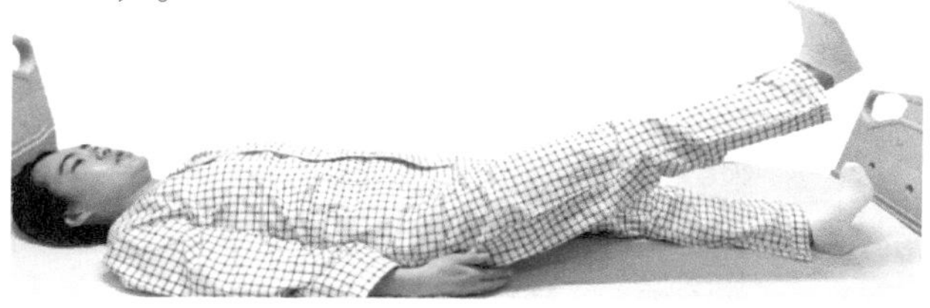

图 3-10-1 仰卧位直腿抬高运动

3）踝泵运动 术后第一天开始。取仰卧位，膝关节伸直，缓慢勾起脚尖，使脚尖尽量朝向自己，保持 5~10 秒后放松；然后脚尖绷直下压，至最大限度时保持 5~10 秒然后放松；最后整个踝关节再旋转 5 秒。术后麻醉清醒后即可进行，每组 20 次，术后 6 小时内做 1~2 组，每天做 3~4 组（图 3-10-2）。

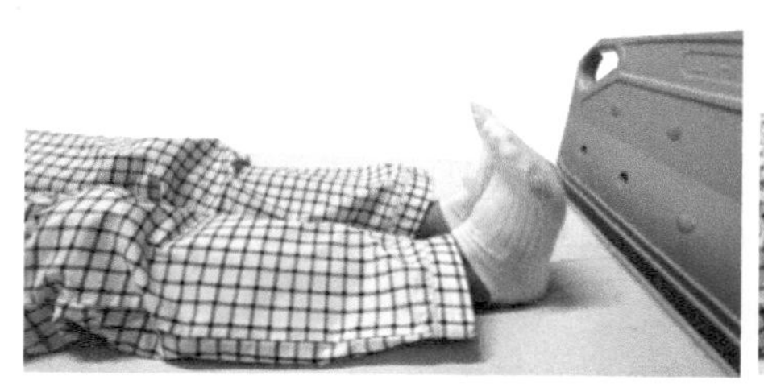
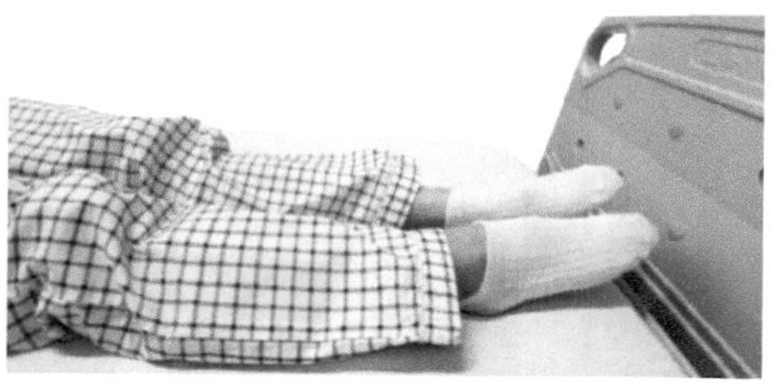

图 3-10-2 踝泵运动

4）踩空中单车 仰卧位，双臂贴紧床面，放于身体两侧；屈髋屈膝，双腿与地面的角度呈 30°；双腿交替屈伸，感觉在向后蹬一辆自行车，动作尽量缓慢，不可用力蹬腿，下背部始终贴紧床面。每日 2~3 组，每组 8~12 次（图 3-10-3）。

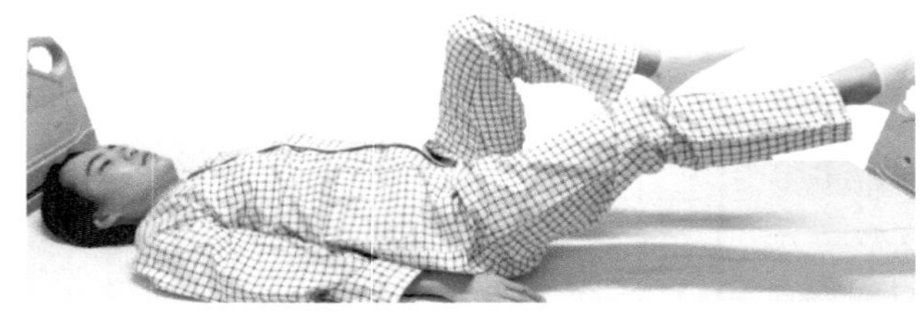

图 3-10-3 踩空中单车

（2）第二阶段

拔除引流管后在医生的指导下进行核心肌群的锻炼，一般为术后 7~12 天。核心肌群的锻炼可协调肌力活动，加强本体感觉，有利于维持腰椎稳定性。

1）飞燕式运动　俯卧位，两手及上臂后伸，将上身及下肢抬起并同时后伸，膝关节保持伸直，腹部接触床的面积尽量小，身体呈飞燕状，维持 3~5 秒。每组重复 10 次，每天 2 组（图 3-10-4）。

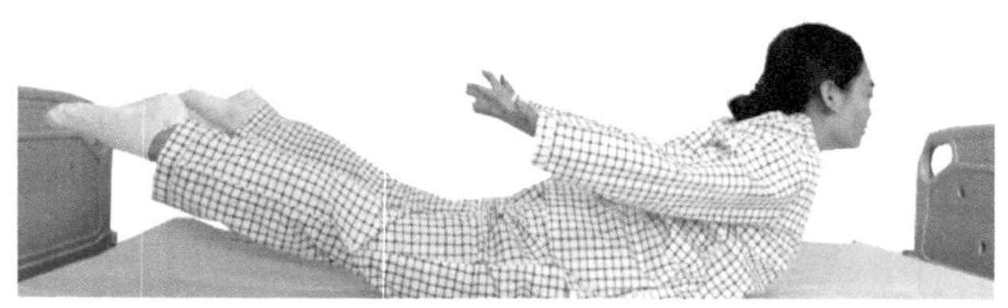

图 3-10-4 飞燕式运动

2）五点支撑法　平卧于硬板床上，用头、双脚、双肘 5 点支撑，将臀部抬起，臀部尽量抬高，保持 10 秒。每组重复 20 次，每天 2~3 组（图 3-10-5）。

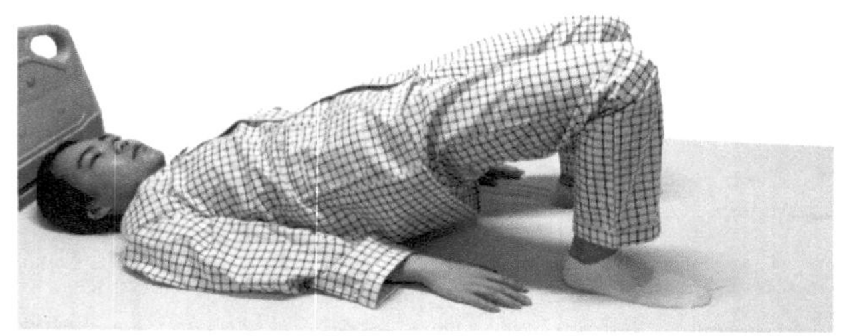

图 3-10-5 五点支撑法

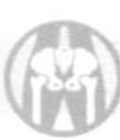

3）四点支撑法　首先平卧在硬板床上，双手与肩同宽，双手及双脚着地，将身体撑起，背部保持挺直。调整呼吸，感受腹肌的收缩。每组重复 20 次，每天 2~3 组（图 3-10-6）。

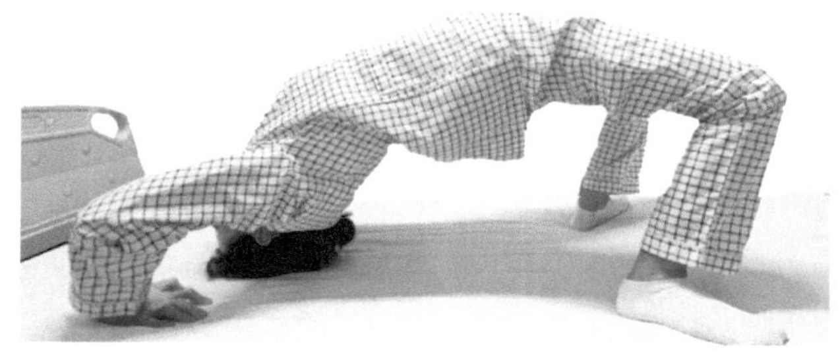

图 3-10-6 四点支撑法

4）三点支撑法　平卧于硬板床上，用头、双脚 3 点支撑，将臀部撑起，臀部尽量抬高，保持 10 秒。每组重复 20 次，每天 2~3 组（图 3-10-7）。

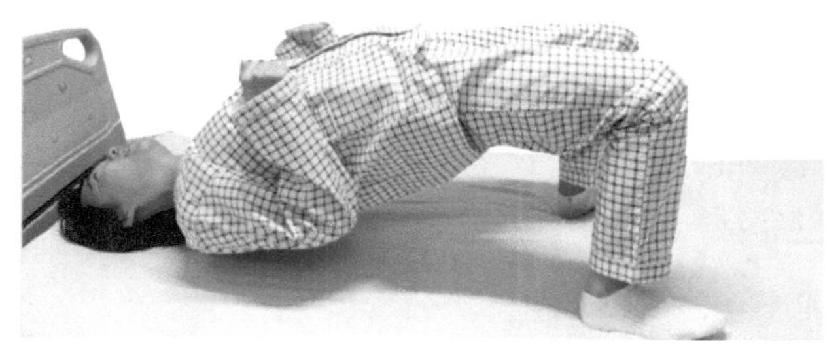

图 3-10-7 三点支撑法

5）仰背运动　俯卧于床上，先以肘撑地，伸展背部，测试伸展角度。双肘平贴身体两侧，以上背的力量将身体慢慢向上伸展，保持 10 秒后缓慢放松。每组重复 8~12 次，每天 4 组。

6）平背运动　仰卧于床上，屈膝压背，臀部用力夹紧，收缩腹部，使腰椎曲度变平，坚持 15~20 秒。每组 10~15 次，每天 3 组。

7）膝胸运动　夹紧臀部，腹部收缩使腰背肌紧贴于地板上；抱双膝过胸，双手抱膝缓慢靠近胸部至最大限度。每组 8~10 次，每天 4 组。

（3）第三阶段

以日常活动及有氧训练为主，术后三个月在医生嘱咐下可进行正常的户外活动和有氧训练。腰椎术后腰部肌肉力量不够，对脊柱的支撑力减弱，需要使用腰椎辅助用具，下床应佩戴腰围或胸腰支具。

坐姿：取坐位时，注意坐的时间不可过长，初期控制在 20 分钟以内，之后逐渐延长。保持腰部直立坐姿，坐在有靠背的椅子上可在腰部放一个靠垫支撑腰部。不跷二郎腿，避免长时间取同一姿势及久坐久站。

站姿：站立练习法，即站立时双脚分开与肩同宽，双手叉于腰部，挺胸凸腹，使腰背肌收缩。行走时姿势正确，抬头挺胸收腹。

睡姿：平躺时枕头垫在双膝下方，双髋及双膝微屈，侧睡时保持膝盖屈曲，减轻脊柱压力。以躯干保持挺直、下肢及腰背部放松为度，避免蜷缩身体或者床上扭腰动作。

有氧运动：必须在医生允许下，确定腰背部及心脏能够耐受这些活动方可进行。可以采取适度的有氧训练，以低强度运动为主，如游泳、竞走、固定自行车或椭圆机训练等。应避免高强度运动、急停和快速变向运动，如赛跑、跳跃或是身体接触性项目。游泳是腰背肌训练的最佳方式，每周坚持游泳 1~3 次，每次 1 小时以内，可有效改善术后腰背肌肉废用性萎缩，减轻下腰部疼痛、酸胀感，有助于维持良好的生活状态。

腰背肌锻炼期间，出现以下情况时停止锻炼，必要时到医院就诊：腰部异常疼痛；下肢麻木、无力或症状加重。

## 4. 康复锻炼的注意事项

### （1）出院后康复指导

住院所学的康复锻炼内容，选择性实施，次数时间取决于具体情况，运动量循序渐进，运动中有一定间歇，避免腰部过度劳累。

### （2）腰椎术后下床指导

下床时间需遵医嘱，同时佩戴腰围或胸腰支具，能够有效地限制腰椎的屈曲及过度旋转，加快植骨融合，增强腰部稳定性，减轻脊柱的负荷，使受损的椎间盘得到充分休息，为身体的恢复创造有利条件。起床前先佩戴好腰围或胸腰支具再缓慢起床，躺下时先躺好再取下腰围，腰围或支具只在坐起或站立活动时佩戴，卧床休息时不需要佩戴。选择的腰围应与自己体型相应，

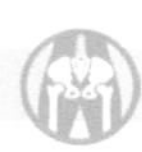

一般上至肋弓，下至髂嵴下，不宜过紧。不要连续使用腰围 3 个月以上，以免造成肌肉废用性萎缩，出院后佩戴支具 3 个月后进行复查。

下床四部曲（图 3-10-8）包括平卧、半卧、床边坐、床边站立。

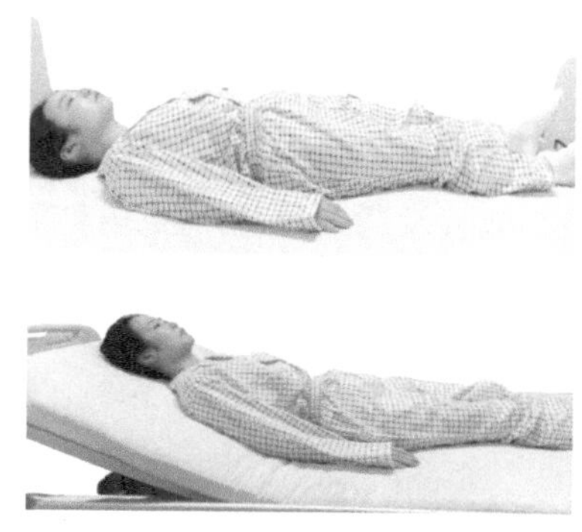
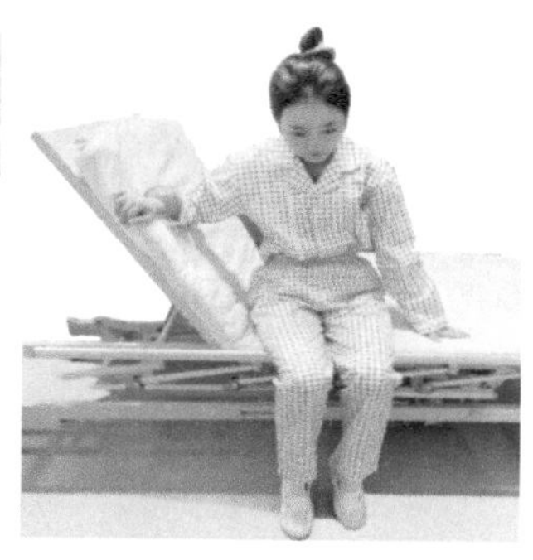
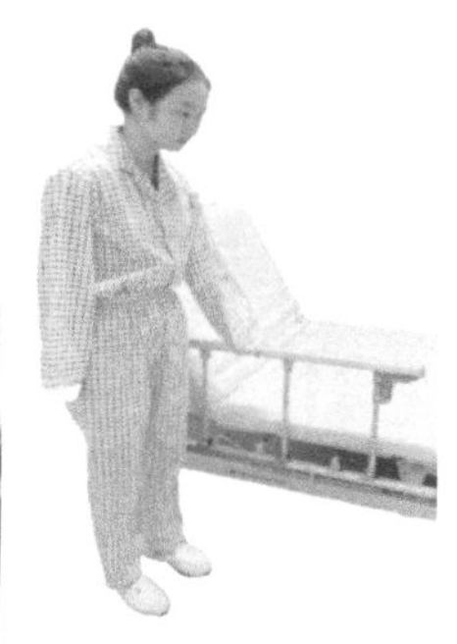

图 3-10-8 下床四部曲

第一步：平卧。在起床之前，首先要让自己完全清醒，在平卧的情况下，睁大双眼，凝视天花板或窗外几分钟，证明头脑思路清晰，完全适应了从睡觉到清醒的状态，才可以考虑下床动作。

第二步：半卧。床头抬高 30° ~60°，使身体呈半卧状，双眼正视前方，持续 10~15 分钟。无头晕、眼花、心慌、胸闷等症状后，再进入第三步。

第三步：床边坐。将双下肢移至床沿，并逐步放下，双手扶床栏，坐位 10~15 分钟。无头晕、眼花、心慌、胸闷等症状后，再进入第四步。

第四步：床边站立。静坐后感觉身体各部分均正常，这时便可在他人扶助下缓缓起身站立，如无头晕、心悸、胸闷、气急等不适则可扶助床旁缓步行走。

第一次下床活动时间不宜过长，在活动过程中有任何不适应立即停止活动，卧床休息，同时汇报医生护士给予密切观察。

在自己家中起床时不应从仰卧位直接起身坐起，应佩戴好腰围或支具后先侧身，然后用手臂缓慢将身体支撑起来。

术后 3 个月内避免进行腰部旋转、弯曲和举重物活动，尽可能避免久坐、跑、跳，避免睡软床和弯腰捡东西，搬重物时应先蹲下。若不可避免需要搬重物时，应采取屈髋屈膝姿势，单膝跪地，尽可能将重物靠近身体，利用手臂举起重物至大腿中间，然后以保持背部挺直的姿势站起，慢慢起身的同时重物应尽量贴近身体。重点为：弯腿不弯腰。

加强腰背肌锻炼半年以上，增强腰部肌肉及脊柱的稳定性，减少慢性腰痛的发作，防止腰部损伤及腰椎间盘突出。

加强营养，健康饮食。以高蛋白、高维生素、低脂肪及易消化饮食为主，如豆制品、鸡蛋、瘦肉、鱼肉等。补充钙质，如牛奶、虾等。适当吃新鲜蔬菜、五谷杂粮及水果来促进消化。避免辛辣刺激的食物，避免暴饮暴食，禁饮酒。若是体重超重患者，术后应控制饮食及适当减重，因为体重过大会导致腰椎负荷增加，增加疾病复发概率。

### 特别提示

腰椎间盘突出症经过手术治疗后，疼痛及不适症状会明显好转。同时，术后的康复训练也是必不可少的，康复训练可以防止肌肉萎缩和避免术后并发症的发生。随着年龄、病情、手术方式及身体状况的不同，康复锻炼的强度及方法也不尽相同，康复训练应在医生的指导下严格进行。同时，在日常生活中，也要注意做好腰部保护，避免腰部负重。

（李海洋、陈敏）

# 第四章
# 腿部关节痛

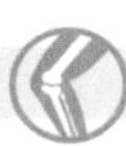

# 第一节 哪些疾病可引起腿部关节疼痛

案例：王阿姨，68岁，退休13年，平时爱好爬山、跳广场舞，5年前无明显诱因下出现双膝关节疼痛，性质为酸胀样，上下楼梯明显，平走时无明显症状，未予以重视，但双膝关节仍有间断性疼痛不适。近1月来感双膝部疼痛渐频繁且程度较前明显加重，伴下蹲困难，遂于门诊就诊。那么是什么原因导致王阿姨双膝关节疼痛呢？

随着我国人口老龄化程度的不断加剧，下肢关节的患病率有逐渐上升的趋势。当下肢关节出现疼痛时，会导致下肢功能活动障碍，使心血管事件、下肢深静脉血栓栓塞等的风险显著升高，严重影响人们的生活质量。因此，明确下肢关节疼痛的病因，进行针对性治疗至关重要。

## 1. 髋关节疼痛

髋关节（图4-1-1）是人体第二大承重关节，由股骨头和髋臼等骨性结构组成，关节周围肌肉、韧带等软组织丰富，它承载了人体上部的重量，直接影响站立和行走。我们平时说的“胯骨痛”，在医学上称为髋关节疼痛。引起髋关节疼痛的疾病有很多，如髋骨关节炎、股骨头坏死、髋关节结构自身异常、关节周围组织损伤等。接下来我们就聊聊四种常见的引起髋关节疼痛的疾病。

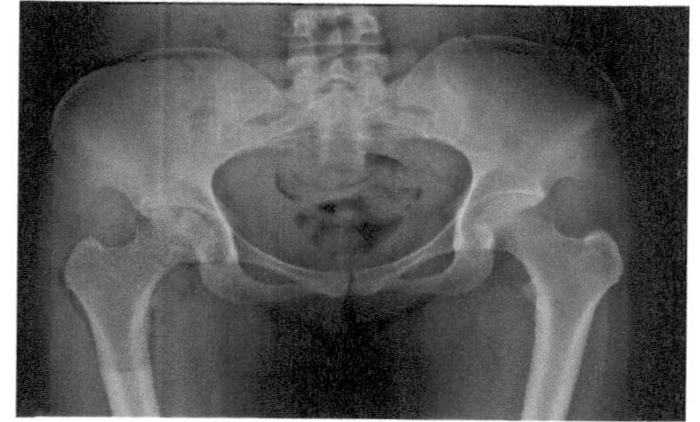

图4-1-1 髋关节

### （1）髋骨关节炎

髋骨关节炎是一种以关节软骨的退行性变和继发性骨质增生为主的慢性骨关节炎性疾病，可导致髋关节疼痛伴功能受限。髋关节骨性关节炎发生时，关节软骨呈退行性改变，软骨内多糖蛋白减少，慢慢地关节软骨强度减低，容易造成软骨的丢失，且滑膜组织和关节囊由于炎症反应会发生挛缩、变厚，晚期软骨全部丢失后关节间隙变窄，软骨下骨发生硬化，甚至形成囊性改变。

### （2）股骨头坏死

股骨头坏死是指股骨头静脉淤滞、动脉血供受损或中断使骨细胞及骨髓成分部分死亡，由此引起骨组织坏死及骨组织坏死后发生的修复，共同导致股骨头结构改变甚至塌陷，继而引起髋关节疼痛及功能障碍的疾病。股骨头坏死可分为创伤性和非创伤性两大类。创伤性股骨头坏死的主要致病因素包括股骨颈骨折、髋臼骨折、髋关节脱位、髋部严重扭伤或挫伤（无骨折但有关节内血肿）；非创伤性股骨头坏死在我国的主要病因为皮质类固醇药物应用、长期过量饮酒、减压病、血红蛋白病（镰状细胞贫血、血红蛋白 C 病、地中海贫血、镰状细胞特质等）、自身免疫病和特发性疾病等。

### （3）髋关节发育不良

髋关节发育不良是由髋臼先天或生长过程中发育缺陷，对股骨头的覆盖减少，使髋臼与股骨头的匹配关系不良，导致长期的生物力学异常，继发股骨发育异常，从而进一步加重了髋臼的畸形发育。与正常髋关节相比，长期的应力异常会导致髋关节软骨退行性改变，诱发骨性关节炎、局灶性坏死，甚至股骨头半脱位或脱位。严重者会出现下肢不等长，出现步态异常、相邻关节发育异常、脊柱继发畸形等，导致成年后下腰痛和髋膝关节退行性变引起疼痛。

### （4）髋关节周围滑囊炎

髋关节周围滑囊炎是长期的摩擦和压迫造成髋关节周围滑囊积液、肿胀，形成慢性无菌性炎症的一种疾病。常见的有坐骨结节滑囊炎、股骨大转子滑囊炎、髂耻滑囊炎等，该病多见于老年人。滑囊炎发生时，关节活动就像是机器没有了润滑油，不仅活动会受到限制，还会有剧烈的疼痛感。

## 2. 膝关节疼痛

膝关节（图 4-1-2）是由两个独立关节构成：胫股关节和髌股关节，是人体最大最复杂的关节，亦是损伤较多的关节。在人漫长的一生中，从学会走路的那一天起膝关节就不停地被磨损消耗，这种磨损是不可避免且无法逆转的。

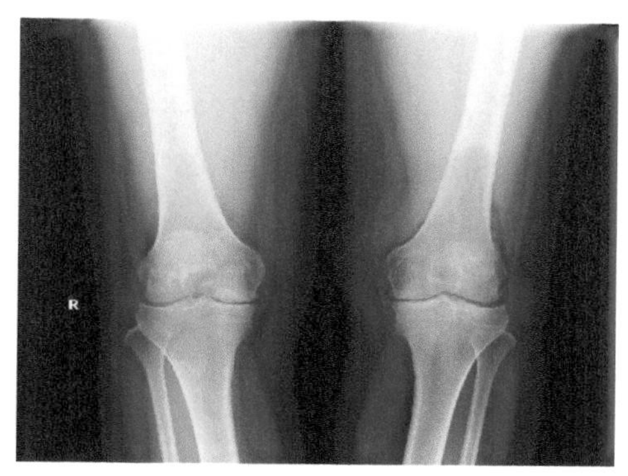


图 4-1-2 膝关节

膝关节疼痛按部位分为膝前区疼痛、膝内侧区疼痛、膝外侧区疼痛、膝后区疼痛和全膝痛。引起膝前区疼痛的疾病有髌骨软化症、髌腱损伤、髌下脂肪垫炎、髌尖末端病、前交叉韧带损伤、剥脱性骨软骨炎等；引起膝内侧区疼痛的疾病有膝内侧副韧带损伤、鹅足腱弹响症、膝关节滑膜皱襞综合征、隐神经痛综合征、脂膜炎等；引起膝外侧区疼痛的疾病有髂胫束摩擦综合征、膝外侧副韧带损伤、腘肌腱滑脱与腘肌腱炎、股二头肌腱腱鞘炎、腓总神经鞘内囊肿、膝关节外侧滑囊炎等；引起膝后区疼痛的疾病有腘绳肌综合征、腘窝脂肪组织损伤、腘窝滑囊炎等；引起全膝痛的疾病有骨性关节炎、膝关节交叉韧带损伤、膝部滑囊炎等。接下来我们就聊聊五种常见的引起膝关节疼痛的疾病。

### （1）膝骨关节炎

膝骨关节炎是常见的一种膝关节退化性疾病，常在中老年时期发病，以慢性软骨磨损为主要特点，我国的膝骨关节炎患病率为 8.1%，其中女性高于男性。膝骨关节炎同其他部位骨关节炎一样，病变部位包括构成关节的关节软骨、软骨下骨、滑膜与关节囊以及周围软组织。在临床上主要表现为膝关节疼痛和不同程度的功能障碍，部分有关节肿胀、积液，严重影响患者的生活质量。X 线检查表现为关节间隙变窄，关节边缘骨赘形成，软骨下骨硬化和囊性变。

**（2）膝关节半月板损伤**

半月板是半月形纤维软骨，截面呈三角形，位于胫骨髁和平台之间，可显著改善股胫关节的一致性，并在膝关节动力学中发挥重要作用。膝关节半月板损伤是指一次性暴力外伤或在自然老化基础上轻微外力所致半月板的完整性和连续性受到破坏，是膝部最常见的损伤之一，多见于青壮年。半月板损伤可分为急性损伤和慢性损伤。急性半月板损伤患者常常会有明确外伤史，通常在剧烈活动中突然损伤（如打球、重体力工作时），当膝关节突然旋转或跳起落地时，患者突然间出现关节剧痛，不能伸直，并迅速出现关节肿胀，此时关节内可能因半月板撕裂出现积血。慢性损伤患者可能没有明确的外伤史，主要表现为膝关节疼痛、膝关节活动时有弹响或关节交锁等症状。对于严重的半月板损伤，患者常膝关节疼痛明显且多伴肿胀，日常活动极度受限，建议及早到医院进行治疗。

**（3）膝关节韧带损伤**

韧带是膝关节重要的静力性稳定因素，包括前交叉韧带、后交叉韧带、内侧副韧带、外侧副韧带，分别限制膝关节胫骨的前移、后移、外翻、内翻，对于稳定膝关节的运动及维持正常功能有重要作用。韧带损伤必将影响膝关节的稳定功能，而且常伴有其他结构的损伤。

● 前交叉韧带起自股骨外侧髁内侧面后部，止于胫骨髁间隆凸前内侧及外侧半月板前角，它可限制胫骨前移、膝关节过伸、内外旋转及内收和外展，且它的胫骨附着点比股骨附着点面积宽大，故股骨附着点损伤较多。

● 后交叉韧带起自股骨内侧髁外侧面后部，止于胫骨髁间隆凸后部平台后缘的关节面下方 5 mm 处，可限制胫骨后移、膝过伸、内旋及外展和内收。后交叉韧带强度为前交叉韧带的两倍，是膝关节屈伸及旋转活动的主要稳定结构。

前、后交叉韧带损伤以年轻运动员多见，常有膝关节损伤史，强力外伤时患者可觉膝关节内撕裂声，随即关节疼痛剧烈，软弱无力，功能丧失，关节内淤血，迅速肿胀；伴关节囊损伤时可见周围有皮下瘀斑。陈旧性损伤患者可见股四头肌萎缩，运动力下降。

● 膝内侧副韧带：膝内侧副韧带起自股骨内上髁，向下散开止于胫骨上端内侧面，呈扁宽的三角形，其底止于膝前，尖指向膝后，覆盖于膝关节的内侧面。膝内侧副韧带始终有一部分纤维处于紧张状态，使股骨贴近膝关节不能远离，保持膝关节的稳定性，并限制膝关节在一定范围内活动。膝内侧副韧带损伤常发生于车祸、体育运动过程中，以膝关节受外侧暴力损伤为主，治疗不当可导致严重的膝关节功能障碍。

● 膝外侧副韧带：膝外侧副韧带起于股骨外上髁，止于腓骨头。膝关节屈曲时，膝外侧副韧带松弛，不易受损；膝关节伸直时，由于外侧关节囊、腘肌、股二头肌及髂胫束的保护作用，膝外侧副韧带也不易受损；只有当膝关节受到强大内翻暴力时，才能造成膝外侧副韧带损伤。所以，单纯的严重膝关节外侧副韧带断裂临床上比较少见，通常与前后交叉韧带损伤、半月板破裂或外侧关节囊韧带破裂同时发生。

### （4）髌骨软化症

又称髌骨软骨软化症或髌骨关节炎，指多种原因引起髌骨软骨及相对应的股骨滑车软骨面的软骨磨损，软骨发生肿胀、侵蚀、龟裂、破碎、脱落等改变，最终进展成髌股关节的骨关节病。

### （5）髌腱损伤

髌腱即髌韧带，是股四头肌的延伸部，主要连接髌骨和胫骨，是伸膝的重要组成部分。髌腱损伤多为骨性交接处部分纤维撕脱或撕裂，髌腱起止两侧的部分纤维和血管受损也可引起髌腱损伤，导致伸膝功能紊乱。髌腱损伤极易发生于羽毛球、田径、篮球、武术、体育舞蹈、足球以及举重等运动项目的青少年运动员中，在临床上治疗难度较大。

## 3. 踝关节疼痛

踝关节（图 4-1-3）是人体较大的负重关节，若踝关节疼痛，日常行走活动将直接受影响，会对生活和工作都造成巨大困扰。以下三种为常见的引起踝关节疼痛的原因。

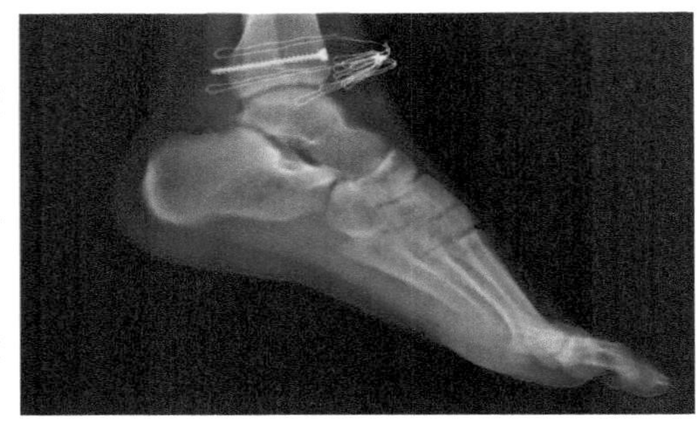

图 4-1-3 踝关节

### （1）踝关节扭伤

踝关节扭伤是日常生活中比较常见的损伤，占运动创伤的 20%~40%，许多患者因踝关节扭伤后疼痛来就诊。踝关节扭伤可轻可重，轻度损伤表现为部分软组织损伤或韧带轻微损伤，严重者可合并骨折。大部分踝关节扭伤患者，可通过保守治疗治愈，常用处理措施包括休息、冷敷、制动、抬高患肢等，必要时可口服非甾体类镇痛消炎药物对症治疗。当疼痛症状持续，经过 3~4 周保守治疗仍无效，需进一步检查，必要时行手术治疗。

### （2）踝关节不稳

10%~40% 的踝关节扭伤患者存在慢性踝关节不稳的情况，表现为踝关节疼痛、功能下降等。这类患者的踝关节内外翻试验或前后抽屉试验可出现阳性。器质性慢性踝关节不稳，通常需要手术治疗，最常见的治疗方法是 Broström 手术。

### （3）踝部腱鞘炎

踝部腱鞘炎是一种踝部肌腱长期运动摩擦，使腱鞘发生慢性损伤的疾病。常发生在一部分特定人群中，因为工作或生活上的不良习惯而导致，如：运动员、舞蹈演员或其他足踝活动较多的工种。踝部腱鞘炎主要症状就是疼痛，且只要稍微活动就会产生难以忍受的疼痛，严重影响患者的生活质量。

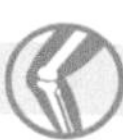

## 特别提示

引起腿部关节疼痛的疾病有许多，但不管是哪种疾病，均有可能导致下肢功能障碍，影响我们日常活动。所以当有腿部关节疼痛时，我们不能视而不见，需积极寻找疾病源头，必要时及时就医。

（董文婧、罗叶）

# 第二节 腿部关节疼痛的主要症状

在第一节我们介绍了引起腿部关节疼痛的主要疾病，但我们在确诊疾病时，都需要了解该疾病的主要症状，以帮助我们进行确诊，从而对症治疗。关于腿部关节疾病的症状，除了我们常听到的疼痛、肿胀、跛行等，每个疾病都还有哪些特征性的症状呢？本节将介绍引起腿部关节疼痛常见疾病的主要症状。

## 1. 髋关节疼痛

### （1）髋骨关节炎

髋骨关节炎初期表现并不明显，症状表现多为间歇性，加上症状表现并不是全身性的，所以很容易忽视。随着病情的进一步发展，髋骨关节炎症状会逐步明显，出现僵硬、酸胀、疼痛，甚至活动受限。

**1）疼痛** 为早期症状，常伴跛行，在受冷、潮湿后加重，常见于腹股沟、大腿处疼痛，可放射至臀部或膝盖，承重或行走时间过长可加重。

**2）僵硬** 在晨起或关节不活动时出现僵硬，持续时间短，一般不超过15分钟，早期僵硬不影响关节活动度，晚期会出现关节强直。

**3）肿胀** 是关节炎症加重的表现，多由关节滑液增多、软组织炎症导致。

**4）活动受限** 屈腿、大腿内外旋转时受限特别明显，另一常见症状为缓慢发作的髋关节活动受限，常感行走、上楼梯和由坐位站立时困难，有些患者伴有跛行。

**5）肌力减退** 患侧肌肉力量减弱，同时肌肉体积减小，髋外展肌及臀中肌在病理进展过程中出现萎缩。这些症状对患者的生活、工作质量存在极大的影响，不及时治疗，后期还会有致残的风险。

### （2）股骨头坏死

**1）疼痛** 早期可能会出现异位疼痛，比如大腿周围或者膝盖周围出现轻微的疼痛感，此时的疼痛并不是很明显，而且持续的时间也不是很长，通过

短暂的休息则能够得到缓解。随着病程的延长，疼痛感则会向臀部以及髋关节等部位发展，当疼痛持续出现，而且持续的时间逐渐延长时，则会出现一些酸麻的感觉。

2）关节活动受限 有一部分股骨头坏死患者会出现髋关节的一些不适症状，股骨头出现不正常的状态，促使髋关节的活动受限。当髋关节活动受限时，则会出现盘不上腿以及下蹲、分腿、抬腿困难等症状。

3）跛行 早期髋关节疼痛多表现为间歇性跛行，随着股骨头坏死程度加重，股骨头会有不同程度的塌陷，导致患侧骨盆下降带动同侧肩膀倾斜下沉，会表现为明显的跛行。晚期患者常出现肌肉萎缩以及两条腿长短不一样的症状。

#### （3）髋关节发育不良

该病的主要症状随着年龄的增长、是否负重以及脱位的程度而发生变异，也就是说，在不同年龄阶段，可以有不同的临床表现。下面主要介绍髋关节发育不良成人阶段的临床表现：① 疼痛及跛行；② 行走距离缩短，部分患者短距离行走就感觉髋关节酸胀，需要休息，明显比他人行走距离缩短；③ 局部异常感觉，髋关节可能出现弹响。

#### （4）髋关节周围滑囊炎

常见症状为疼痛、肿胀、压痛等，根据发病部位的不同，临床表现有所不同。坐骨结节滑囊炎者，坐硬板凳时疼痛加剧；股骨大转子滑囊炎者，髋关节内旋可使疼痛加剧；髂耻滑囊炎者，屈曲髋关节或伸直髋关节时疼痛加剧。

### 2. 膝关节疼痛

#### （1）膝骨关节炎

1）关节疼痛及压痛 关节疼痛是膝骨关节炎最常见的症状，早期可表现为活动时的关节疼痛，休息后好转，随着疾病的进展，可出现持续的疼痛。关节疼痛还可与天气的变化有关，潮湿及寒冷的环境可诱发或加重患者膝关节的疼痛。此外，关节局部可有压痛，关节肿胀时尤为明显。

2）**关节晨僵及活动受限** 部分患者会出现晨僵，活动后可以缓解。晨僵时间一般较短，常为几分钟至十几分钟，很少超过三十分钟，常在气压或空气湿度增加时加重。随着患者病情进展，可出现膝关节交锁及活动受限。

3）**骨摩擦音（感）** 所谓骨摩擦音（感）是指骨头与骨头之间摩擦所产生的声音（触及的感觉）。骨关节炎患者活动关节时常可闻及（触及）骨摩擦音（感）。出现骨摩擦音（感），往往意味着患者已存在较为严重的关节软骨磨损或半月板损伤。

4）**关节肿胀及畸形** 由于滑膜增厚、滑液分泌增多、脂肪垫肥大及骨质增生等，膝骨关节炎患者常可出现关节肿胀。同时，关节骨性肥大、关节间隙狭窄及明显的骨刺形成等可造成患者关节的畸形。膝骨关节炎常见的畸形有“O 形腿”或“罗圈腿”。

5）**肌肉萎缩及无力** 膝骨关节炎所致的关节疼痛和活动能力下降常导致关节活动受限，进而引起关节周围肌肉失用性萎缩，造成膝关节无力。

#### （2）膝关节半月板损伤

1）**疼痛** 常在关节间隙位置上有较固定的疼痛点，活动膝关节或有引出弹响并伴疼痛，或有打软腿，或有过伸痛或过屈痛。

2）**交锁** 少数患者活动时发生屈伸受限，经按摩、旋转或摇摆关节后方能恢复关节活动，这种表现称为关节交锁。

3）**肌萎缩** 可见股四头肌萎缩，以股内侧肌明显。

#### （3）膝关节韧带损伤

1）**膝关节异常声响** 受伤时，患者通常可以听到膝关节内“啪”的一声，这是韧带断裂所发出的异常响声。

2）**疼痛** 受伤后会迅速引起膝关节的剧烈疼痛，导致患者膝关节活动明显受限，难以继续运动或工作。

3）**急性肿胀** 损伤会导致膝关节迅速肿胀，关节内积血。

4）**膝关节不稳定** 损伤会使膝关节失去稳定性，导致患者出现步态不稳、关节晃动等，膝关节不稳定的症状可以在肿胀及疼痛消退后持续存在。

**5）陈旧性损伤** 患者可出现股四头肌萎缩，打软腿，运动能力下降。

### （4）髌骨软化症

疼痛是最主要也是首要的症状，上下楼梯等膝关节负重用力时会引发疼痛，严重时行走便可诱发疼痛，甚至静息状态下出现夜间疼痛。可出现膝关节无力、打软腿，轻度时屈膝、伸膝时髌骨出现弹响，严重时髌骨活动有“沙沙”声。可伴随关节肿胀，同时合并有髌腱损伤者，膝关节不能完全伸直。

## 3. 踝关节疼痛

主要症状为疼痛、关节肿胀、皮下瘀斑、关节不稳、活动受限等。

### 特别提示

腿部关节疾病的主要症状包括疼痛、关节肿胀、关节僵硬、活动受限等，但各类疾病症状表现的部位、时间、程度都有所不同，当出现相关症状时，我们需早期积极采取干预措施，及时治疗腿部关节疾病，减少并发症的发生。

（董文婧、罗叶）

# 第三节 腿部关节疼痛的诱发因素

案例：王阿姨，68岁，在家长期务农，膝关节疼痛3年，口服止痛药3个月，疼痛稍有缓解，近期疼痛加重，遂来医院就诊，诊断为膝骨关节炎。

随着人们生活水平的不断提高，大家对健康也更加关注，尤其是老年人，他们对身体出现的异常表现也越来越重视。我们提倡老年人出现不适应尽早就医，以便早发现早治疗。近几年，腿部关节疼痛为老年人就诊的主要问题之一，腿部关节疼痛常常会影响正常的活动，从而影响老年人的生活质量。那么导致腿部关节疼痛的诱发因素有哪些呢？

腿部关节疼痛主要分为髋关节疼痛、膝关节疼痛和踝关节疼痛，三个部位的疼痛诱因也不同。

## 1. 髋关节疼痛

髋关节及其周围感到疼痛往往是某些疾病的局部临床症状，如髋关节及关节周围的各种异常病变，常可引起局部不同程度的疼痛反应。通常导致髋关节疼痛的疾病有髋骨关节炎、股骨头缺血性坏死、大转子疼痛综合征等。长期错误的姿势或运动及外伤引起的髋部疼痛的疾病有臀肌筋膜疼痛综合征、髋关节周围滑囊炎、髋关节脱位、股骨颈骨折、梨状肌综合征等；神经性因素导致的髋部疼痛疾病包括股外侧皮神经炎、臀上皮神经综合征等。接下来我们就常见的四种疾病来聊聊引起髋部疼痛的原因。

### （1）髋骨关节炎

随着年龄的增长，各种关节都可发生退行性改变。当髋关节出现退行性改变如关节骨质增生、间隙狭窄时，可出现一系列症状，包括髋关节活动性疼痛伴关节功能受限。由于髋骨关节炎好发于老年人以及50岁以上的肥胖者，因此又称为老年退行性髋骨关节炎或增生性髋骨关节炎。

髋骨关节炎的诱发因素有哪些呢?

本病常由衰老、肥胖、遗传因素、先天性关节发育异常和创伤等引起。病理变化以关节软骨破坏、关节表面软骨磨损、关节面硬化、滑膜增厚、关节间隙变窄及髋臼边缘骨质增生为特征，是导致髋关节疼痛伴功能受限的一类骨关节炎性疾病。

### （2）股骨头缺血性坏死

股骨头缺血坏死是股骨头静脉淤滞、动脉血供受损或中断使骨细胞及骨髓成分部分死亡及发生随后的修复，继而引起骨组织坏死，导致股骨头结构改变及塌陷，引起髋关节疼痛及功能障碍的疾病。

股骨头缺血性坏死的诱发因素有哪些呢?

创伤：有统计报道创伤后骨坏死的发病率为 15%~45%，妇女和有移位骨折的患者，其坏死发生率更高。髋关节脱位是造成股骨头坏死的另一原因，统计报道髋关节脱位后股骨头坏死的发病率为 10%~26%。

感染：感染使关节腔内渗出液增多，关节腔和骨髓腔内压力增高，引起股骨头血运障碍，使骨髓中心部分软骨细胞坏死。

嗜酒：据报道，长时间大量饮酒者在骨坏死患者中占 10% ~ 39%。

长期使用糖皮质激素：长期服用糖皮质激素可引起骨质疏松、血液黏稠度增大、血管炎症及高血脂，从而造成微循环障碍，导致骨组织缺血坏死。

先天性缺陷和遗传：股骨头和骨骺的先天缺陷可致缺血坏死，且有相关报道 10%~70% 的股骨头无菌坏死患者有家族史。

自身免疫学说：本病患者中有实验室检查显示 IgG 明显升高、血小板聚集异常。

其他：如长时间金属材料的刺激，产妇在生产时和产后的变化，均有发生股骨头缺血坏死的可能。

### （3）髋关节周围滑囊炎

髋关节周围滑囊炎是指位于髋关节肌腱和关节周围的滑囊发生的炎症。滑囊发炎时滑液明显增多，多数为非细菌性炎症。临床上也有感染性滑囊炎的发生，多由感染病灶的致病细菌侵入髋关节，引起化脓性滑囊炎及周围组织蜂窝织炎，破溃后常残留窦道，导致患肢不适，行走不利。

髋关节周围滑囊炎的诱发因素有哪些呢？

● 骨结构异常突出的部位，由于长期、持续的摩擦和压迫可使滑囊形成慢性无菌性炎症，是产生滑囊炎的主要原因。

● 下肢长期过度外展、外旋所致（如跳跃、劈），以及长时间在硬地上站立或行走，持续长期坐在硬椅凳上也可引起滑囊炎。

● 过度劳累（如跑步、登山、骑车等体育活动）或跌倒直接撞击髋关节，使关节囊受到牵拉或挤压所致。

● 长时间局部受凉而引起。

● 局部细菌病毒感染所致。

● 患有强直性脊柱炎、类风湿关节炎、痛风等疾病。

● 儿童髋关节发育未成熟，中老年劳动强度过大或关节松弛均容易发生本病。

## 2. 膝关节疼痛

引起膝关节疼痛的疾病非常多，接下来我们就常见的几种疾病来聊聊引起膝关节疼痛的原因。

### （1）髌骨软化症

髌骨软化症是指膝关节外伤或劳损引起髌股关节的生物力学关系紊乱，髌骨向外侧倾斜或半脱位，导致髌骨下软骨损伤的疾病。是引起膝前疼痛的常见原因之一。

髌骨软化症的诱发因素有哪些呢？

女性发病率高于男性，病因尚不完全清楚，可能与运动、职业疲劳、创伤、肿瘤等多种因素有关。

### （2）髌腱损伤

髌腱损伤多为骨性交接处部分纤维撕脱或撕裂伤，或髌腱起止两侧的部

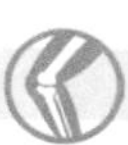

分纤维和血管受损，导致伸膝功能紊乱。一般分为急性损伤和慢性损伤。急性损伤是由于髌腱受到单次偏心超负荷或直接打击；慢性损伤则多为髌腱长期受到伤害刺激，导致反复发生微小创伤，从而造成慢性肌腱变性。

髌腱损伤的诱发因素有哪些呢?

髌腱损伤通常发生在 40 岁以下，主要见于运动员，但非运动员外伤性、病理性及医源性损伤也日渐增多。通常在猝然猛伸膝关节或外力强制屈曲膝关节时，股四头肌急剧收缩，强作用力牵拉髌腱，从而髌腱被动拉长超过其载荷导致损伤；或运动时反复牵拉引起损伤。损伤后患者出现典型的伸膝功能障碍，膝关节肿胀，不能负重，损伤处疼痛、积液。

### （3）剥脱性骨软骨病

剥脱性骨软骨病是指各种致病因素引起的局部性关节软骨及其软骨下骨病变，并且逐渐与周围正常骨组织分离的一种关节疾病。

剥脱性骨软骨病的诱发因素有哪些呢?

本病好发于青年男性，尤其是运动量较大的人群，最常见的发病部位是膝关节，其次是踝关节、肘关节。剥脱性骨软骨病发病原因尚不清楚，目前认为反复的慢性损伤引起骨软骨变性、剥离导致发病，内分泌及遗传因素也与其相关。

其症状表现为单个关节的钝痛，在疾病早期可能无症状或者活动后出现疼痛，休息后减轻。随着疾病进展，关节疼痛明显并伴有关节肿胀、积液及关节内骨软骨碎片（游离体），关节僵硬以及血肿。

### （4）膝关节韧带损伤

膝关节韧带损伤是指膝关节中内侧副韧带、外侧副韧带、前交叉韧带、后交叉韧带这四大韧带出现损伤所导致的疾病。

膝关节韧带损伤的诱发因素有哪些呢?

剧烈运动：如进行体育竞赛、舞蹈、杂技等时，容易出现韧带损伤。同时在日常生活中，如车祸、高空跌下等意外，也会引起同类的损伤。

外力因素：关节受到暴力或者跌倒、撞击之后，会导致韧带损伤。

自身因素：运动前没有充分做好热身准备，使关节活动受限，导致韧带损伤。此外，随着年龄的增长，韧带的强度会减弱，此时可能稍微运动，就会导致韧带的损伤。

**（5）膝骨关节炎**

膝骨关节炎是以关节软骨退化变性损伤、关节边缘和软骨下骨反应性增生为特征的一种关节性疾病。

膝骨关节炎的诱发因素有哪些呢?

老龄：老年人运动不协调而易导致膝关节损伤。绝经前后的妇女，雌激素失衡而使骨质丢失增加，易发生骨质疏松。

关节损伤或关节使用过度：爬山、爬楼梯等活动对膝关节损害明显，爬山虽是一种很好的锻炼方式，但是不利于保护膝关节。上山的时候膝关节负重等于自身体重，而下山的时候除了自身体重以外，膝关节还要负担下冲的力量，这样的冲击会加大对膝关节的损伤；而爬楼梯对膝关节的伤害更大，爬楼梯时，膝关节的负重是体重的 3~4 倍，使膝关节损伤加重，爬楼梯时膝关节弯曲度增加，髌骨与股骨之间的压力也相应增加，会加重膝关节疼痛。

肥胖：有资料显示，肥胖人群患膝骨关节炎的概率较正常人高，这可能与肥胖患者其膝关节负重增加，且肥胖时的姿势、步态、运动习惯等与正常人相比不一样有关。

其他：还发现一些疾病对膝关节的退行性变有一定的促进作用，如类风湿病、代谢性疾病、痛风等。

**（6）膝关节半月板损伤**

半月板损伤是指半月板组织的连续性和完整性被破坏。半月板撕裂（图 4-3-1）是半月板损伤最常见的原因，同时半月板损伤与骨关节炎的早期发病有关。

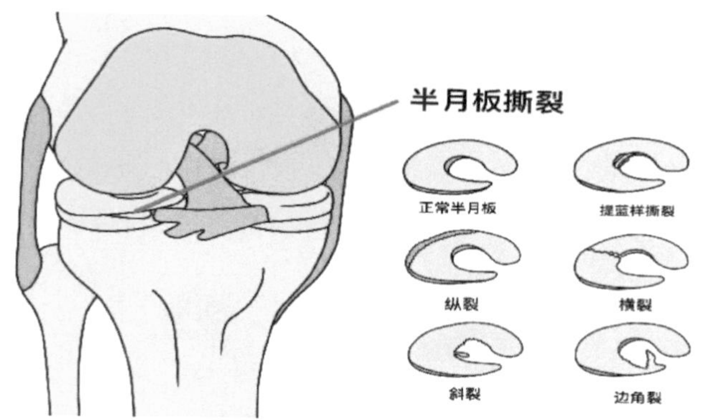


图 4-3-1 半月板撕裂

膝关节半月板损伤的诱发因素有哪些呢？

膝关节扭伤：当膝关节屈曲，双足相对固定，大腿猛然内旋或外旋，半月板在股骨髁与胫骨之间受到旋转剪切力，这种动作对半月板产生压迫、旋转和剪切应力，从而导致半月板损伤。

膝关节骨性关节炎：老年人半月板退行性病变，弹性变弱，轻微的外力即可引起半月板损坏。

发育不良：主要指膝关节发育异常和半月板发育异常。膝关节发育异常主要是膝关节内外翻畸形，又称 O 形腿和 X 形腿，常见于中老年患者，是下肢力量减弱，内外侧膝关节负重过多，关节内外侧压力过大导致的半月板损伤。半月板发育异常，通常指盘状半月板，盘状半月板的形态与股骨髁及胫骨平台并不匹配，因此并不利于膝关节的负荷传导，压力常常集中于盘状半月板的中央，应力的集中容易造成其过早退变，从而发生半月板撕裂。

长期负重下蹲：对于举重运动员或者需要长期负重下蹲的人群，半月板承受的压力较大，容易形成慢性劳损。

## 3. 踝关节疼痛

### （1）踝部腱鞘炎

踝部腱鞘炎是踝部常见病之一。常由外伤劳损或反复感受风寒引起。多见于经常运动或长途行走的人，任何年龄均可发病。

**（2）胫后神经痛**

本病的病因有很多，足部功能异常或关节急慢性损伤引起的踝部屈肌腱滑膜炎，有时可引起压迫性胫后神经痛。偶尔静脉淤滞水肿也可引起胫后神经痛。

**特别提示**

引起腿部关节疼痛的原因有很多，其诱发因素多种多样，疼痛的存在严重影响人们的日常工作和生活。因此，出现腿部关节疼痛需要尽早就医治疗。

（董文婧、罗叶）

# 第四节 腿部关节疼痛的易发人群

案例：王阿姨，68 岁，退休 13 年，平时喜欢和朋友一起喝茶喝咖啡，很少外出运动。一天王阿姨乘坐地铁回家，地铁里人比较多，十分拥挤，王阿姨没有站稳，不慎摔倒，乘客上前想将阿姨扶起，这时阿姨却感到髋部剧痛，无法活动，后经医生诊断为股骨颈骨折。

王阿姨为什么一摔倒就骨折了呢？究竟什么人群易发生腿部关节疼痛呢？前面我们了解了腿部关节痛的诱因及主要症状，接下来我们再来看看腿部关节痛的易发人群有哪些。我们同样从腿部的三个主要的关节来介绍。

## 1. 髋关节疼痛易发人群

髋关节及其周围感到的疼痛往往是某些疾病的局部临床症状，或髋关节病变及关节附近部位的各种异常病变引起局部不同程度的疼痛反应。引起髋关节疼痛的疾病有许多，严重的患者通常需要行髋关节置换手术进行治疗。据统计，导致最终行髋关节置换术最常见的疾病有股骨头缺血性坏死、骨性关节炎、髋关节发育不良、股骨颈骨折等。

髋关节疼痛通常常见于以下五类人群：

### （1）老年人

随着年龄的增长，人体容易发生关节退行性改变，所以会出现髋关节疼痛的症状。

### （2）运动过量的人

比如从事体育运动的人群，或者平时爱好登山以及跑步的人群，由于过量活动髋关节，所以容易引发髋关节疼痛。

### （3）先天性原因如髋关节结构发育异常的人

比如髋关节发育不良、长时间卡压或有撞击综合征，容易引发髋关节疼痛。

### （4）身体肥胖的人

身体负荷过重会增加髋关节的负担，从而引发关节炎症，出现关节疼痛、肿胀等症状。髋关节疼痛可能是由睡觉时长和身体位置相对固定引起的，也可能是由其他原因引起的。人们在睡眠期间，身体位置不会移动太多，因此关节会肿胀，这便会导致僵硬和疼痛。此外，存在创伤、感染、喝酒以及服用激素药物情况时，髋关节疼痛会明显加重。

### （5）骨质疏松人群

骨质疏松症有许多危害，其中最严重的并发症是骨质疏松性骨折，若发生髋部骨折还可能间接危及生命。全球 50 岁或以上人群，每 3 位女性或每 5 位男性中就有一人会因骨质疏松而骨折。骨质疏松性骨折会给老年人的生活带来巨大改变，包括剧烈疼痛、长期康复、长期残疾、生活质量下降和独立生活能力丧失。

## 2. 膝关节疼痛易发人群

调查显示，35.6% 的人群受膝关节疼痛的困扰。久坐的工作生活习惯、错误的运动方式以及不良的饮食习惯等，都是潜伏在我们身边的导致膝关节疼痛的原因。临床上，膝关节疼痛无论是在青少年、青壮年人群中还是在中老年人群中都比较常见，主要表现为单侧或双侧膝关节疼痛、肿胀及活动范围受限。

膝关节疼痛易发人群如下。

### （1）儿童和青少年

儿童和青少年膝关节疼痛，可能的原因包括生长痛、膝关节损伤、关节炎、滑膜炎、风湿及类风湿疾病、关节肿瘤。儿童出现膝部关节痛症状时，需要及时到医院就诊，进行相应治疗，缓解不适症状。

**1）生长痛** 儿童处于生长发育期，可能在夜间关节疼痛症状较明显，此时可以适当减少运动，必要时补充维生素 D 和钙，这对缓解生长痛有所帮助。

**2）膝关节损伤** 儿童运动相对较多，又不注意自我保护，在跑、跳或其他活动中可能会造成膝关节半月板、肌腱、韧带、软骨等损伤，导致疼痛的情况出现。因此，儿童和青少年的膝关节的损伤，通常存在不恰当运动史。

**3）关节炎或滑膜炎** 如果膝关节出现红、肿、热、痛，要注意关节炎的情况。儿童关节炎及滑膜炎也容易导致局部疼痛，而且疼痛相对较明显，白天、夜间均会出现，需要及时到医院进行检查，并对症治疗。

**4）风湿性疾病** 部分儿童出现长时间关节疼痛，伴有低热的情况，可能是患风湿性疾病。例如，风湿性疾病可能出现发热症状，导致关节疼痛加重，进而引起疼痛。类风湿关节炎通常为炎性介质导致的自身免疫性疾病，炎性介质可能会刺激神经组织而导致关节疼痛。

**5）关节肿瘤** 当肿瘤发生骨转移或肿瘤体积过大而产生压迫时，均有导致膝关节疼痛的可能。

如果儿童膝关节出现疼痛症状，家长在家里可进行以下处理。

- 仔细询问孩子的受伤经过和疼痛情况：如果有关节错位，明显的声响、卡锁，感觉不稳定等情况，应及时查看孩子的膝关节，并尽快就医。
- 观察孩子的步态和活动情况：在玩耍或者日常生活中，观察孩子的走路和运动姿态。如果发现孩子出现腿部不敢发力、疼痛躲避、跛行等情况，说明存在关节损伤限制活动的情况，需要及时就医。
- 膝关节皮温：用手指背侧分别触摸健侧和患侧膝关节，对比皮肤的温度差异。如果患侧膝关节的皮温高于健侧，说明患侧存在损伤性炎症反应，需要及时就医。
- 膝关节痛点：用手指轻按膝关节，与健侧膝关节进行对比。如果出现与健侧不一样的按压痛，说明这些位置的结构存在损伤的可能，需要及时就医。

### （2）成年人

对于成年人而言，由于活动量很大，引起膝关节疼痛的原因有很多，我们把这一类的非创伤性引起的膝关节疼痛的原因罗列如下：

**1）髌下脂肪垫炎** 脂肪垫劳损的发病原因可能是外伤或者长期摩擦引起脂肪垫充血、肥厚并发生炎症，从而使膝关节活动受限。这种损伤多发生于经常步行、登山或者蹲起运动较频繁的 30 岁以上人群。

**2）膝关节创伤性滑膜炎** 该病一般有外伤史或存在过度劳累，外伤或过度劳累损伤滑膜后膝关节会产生大量积液，使关节内压力增高，引起膝关节疼痛、肿胀、压痛，滑膜有摩擦发涩的声响。

**3）痛风** 痛风是一个非常常见的疾病，随着生活水平的提高，痛风的发病有年轻化的趋势。痛风主要表现为关节红肿热痛及血清尿酸增高。病理基础为尿酸盐在关节内沉积引起急性滑膜炎。

**4）髌骨软化症** 又称髌骨软骨软化，是指髌骨下层软骨面受到过度摩擦而产生如破裂、凹凸不平等病理改变，软化失去脆性和活性，导致软骨缺血发炎的一种疾患，它属于软骨退变性疾病。据统计，髌骨软化症发病率可高达 36.2%，尤其以 34~45 岁的女性多见，已成为骨科门诊中青年女性的一种常见病，应当引起大家重视。

### （3）年长人群

随着年龄增大，膝关节的磨损逐渐增加，修复能力逐渐下降，导致滑膜增生产生炎症、关节软骨被磨损（难以修复）、软骨下骨被破坏、游离体形成等病变过程。如同轴承的磨损一样，从此膝关节不再顺滑，走路总是伴随着“咔嗒”的弹响声并伴有疼痛。这种以关节软骨变性和丢失及关节边缘和软骨下骨骨质再生为特征的病变虽然有一个平平无奇的名字——膝关节骨性关节炎（osteoarthritis，OA），但它却会让人痛不欲生，是老年性膝关节疼痛最常见的元凶。

OA 始发部位为关节软骨，病因主要包括老龄化、软骨细胞与基质合成代谢平衡被破坏、免疫反应及关节生物力学改变。症状主要表现为膝关节肿胀、疼痛、畸形（膝内翻为主）等。

到疾病末期，患者行走困难，膝关节僵硬挛缩难以活动，并伴有持续的疼痛，会极大地影响生活质量。由于年龄增大，关节软骨的破坏不可避免，

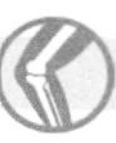

同时软骨细胞的再生修复缓慢，因此对于 OA 的治疗应及早进行。

### 3. 踝关节疼痛易发人群

经常运动或长途行走的人，容易引起踝关节疼痛。经常从事体力劳动及喜欢穿高跟鞋的人群容易引起踝关节扭伤。在运动或劳动时意外扭伤，会导致骨关节周围的韧带及肌肉拉伤，主要表现为骨关节肿胀、疼痛、皮下瘀斑等。

距骨软骨损伤是慢性踝关节疼痛常见原因之一，多发于热爱运动的年轻人。软骨损伤的不可逆性是导致踝关节骨性关节炎的一个重要危险因素。

**特别提示**

当我们了解了关节疼痛的易发人群之后，我们更需要做的是去预防和治疗关节相关的疾病，尤其要多多关注老年人，避免他们因延误治疗时机而对今后的生活造成不良的后果。

（董文婧、罗叶）

# 第五节 腿部关节痛的预防保健

案例：李先生，38岁，平时喜欢宅在家里，不爱出门，喜欢吃油腻、甜食以及动物内脏等食物，饮食量也不控制，体形偏肥胖。最近李先生发现自己上下楼梯及蹲下起来时髋膝关节疼痛明显，走路不稳，去医院检查发现25-羟基维生素D偏低，而尿酸值明显偏高。医生说张先生已经出现关节老化、损伤，继续维持现有的生活习惯将加速骨关节的损伤，疼痛加剧，于是张先生在医生的建议下积极改变生活习惯、控制饮食、适当运动，下肢关节疼痛逐渐得到缓解，恢复了正常生活。

随着年龄的增长和不良的生活习惯等因素，我们身体运动功能逐渐下降，关节的灵活性降低、损耗增加，关节疼痛的发生似乎是不可避免的事情。研究发现，各种原因引发的关节疼痛的发生率为15%~50%，且发生率随着年龄的增长呈逐步上升的趋势，因此对关节的预防保健便显得尤为重要。预防保健的目的就是尽可能地延缓关节的损耗，推迟与减轻关节疼痛的发生，增加关节的使用寿命，那该怎样做好呢？其实关节长寿的关键还是在于科学养生，总结起来不外乎四点：一吃、二控、三动、四中医保健。

## 1. 吃

正所谓民以食为天，中国人对吃有一种天然的追求，那怎样吃、吃什么才能起到养护关节的作用呢？一般说起吃，我们最常想起合理饮食，除了要注意饮食荤素搭配、多吃蔬菜水果以及高蛋白食物外，还需要注意以下食物的摄入。

### （1）钙与维生素D

钙是预防骨质疏松，组成骨骼、关节的重要物质。维生素D亦是促进钙、磷吸收的重要物质。二者对于骨骼健康缺一不可，因此日常生活中可

以适当增加含钙与维生素 D 食物的摄入。

**1）含钙高的食物** 包括各类乳制品（不包括乳酸饮料）、各种豆类食物、海产品、新鲜蔬菜水果，其中乳制品为食物补钙的最佳途径。

**2）富含维生素 D 的食物** 鱼肝油、各种蛋类、鱼类、动物肝脏均含有丰富的维生素 D。

**3）晒太阳** 太阳作为自然界天然的“暖宝宝”，它的好处可不止一点点。首先，晒太阳可以补充维生素 D，也可以增加人体对钙的吸收。其次，晒太阳可以保暖，增加新陈代谢。我们的关节非常怕潮湿和风寒，太阳便是这些不利因素最天然的克星，晒太阳可以促进关节的血液循环，减轻关节的炎症反应，缓解关节的疼痛与不适。最后，给大家分享一个晒太阳补充维生素 D 的小妙招：时间建议在上午 11 点至下午 3 点之间，尽可能多地暴露皮肤在阳光下晒 15~30 分钟，建议每周进行 2 次这样的日晒，以促进体内维生素 D 的合成；在晒太阳期间尽量不要涂抹防晒霜，以免影响日照效果，但阳光过于强烈时，也要注意防止皮肤被灼伤，晒太阳过程中有任何不适应立即停止。对于年满 40 岁的人群，尤其是女性，还需要常规补充钙剂和维生素 D 制剂。

### （2）维生素 C

维生素 C 是关节软骨的主要成分之一，有助于胶原蛋白的生成，促进钙离子的代谢，起到强健骨骼、降低骨关节炎进一步发展的作用。

维生素 C 在蔬菜水果中较多见，尤其常见于橙类、柚类、柑类、橘类、猕猴桃类食物当中，但需要注意的是维生素 C 在空气中或者加热时极易被氧化分解而失去原本的功效，因此蔬果最好及时食用，尽量避免榨汁或者加热。

### （3）氨基葡萄糖

氨基葡萄糖是形成软骨细胞的重要营养素，是维持关节软骨正常生理功能的重要物质，同时还兼具修复关节磨损、润滑关节腔、抵抗关节炎症的重要作用，是当之无愧的关节营养素。

氨基葡萄糖在食物中的含量比较少，主要存在甲壳类动物中，如：虾、蟹、甲鱼、贝类等，一般食补效果不佳，需要在医生的指导下进行制剂补充方能有效。

**（4）硫酸软骨素**

硫酸软骨素广泛分布于软骨的细胞外基质和细胞表面，它与氨基葡萄糖配合具有维持保护软骨组织的完整性、促进软骨再生以及抗炎止痛的功效。

硫酸软骨素主要存在于鸡皮、鱼皮等动物皮类以及猪软骨、鸡鸭软骨等动物软骨内，同样该物质通过食补效果可能不佳，建议在医生指导下进行制剂补充。

**（5）药膳**

中医食疗作为中国自古以来独有的保健方法，一直深受大众喜爱，事实证明也确有其效。中医学认为，骨关节疼痛是肝肾亏损、气血虚衰、血滞经涩、寒湿痹症所引起，主张以益肾健骨、通经舒络、强筋止痛治疗为主。

常见的推荐药膳食材有：薏苡仁、葛根、桑寄生、三七、姜黄、牛膝、黑豆、桑椹、板栗等；常见推荐驱寒强骨止痛的方剂或食谱有：薏苡仁汤、四妙丸、黑豆大枣枸杞汤、板栗烧牛筋等。

**（6）其他**

营养对于预防骨关节的疼痛有非常重要的作用，但某些特殊情况的骨关节疾病却需要注意饮食，比如痛风患者需要严格限制嘌呤类食物的摄入，高嘌呤食物主要包括各种动物内脏、各类动物浓汤、海鲜、火锅汤等。

## 2. 控

**（1）控制体重**

在站立、行走或者活动时，腿部关节承受了一切，以承受最大负担的膝关节来说，步行时膝关节承受了个人体重1~2倍的力量，而在上下楼梯时膝关节要承受个人体重3~4倍的力量，打球下蹲等活动所承受的力量为个人体重的6~8倍。因此要想保护腿部关节，控制体重势在必行，减肥是关节问题有效的改善方法，对缓解腿部关节的疼痛是极为有利的。

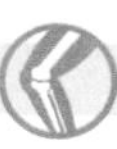

（2）控制不良因素

第二个需要重点强调的便是减少生活中不良因素的影响，如蹲、跪、盘腿、久坐、久站，频繁或长时间地爬楼梯等均有可能增加腿部关节负担与摩擦，从而增加关节的磨损，引起腿部关节的不适与疼痛。

那对于已经出现下肢关节痛或下肢关节疾病的朋友，生活中有些什么习惯或行为是不良因素？我们应该如何调整？

✖ **长时间地坐着或站着**　喜欢坐在非常松软的沙发上盘腿或者驼背，喜欢坐没有椅背的高脚椅或小凳子，或者坐在椅子上喜欢后仰。调整：避免久坐久站，家用沙发避免过于松软，以坐下身体不下沉为好，椅子最好有椅背，椅子约与膝盖同高，坐椅子时避免过分后仰。

✖ **经常下蹲或弯曲身体拿取物品**　常用物品如衣物、餐具等喜欢放置在下层柜子里，经常需要下蹲或者弯曲身体取放。调整：常用物品尽量放置在高于腰部、低于头部，且随手可取的地方（图 4-5-1）。

✖ **使用蹲便**　家用卫生间喜欢用蹲便器而不喜欢用马桶。调整：建议使用马桶而避免使用需要下蹲的蹲便器，同时建议卫生间加装扶手，减轻站立时的负担（图 4-5-2）。

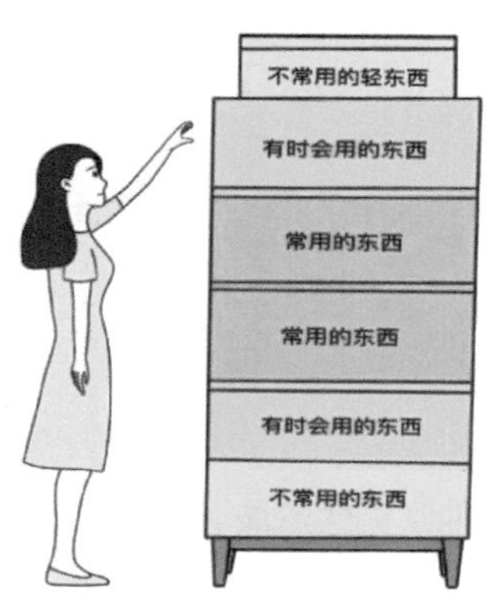


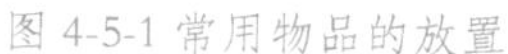
图 4-5-1 常用物品的放置

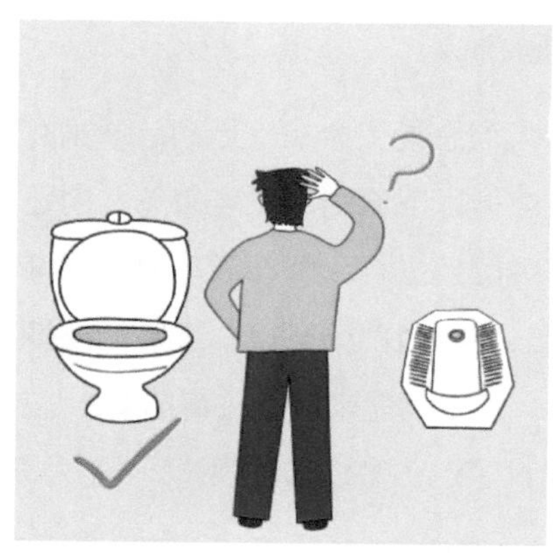

图 4-5-2 使用马桶

✖ **走路方式不正确**　走路速度过快，喜欢长时间行走，如快走时间超过 2 小时或长时间爬坡爬楼梯，这会明显增加下肢关节的压力，即使走平路也会造成下肢关节的磨损。调整：减慢步行速度，建议步行速度为每分钟

120~140 步，每天步行 40 分钟到 1 小时即可；步行姿势要正确，脚跟先着地，继而前脚掌着地；对于下肢关节痛的患者一般建议步行 10~15 分钟坐下来休息一会；尽量避免爬陡坡或楼梯，如果不可避免，建议在爬楼梯或陡坡时扶好扶手。

**✖ 穿高跟鞋** 选择适合自己的鞋子，建议选择透气性高、鞋底有气垫能缓冲、能正确保持足弓的弧度、有搭扣或者魔术贴的运动鞋。

**✖ 穿衣裤露脚踝膝盖** 平时应该注意避风、防寒、防潮，尤其是天气寒冷或气温骤变时。夏季吹空调也需要注意腿部保暖，睡觉时最好穿长衣长裤，盖空调被。最后建议已经出现腿部关节疼痛的人，可以配置拐杖或手杖，减轻步行时腿部关节的负重。

#### （3）控制不良嗜好

如吸烟、喝酒等。吸烟可以导致局部血管的收缩，引起供血不足，下肢关节因为血供不足势必导致损伤加重，疼痛加剧。喝酒将会进一步加重骨关节损伤处组织充血与水肿，导致疼痛加重，特别对于痛风引起下的肢关节痛，喝酒将进一步导致病情趋于恶化。

### 3. 动

人们总说生命在于运动，话虽有理，但对于下肢关节痛的患者在运动时应该遵循以下原则：在疼痛急性期还是应该以静养为主，关节活动应该放在疼痛缓解期进行；腿部活动要循序渐进，要知道欲速则不达，但也要坚持，不要三天打鱼两天晒网；下肢活动期间，要懂得合理休息，动静结合，量力而行，不要动起来就超负荷运动，这样反而会加重关节损伤，引发疼痛。

说了这么多注意事项，下面为大家介绍几种常见的下肢关节的保健运动。

#### （1）髋关节运动

**1）踮脚运动** 坐在有靠背的椅子上，脚尖点地，脚跟上下轻轻摇晃，摇晃时注意小腿轻用力，其余部位不用力。每次做 20~30 秒后，休息 10 秒，重复 2~3 次（图 4-5-3）。

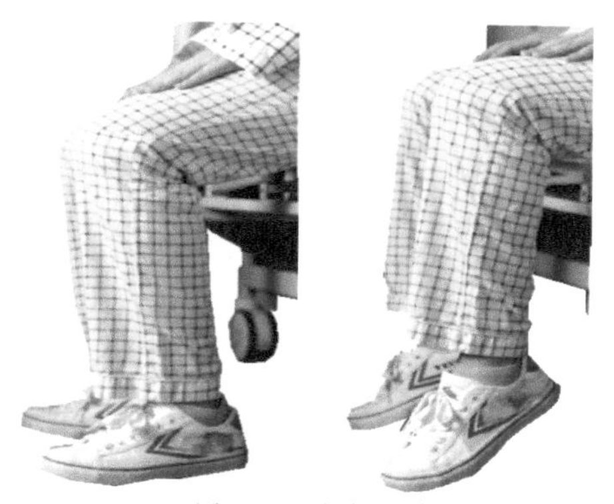

图 4-5-3 踮脚运动

**2）晃臀运动** 俯卧位，腰下垫一小枕，小范围快速摇晃臀部，每 10 次 1 个回合，休息 10 秒左右，做 2~3 个回合，运动过程中有意识地放松臀背部肌肉（图 4-5-4）。

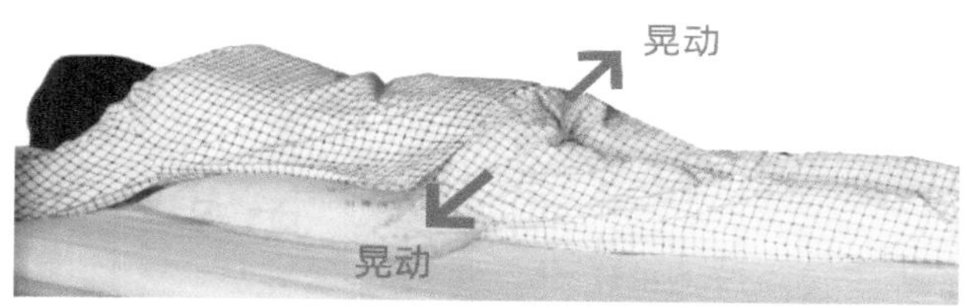


图 4-5-4 晃臀运动

**3）俯卧屈膝运动** 俯卧位，头下垫一小枕，腰背部伸直，缓慢屈膝 90°左右保持 5 秒，再缓慢放下，换另一只脚重复以上动作，左右交替做 10~20 次（图 4-5-5）。

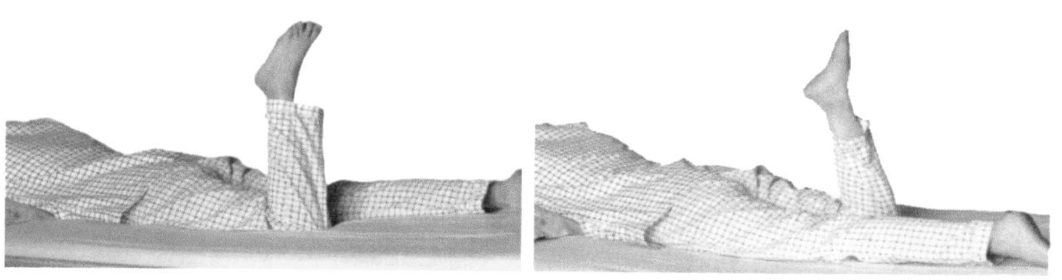

4-5-5 俯卧屈膝运动

**4）仰卧外展运动** 仰卧位伸膝，双手放置于腹部，一侧下肢缓慢向外尽力展开，至不能展开处，维持约 30 秒，再缓慢收回，换另一侧下肢重复如此，左右交替做 10 次（图 4-5-6）。

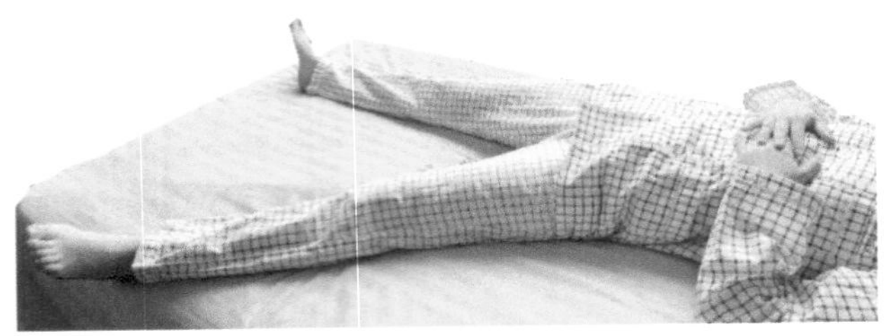

图 4-5-6 仰卧外展运动

**5）仰卧伸膝运动** 仰卧屈膝，一侧下肢慢慢抬高伸直，伸直后保持 3 秒左右，缓慢放下，再同法伸直另一下肢，反复 10 次后休息（图 4-5-7）。

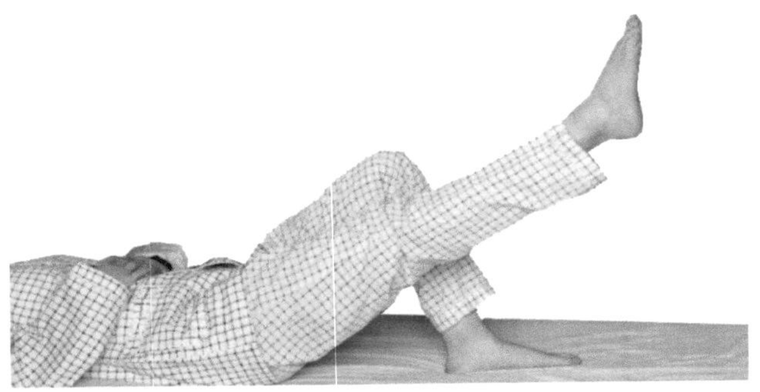

图 4-5-7 仰卧伸膝运动

**（2）膝关节运动**

**1）股四头肌运动** 坐在有靠背的椅子上，椅子约与膝盖同高，抬起一侧小腿保持 10 秒，其间脚踝伸直或屈曲均可，后缓慢放下，再同法伸直另一侧小腿，左右各做 20 次后休息（图 4-5-8）。

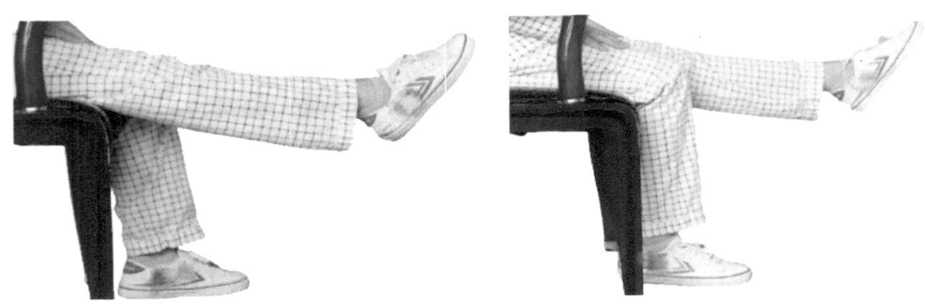

图 4-5-8 股四头肌运动

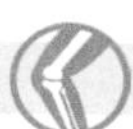

2）**膝部伸展运动**　坐于平整地面或床面，保持膝关节伸直，拉伸右脚脚尖保持 5 秒后，再拉伸左脚脚尖保持 5 秒，交替进行，左右各做 20 次（图 4-5-9）。

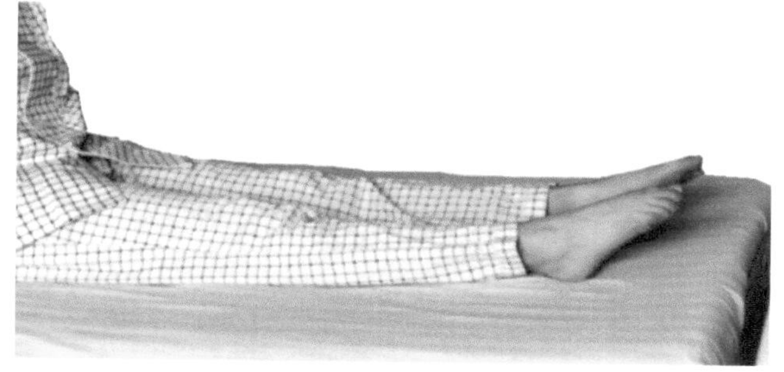

图 4-5-9 膝部伸展运动

3）**双膝夹垫运动**　俯（仰）卧位，双膝之间用力夹住一小枕或坐垫约 10 秒，放松 2~3 秒继续夹紧，如此重复 20 次（图 4-5-10）。

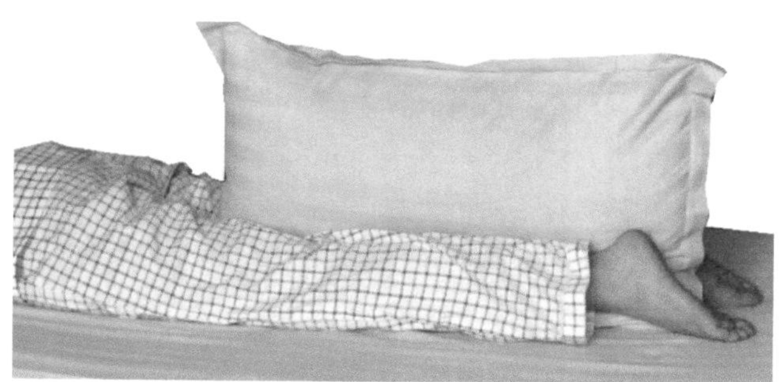

图 4-5-10 双膝夹垫运动

**（3）踝关节运动**

1）**踝关节旋转运动**　用踝关节旋转足部，先顺时针旋转 10 圈，然后再逆时针旋转 10 圈（图 4-5-11）。

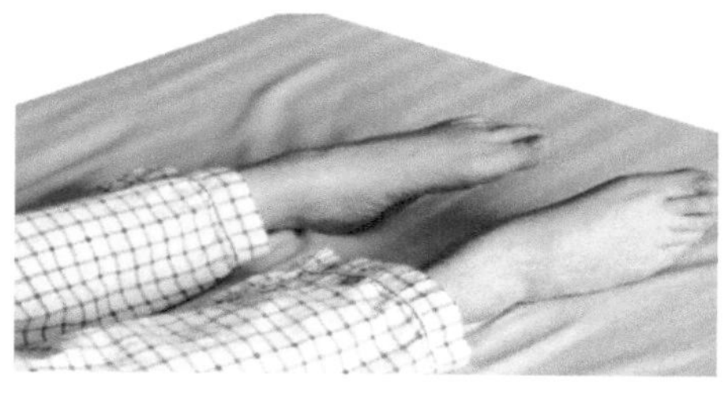
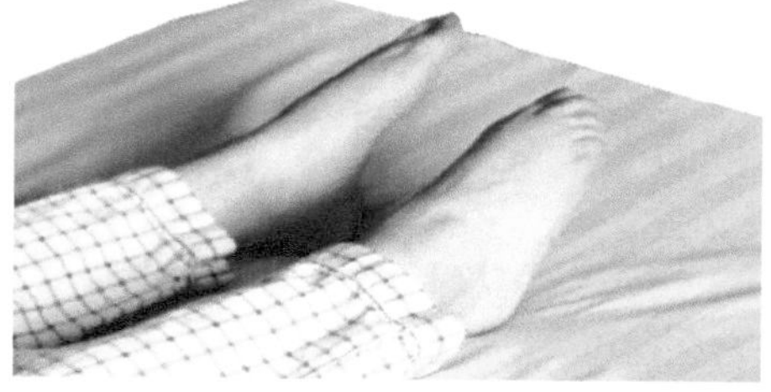

图 4-5-11 踝关节旋转运动

**2）拉踝运动** 坐位或仰卧位，用毛巾或弹力带套于一只脚掌前部，缓慢牵拉至不可活动处，保持 10 秒，休息 2 秒，再次牵拉，如此重复 10 次，换另一只脚同样牵拉 10 次（图 4-5-12）。

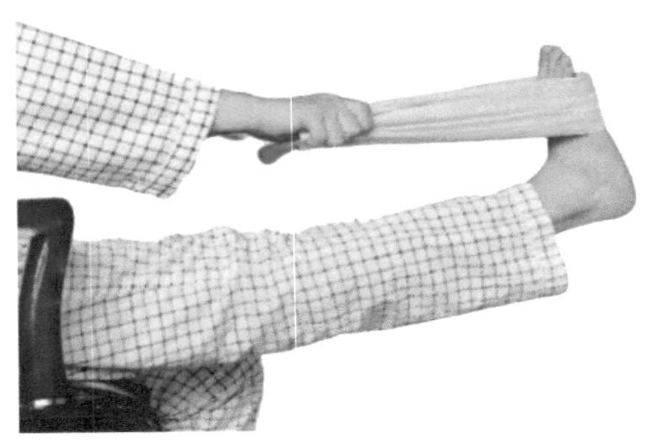

图 4-5-12 拉踝运动

**3）踩哑铃 / 按摩球运动** 站立位或坐位均可，脚心用力踩在哑铃 / 按摩球中间，前后滚动，持续约 30 秒（图 4-5-13）。

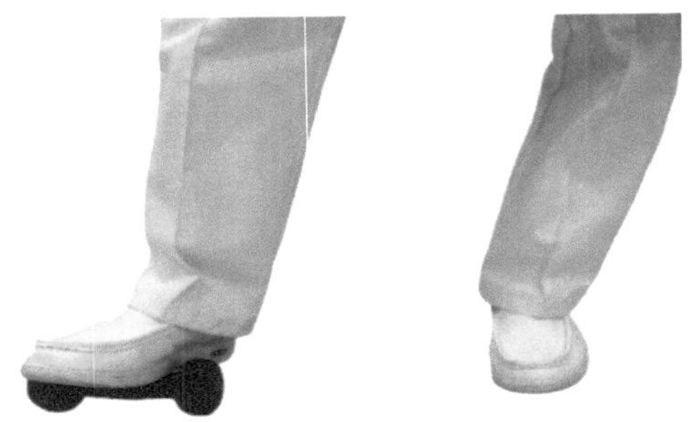

图 4-5-13 踩哑铃 / 按摩球运动

以上运动均属于比较温和的下肢关节肌肉放松与伸展运动，在身体允许的条件下可以进行强度更大的强化运动，但一定要量力而行，切忌鲁莽。强化运动前后最好进行适当的热身运动，调整好关节，运动过程中也绝对不可以追求极限，盲目超出关节可活动范围，导致关节损伤加剧。

## 4. 中医保健

### （1）中药贴敷

中医保健除通过服用中成药物或食物的方式祛风通络、散寒除湿、缓解关节疼痛外，中药还可以通过熏洗、贴敷等方法止痛，常见的中药贴敷有活血止痛贴、骨通贴膏、舒筋活络贴等。

### （2）中医推拿

中医推拿保健以中医脏腑、经络学为理论基础，同样具有解除痉挛、放松肌肉、松解粘连组织、改善下肢关节血供、减轻疼痛的作用，只是推拿过程要循序渐进，力度要适中。

### （3）中医针灸

针灸通过针刺或艾灸刺激人体体表穴位，并通过经络传导至全身，从而达到舒筋活络、调理气血、祛风止痛等功效，此方法在骨关节疼痛的保健与防治中一直深受广大病友的喜爱。

**特别提示**

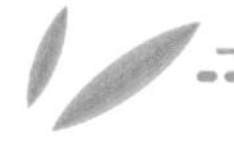

归根结底，腿部关节的预防保健在于多加防护、好好保养，日常注意保持健康的生活习惯，选择合适的运动方式，量力而行，最大限度地保护我们的腿部关节，避免让腿部关节负担过重，一旦出现不明原因的腿部关节疼痛，要及时就医，及时治疗。

（董文婧、伍叶青）

# 第六节 关节炎有哪些类型

案例：牟女士，69岁，于3个月前无明显诱因出现双手掌指关节、近端指间关节肿痛，未到医院进行规范治疗；后四肢关节逐渐出现肿痛，同时伴有晨僵，活动后依然难以缓解。患者十分畏风寒，尤其以双腿更甚，平时容易倦怠乏力，体形肥胖，不喜活动。某次受寒后，因关节症状加重，患者来医院就诊，查血发现血沉增高，双手正斜位X线可见骨侵蚀和骨质疏松，医生诊断为类风湿关节炎。

通过以上案例我们可以发现，随着年龄的增长，机体各组织器官逐渐老化，关节的老化也同样无法幸免于难，在此过程中，如果还存在关节负荷过重、关节过度使用、寒冷刺激、自身免疫反应等问题，将进一步加剧关节炎的发生。那什么是关节炎？它又有哪些类型？

## 1. 什么是关节

在介绍关节炎前，让我们先了解一下什么是关节。所谓关节，即骨与骨之间的连接。众所周知，我们人体的206块骨头相互结合形成了功能各异的各种关节，能够活动的我们叫“活动关节”，不能够活动的叫“不动关节”，通常从广义所说的关节多指活动关节，常见的如髋关节、膝关节、踝关节、肩关节等。活动关节一般由关节面、关节囊和关节腔等基本结构组成。

### （1）关节面

骨与骨之间相互接触的光滑面叫作关节面，多由一凹一凸相互对应组成，关节面表层常覆盖有一层关节软骨，可以减少骨与骨之间的摩擦损伤。通常关节面的性状与关节的运动性质以及范围密切相关。

### （2）关节囊

关节囊是关节周围由致密结缔组织组成的包囊，其两端附着于关节面周

围的骨面上，像一个袖筒一样将构成关节的骨头连接起来。关节囊一般分为两层，外层为柔韧的纤维层，内层为光滑的滑膜层，其中滑膜可分泌黏稠的关节液，主要起到润滑关节和营养关节软骨的作用。

#### （3）关节腔

关节软骨与关节囊共同围成的密闭性腔隙为关节腔。腔内多为负压，与维持关节的稳定性、体现关节的灵活性有关。

按照关节运动轴的数量和关节面的形状，关节可分为：

**1）单轴关节**　常见的有指间关节、桡尺近侧关节等，此类关节只有一个运动轴，关节只可围绕此运动轴做一组运动，为单平面运动。

**2）双轴关节**　常见的有桡腕关节、拇腕掌关节等，此类关节有两个互相垂直的运动轴做两组运动，亦可做环转运动。

**3）多轴关节**　常见的有髋关节、跗跖关节等，此类关节具有两个以上的运动轴，可做多方向运动，为多平面运动。

根据关节的形状，关节可实现包括屈、伸、内收、外展、内旋、外旋、背屈、环转等一系列活动在内的关节运动形式，它就像人体的铰链、杠杆、减震器一样，帮助我们完成各种日常动作。

### 2. 健康关节的四道关卡

人体内关节一般要经历四个阶段（图 4-6-1），每一个阶段都有可能导致关节的损伤，为关节疾病埋下隐患。

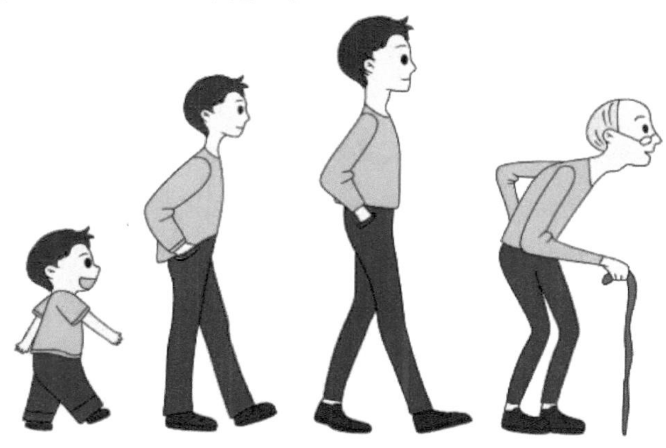

图 4-6-1 人体内关节的四个阶段

（1）生长期

多见于15岁以下少年和儿童，此时关节仍处于发育阶段，关节的疼痛与损伤多与先天生长发育以及过度运动有关，常表现为膝关节、大腿、小腿以及腹股沟等处的疼痛，此类痛又称为生长痛。

（2）鼎盛期

常见于15~30岁人群，此时关节处于巅峰状态，关节的自我修复能力极强，但如果运动过度和过量，依然可能造成关节提前损耗，导致关节疾病提前出现。

（3）老化初期

常见于30~50岁人群，此时关节开始出现轻度磨损，逐渐变得脆弱，关节疾病多在劳累、运动以及高负荷下出现。

（4）衰退期

常见于50岁以上人群，此时关节的损伤日益严重，关节间隙逐渐变窄，关节软骨磨损甚至脱落，若伴有骨质疏松、痛风等极易引起骨关节炎、滑膜炎等一系列疾病。

## 3. 关节炎

关节炎泛指发生在人体关节及其周围组织，由炎症、感染、退化、创伤或其他因素所引起的炎性疾病，可分为数十种，临床表现为关节的红、肿、热、痛、功能障碍以及关节畸形，严重者可导致患者残疾。人们常常认为关节炎是一种疾病，其实不然，关节炎有超过100种类型，其中一些类型随着关节的自然老化而逐渐进展，另外一些则可能突然出现而后消失一段时间，之后又在某些日子里突然复发。但大多数的关节炎是慢性进展的，随着时间的推移呈加重趋势，因此关节炎的体征和症状因人而异，哪怕两人所患是同一种关节炎也有可能出现截然不同的症状。相反，不同种类的关节炎的症状和体征也可能存在重叠。正因为如此，关节炎的分类与诊断极具挑战性。

## 4. 关节炎的分类

### （1）骨关节炎

关节炎以骨关节炎最为常见，据报道，全球已有超过 3 亿的骨关节炎患者，我国 40 岁以上人群原发性骨关节炎的患病率为 46.3%，该病多见于老年人，好发于负重较大的膝关节、髋关节等部位，其中以膝关节发病率最高。膝骨关节炎（图 4-6-2）不仅导致患者疼痛、晨僵、关节活动受限、关节畸形，还可能增加患者心血管事件、下肢静脉血栓栓塞甚至致残的风险，给患者、家庭乃至社会带来非常沉重的负担。

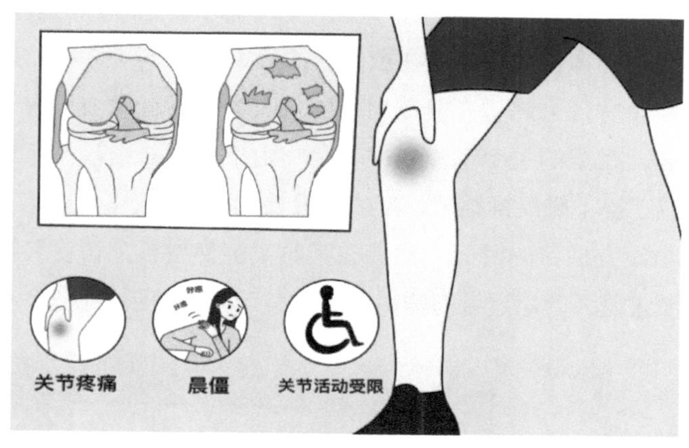


图 4-6-2 膝骨关节炎常见的临床表现

### （2）类风湿关节炎

类风湿关节炎是一种以侵蚀性关节炎为主要表现的自身免疫性疾病，可发生于任何年龄，但以青壮年最为常见。主要表现为滑膜炎、血管翳形成，并逐渐出现关节软骨和骨破坏，最终导致关节畸形和功能丧失。该病是一种以关节病变为主的全身性慢性疾病，因此常并发有肺部疾病、心血管疾病、恶性肿瘤及抑郁症等。我国发病率约为 0.42%，总患者数约为 500 万，男女患病比率约为 1:4。

### （3）风湿性关节炎

风湿性关节炎多指由于 A 组乙型溶血性链球菌感染并累及关节的一类急

性或慢性炎性疾病。此类患者常有咽喉炎、扁桃体炎等上呼吸道感染史，随后出现发热、关节炎甚至心脏炎症。关节炎症主要表现为游走性关节疼痛，常累及肩、肘、髋、膝、踝等大关节且呈对称性发作，急性炎症持续 2~4 周可消退，一般不遗留关节强直或畸形，但易反复发作，常在冬春季节交替及湿冷时节时复发。

### （4）痛风性关节炎

痛风自古以来被称作是一种“富贵病”，此病通常是血液中尿酸过量并在关节中沉积所引起。目前我国的患病率为 1%~3%，并呈逐年上升趋势，近年来痛风患者趋于年轻化，以男性多见，女性大多在绝经期后发病，男女比例为 15:1。急性痛风性关节炎多在夜间或清晨突然发作（图 4-6-3），有的患者可能睡觉时没有什么感觉，但在半夜醒来时突感脚趾像着了火一样伴有剧烈疼痛和肿胀，受累的关节呈红色或紫色；由于尿酸盐结晶的沉积，大部分患者甚至可以在皮下触摸到结节；疼痛一般持续 5~10 天可完全消失，患者会度过一段完全没有症状的时间，然后在某时又突然发作，再次经历痛苦。痛风通常由饮酒过量、食用过量海鲜、手术或关节损失等因素诱发。

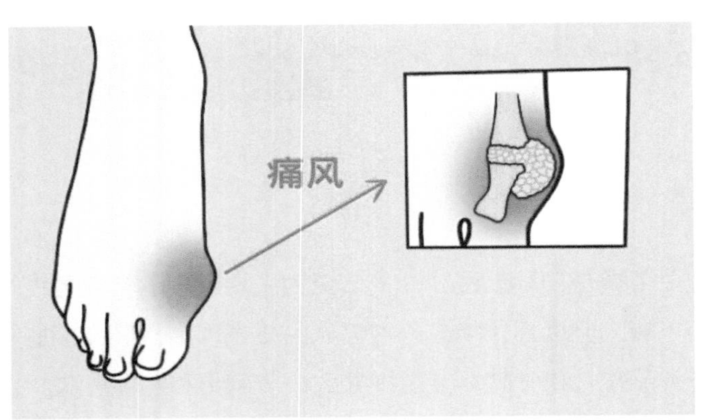


图 4-6-3 急性痛风性关节炎

### （5）化脓性关节炎

化脓性关节炎是血源性感染、关节腔穿刺、关节手术及身体抵抗力低下等原因导致细菌侵入肢体关节而引发的疾病。该疾病在婴幼儿、儿童或老年人中发病较多，多见于单一的大关节，如髋关节、膝关节、肘关节等，主要致病菌为革兰氏阳性菌，如金黄色葡萄球菌。患者全身反应明显，体温可在40℃以上，关节红肿疼痛剧烈，不能活动，甚至可见脓性渗出液。

### （6）结核性关节炎

结核性关节炎多为继发性疾病，大部分继发于肺结核，少部分继发于消化道或淋巴结核。该病多见于老年人，多在营养不良、过度疲劳、寒冷刺激等原因引起身体抵抗力下降时出现，其中以膝关节结核性关节炎最为多见。

### （7）脊柱关节炎

脊柱关节炎是一类脊柱疾病的总称，主要包括强直性脊柱炎、反应性关节炎、银屑病性关节炎、炎症性肠病性关节炎以及未分化脊柱关节炎。该病源自遗传与环境因素的共同作用，是一种慢性炎症性疾病，主要累及骶髂关节和脊柱，部分外周关节及关节外亦有受累表现。患者炎症性背痛症状一般随活动改善而不随休息改善，并易在夜间发作，背痛常始于40岁之前并逐渐恶化。

### （8）创伤性关节炎

创伤性关节炎是最常见、最典型的继发性骨关节炎，软骨或韧带损伤是该病最为常见的致病原因，该病多见于青壮年群体，所有关节均可能发病。主要表现为受伤关节活动时伴明显疼痛，活动后或休息时疼痛有所缓解，活动量增加时疼痛又加重，如此反复，晚期关节活动时伴有明显的摩擦音，甚至有被卡住的感觉。

### （9）其他关节炎

其他如干燥综合征、系统性红斑狼疮、硬皮病、血管炎、多发性肌炎和皮肌炎等均有可能引发关节炎。

## 5. 什么人更容易得关节炎

关节炎易发人群如下（图4-6-4）。

女性
年龄＞50岁
肥胖
关节过度使用
关节外伤
炎性关节病

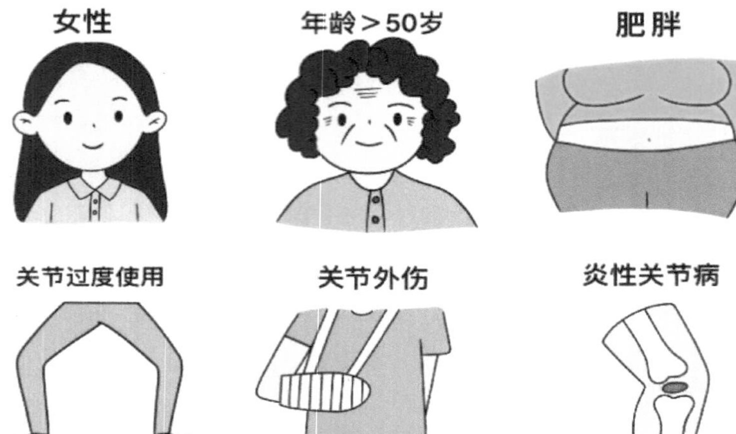

图 4-6-4 关节炎易发人群

**（1）老年人**

大部分关节炎的风险随着年龄的增长呈现上升的趋势，因此年龄越大越容易患关节炎。

**（2）女性**

女性由于雌激素水平及身体原因，比男性更容易患关节炎。

**（3）肥胖人群**

关节承受的压力越大越容易受到损伤，因此超重的人群患关节炎的风险也更高。

**（4）关节高强度使用人群**

关节的损伤会逐步积累，因此各类高强度甚至过度使用关节的人群患关节炎的风险也越高。

## 6. 什么时候需要去医院就诊

一般情况下，关节炎并不是急性疾病，但早期治疗依然是必要且有效的，当出现以下情况时应尽早就医：

- 关节遭受严重损伤。
- 一个或多个关节出现持续性疼痛且逐渐加重。
- 在关节疼痛的同时还伴有发热、皮疹或其他全身性症状。

## 7. 如何预防关节炎

- 日常活动时应尽可能保护关节，如在体育锻炼前后进行热身，尽量不过度使用关节。
- 不运动过量不代表不运动，日常还是应该积极运动，可多进行有氧运动，合理地利用人体力学原理，避免超负荷使用关节。
- 保持一个健康且良好的体重，前文我们已经说过超重或者肥胖会增加患关节炎的概率，因此减轻关节的负担势在必行。
- 良好的体重必然离不开健康的饮食，大量的研究均表明维生素 D、钙有助于保持强健的骨骼及肌肉，此两种物质可帮助抵抗关节炎的损害。
- 戒烟戒酒，烟酒将会加速钙质的流失，均有增加关节炎的风险，因此应早日戒烟戒酒，预防关节炎发生。

### 特别提示

正所谓“身体未老，关节先衰”，关节炎作为最常见的慢性关节疾病之一，虽然种类繁多，防不胜防，但如果能做到尽早预防，及时规范就医，倒也不必谈虎色变。近年来随着关节炎的治疗不断创新，关节炎患者的病情可以得到很好的缓解和控制。

（张平、伍叶青）

# 第七节　骨关节炎的诊断

案例：王先生，42 岁，肥胖，体重严重超标，日常工作繁重，随着年龄增大开始担心自己的身体健康，于是在朋友的建议下于 1 年前开始跑步，没有专业人士指导，自己每天跑 5 千米左右。近来发现在跑步时或跑完步后明显感觉有膝盖酸痛，上下楼梯时也会隐隐作痛，去医院就诊医生诊断为膝骨关节炎，嘱咐王先生多休息，减少膝盖活动量。

## 1. 什么是骨关节炎

骨关节炎是由机械性与生物性因素的作用，破坏了关节软骨细胞外基质和软骨下骨的合成与降解耦联而造成的关节退行性疾病。从病理改变而言，骨关节炎主要侵害关节软骨、骨和滑膜组织，导致关节软骨损伤、破坏，关节边缘和软骨下骨反应性增生，骨赘形成，引起关节间隙变窄甚至关节腔消失（图 4-7-1）。骨关节炎多见于中老年人，是人类最常见的关节退行性疾病。随着我国老年化进程的不断加剧，骨关节炎的患者数仍在不断上升中。

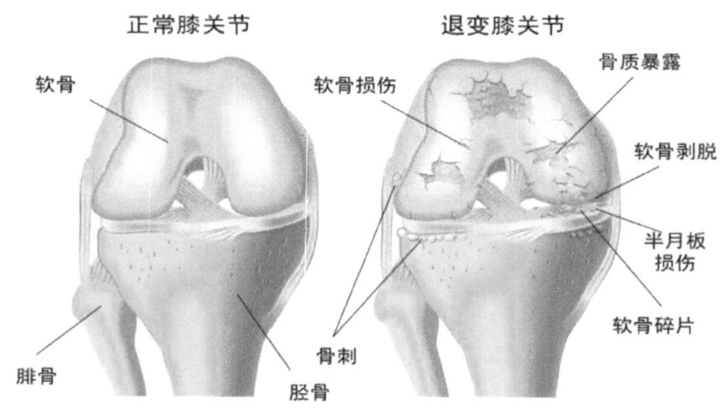


图 4-7-1 正常、退变膝关节解剖示意图

## 2. 诱发骨关节炎的危险因素

### （1）年龄

年龄是骨关节炎最明显的危险因素，随着年龄的增加，机体的新陈代谢减慢，关节处的供血减少，营养减少，同时反复不断的关节磨损及受伤的累积，导致关节处软骨细胞数量不断减少，关节的损伤随之产生。除此之外，中老年人神经系统感觉减退本身就可能增加关节的损伤，且关节周围的肌肉韧带松弛、骨质疏松、营养吸收不良也是骨关节炎发生发展的重要因素。

### （2）严重的关节创伤

车祸、外伤、手术等原因导致关节损伤，这类人群骨关节炎的发生率远高于未受伤人群。研究表明，与未受伤人群相比，膝关节受伤人群患骨关节炎的风险增加数倍。

### （3）肥胖

肥胖人群往往有脂代谢异常、糖代谢异常等代谢性疾病，此类异常造成炎性因子释放，软骨骨赘形成，加速了软骨细胞凋亡。同时肥胖与超重造成承重关节的负荷增加，明显增加此类骨关节炎的发病率。

### （4）性别

骨关节炎以女性更为多见，据调查，女性患病率高于男性，这可能与中老年女性本身的雌激素水平下降、软骨变薄、关节不稳定等因素相关。

### （5）遗传与种族

遗传与远端指间关节骨关节炎的发生密切相关，可能与家族软骨发育不良、先天性发育缺陷等导致关节畸形、局部关节异常等原因相关。

### （6）其他

患感染性关节炎，关节周围肌肉无力，长期进行重复性动作、高强度运动或保持特定工作姿势（如教师、矿工、舞蹈员、足球运动员等），均可能是骨关节炎发生的危险因素。

总而言之，骨关节炎是全身因素与局部因素共同作用的结果（图 4-7-2），其发生发展一般不会只由单一危险因素造成。

劳动过度
肌力较差
关节松弛
时常蹲跪
年纪大
女性
体重过重
受伤

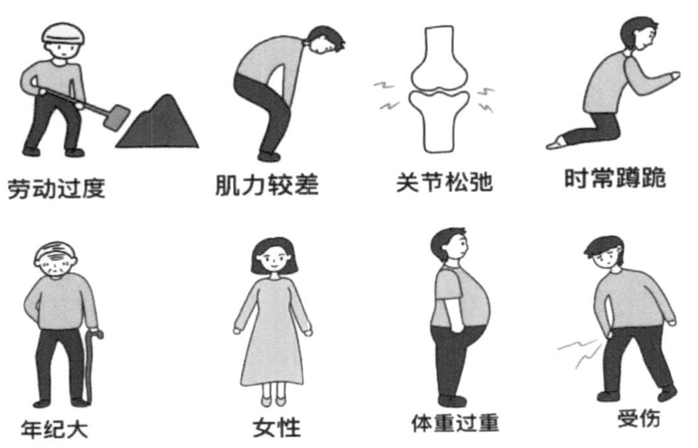

图 4-7-2 骨关节炎的危险因素

## 3. 骨关节炎的临床表现

骨关节炎的临床表现相对较局限（图 4-7-3），不像其他的关节炎一样，出现发热、皮疹等全身反应，其主要表现为以下几点：

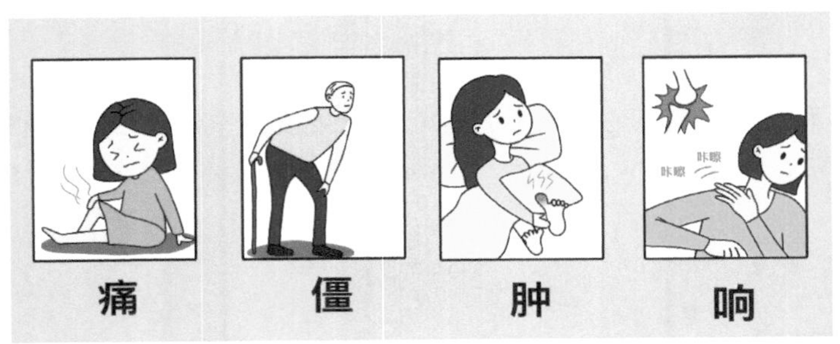


图 4-7-3 骨关节炎的症状

### （1）疼痛

关节疼痛是骨关节炎最常见和最主要的症状，各种类型的骨关节炎均可出现，其中以髋、膝、指间关节最为常见，多在活动后发生或加重，休息后可以得到缓解。骨关节炎疼痛的部位相对较局限，常常仅限于受累关节，主要性质为深部钝性疼痛。同时骨关节炎有时还可以“预报天气”，因为在潮湿、气温降低、气压升高的环境中疼痛加重，而在天气变暖或晴好时疼痛减轻。

### （2）关节肿胀

关节肿胀以指间关节最为明显与常见，在近端指间关节生长的叫赫伯登结节，在中间指关节的叫布夏尔结节。通常认为关节肿胀与滑膜炎性增厚、关节渗液积液、关节周围骨赘形成等因素有关，早期主要表现为受累关节周围局限性肿胀，随着病情进展可转变为弥漫性肿胀。有研究认为，滑膜炎不仅仅是一种症状，还有可能是骨关节炎关节损伤甚至损坏的前兆，早期对滑膜炎进行治疗可以延缓骨关节炎的进展。

### （3）关节僵硬

患者的关节僵硬主要表现在早晨起床或久坐久立时，一般持续时间相对较短，常为数分钟或十几分钟，极少超过 30 分钟。在轻微活动后关节僵硬症状可有所缓解，但活动增多又会重新出现不适并伴有疼痛，且不能改善，只能再次通过休息缓解。此类关节僵硬常被患者形容为关节“被胶水粘住的感觉”，同样关节僵硬也仅受限于受累关节，随着骨关节炎的进展，僵硬症状与时间会逐渐加重与延长。在医生进行诊断时，有关晨僵的问题对诊断与鉴别诊断有很重要的作用，晨僵是反映骨关节炎严重程度的重要指标之一。

### （4）关节功能障碍

随着骨关节炎的进展，关节功能受限特征会逐步显现并加重，如膝骨关节炎多出现上下楼困难、下蹲困难、膝内翻等，同时膝关节活动时常会出现骨摩擦音（感）；髋关节受累则可能出现步态异常；而手关节受累则可能出现方形手或蛇形手改变等。因此，关节功能障碍由于受累关节的不同将表现出与关节相关的异常或改变。

（5）心理障碍与疲劳

由于关节疼痛、肿胀，甚至功能障碍的刺激，患者易出现焦虑抑郁、情绪低落等心理问题。若同时叠加跛行、O形腿等因素，患者更易产生疲劳症状，生活质量也会明显低于未得关节炎人群。但骨关节炎患者就医时通常不会进行常规心理评估与检查，这是需要引起大家注意的地方。保持良好的心态、及时释放压力、消除不良情绪，均有利于症状的控制与改善。

## 4. 辅助检查

（1）影像学检查

1）X线检查 X线检查是骨关节炎首选的影像学检查，也是追踪骨关节炎病情变化的金标准。通过X线检查可发现受累关节非对称性间隙狭窄，关节软骨下骨质硬化或囊性病变，边缘骨赘形成，部分关节形成关节内游离体。X线虽然是临床最常见的影像学检查方法，但有学者提出X线上的表现往往提示患者的病情已经到了骨关节炎中晚期，不利于骨关节炎早期的发现与治疗。

2）CT关节造影 CT关节造影是向关节囊内注射空气或非离子造影剂后再行CT扫描借此显示关节软骨的厚度、损伤以及关节内游离体。但该检查始终是一项创伤性检查，因此临床使用存在较多限制，多用于如肩关节、膝关节、髋关节等大关节。

3）磁共振检查 磁共振检查在早期便可以显示软骨厚度变薄、半月板损伤及变性、关节结构异常等，是仅次于关节造影、发现关节软骨病变的影像学检查方法，非常有利于骨关节炎的早期诊断以及关节置换术前评估。

4）超声检查 超声检查通过声波技术弥补了X线检查对关节周围组织及关节结构信息提供有限的缺陷，能够获得关节软骨的早期病变、关节腔积液、滑膜增生等一些关节结构的完整信息，同时还可以评估关节组织的血供情况。除此之外，对鉴别炎症和非炎症病变，辅助提高关节内穿刺的精确性都有重要作用。

5）关节镜检查 关节镜是应用于关节腔内部检查的一种内镜，可以直观地观察滑膜、软骨、韧带等，但同样为创伤性检查，不建议作为常规检查手段。

### （2）实验室检查

**1）常规检查**　主要目的是排除其他关节疾病。因为骨关节炎多为局限性，少有全身性症状改变，故而关节炎患者偶有血沉或C反应蛋白正常或轻度升高，类风湿因子与自身抗体呈阴性。

**2）关节液检查**　骨关节炎患者关节液常为无色澄清或淡黄色，黏稠度正常或降低，凝固实验阳性，白细胞数低于$2\times10^6$/L。

## 5. 鉴别诊断

骨关节炎的诊断是基于仔细的体格检查与详细的病史资料（如前面所提及的疼痛、肿胀、僵硬等症状发生的时间及持续时间，疼痛的性质，受累的部位，实验室以及影像学检查等）进行联合诊断，并以此区分不同形式的关节炎类型。那有哪些关节炎与骨关节炎需要进行区别诊断，它们之间又有什么不同呢？

### （1）类风湿关节炎

类风湿关节炎虽多见于小关节，但也可能累及髋、膝等大关节，此类关节炎的特点是对称性多关节同时受累，晨僵时间通常超过30分钟。此类患者还多伴有关节外表现，如实验室检查显示血沉与C反应蛋白升高，类风湿因子呈阳性改变。此外类风湿关节炎可能伴有发热、贫血和消瘦等症状。

### （2）强直性脊柱炎

强直性脊柱炎多见于男性青年而非中老年，主要表现为腰部和臀部的疼痛，常伴有夜间疼痛加重，腰背部的晨僵多持续30分钟以上。此疾病可能侵犯重要脏器，如眼睛出现葡萄膜炎、伴发主动脉炎累及心脏，部分患者还可能出现皮疹、腹痛腹泻、肾功能受损等。

### (3) 痛风性关节炎

痛风性关节炎一般发生在拇指大关节，起病较急，多见于夜间突然发作，发作时关节呈红、肿、热、痛，部分患者关节处可有单钠尿酸盐结晶形成的痛风石堆积，通常一次只累及一个关节。

以上几种常见的关节炎与骨关节炎之间虽存在某些相似点，但也有许多不同的症状及体征，故需要进行鉴别诊断。除此之外，还有像感染性关节炎、假性痛风、关节损伤等也需要与骨关节炎进行鉴别诊断，临床表现、影像学检查、实验室结果等均可作为诊断的依据。

## 6. 骨关节炎的自我检查

如果怀疑自己得了骨关节炎，我们应该如何进行自我诊断？

骨关节健康的自我检查方法如下（图 4-7-4）。

关节是否在动作
时发出咯咯声？
关节不太能弯曲，
膝盖一弯就痛？
关节附近某块
肌腱时常酸痛
关节是否疼痛？
关节是否肿
胀或积水？

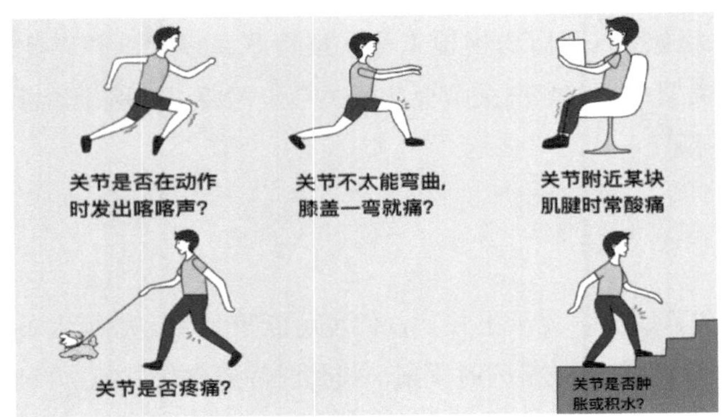

图 4-7-4 骨关节健康自我检查

- 双侧对比检查自己有无关节肿胀情况，可以将双侧关节置于同一水平面，伸直或弯曲均可，保持关节动作一致，观察关节有无红肿、是否对称、是否等大。肉眼无法判断时，可以使用卷尺测量关节周长进行对比。
- 检查关节活动度，可以与自己之前的状态进行对比，驱动关节做屈、伸、旋转、弯曲等力所能及的运动，观察关节活动是否有所限制。
- 感觉关节是否存在疼痛，此项主要与自身之前状态进行对比，或在活动关节时观察是否诱发疼痛。

● 检查关节是否有积液或摩擦音，此项内容多用于检查膝关节。用一只手下压髌骨，另一只手扶在关节背侧，迅速松开下压的手，若发现髌骨被压下后迅速上浮，同时还有波动感，则说明膝关节有积液存在。走路或上下楼梯时活动膝关节，观察是否存在沙沙声或嘎吱声及震动，如果出现则代表膝骨关节已经出现磨损。

## 特别提示

骨关节炎作为最常见的关节炎，早期诊断是关键，早发现、早治疗可以最大限度延缓疾病的进展，改善甚至恢复关节功能，提高骨关节炎患者的生活质量。

（张平、伍叶青）

# 第八节 骨关节炎的预后

案例：张先生，66 岁，家住在四楼，没有电梯，每天爬楼，自述身体一直健康，但是 1 个月前突然出现膝关节疼痛，严重的时候甚至无法下地行走。仔细询问后发现，其实张先生之前一直有膝盖处的疼痛，爬楼梯的时候还能听到“沙沙声”，但张先生觉得自己身体健康所以也没有放在心上，甚至家人建议他去医院找医生看一下还会生气。谁知道张先生前天爬完楼梯到家以后突然关节僵硬，疼痛得无法下地，家人急忙送他到医院，经诊断为膝骨关节炎，建议手术治疗。经过这一次手术，张先生吃一堑长一智，在医生的帮助下制订了详细的术后康复计划，之后张先生一直谨遵医嘱，保护膝盖，终于又恢复了往日的风采。

骨关节炎在得到及时治疗的情况下一般不会引起功能障碍，但如果像案例中的张先生一样已经出现了明显的症状仍未引起重视，甚至继续做一些损伤关节的活动，则可能出现关节的功能障碍甚至残疾。

但骨关节炎累及的关节不同，出现的功能障碍也会不同，因此，骨关节炎治疗前后我们要如何判定关节的情况？不同关节的骨关节炎如果未及时进行干预可能会导致怎样的不良预后？在进行治疗后我们如何知晓自身关节是否有所好转？这些问题将在下面的内容中为大家作出解答。

## 1. 膝关节

膝关节作为人体中结构最复杂和最重要的关节之一，是骨关节炎最易累及的部位。当膝骨关节炎发生后，将会出现疼痛、肿胀、膝关节腔内积液、膝关节功能障碍、股四头肌萎缩无力等症状。

以上症状若未进行及时进行干预，膝关节将进一步损坏，最终出现残疾甚至合并其他疾病，如无法直立、行走不能，膝关节外翻畸形（X 形腿）或内翻畸形（O 形腿）、下肢静脉血栓栓塞发生、增加心血管事件发生概率等。想要知道自己的膝关节目前的状况与治疗后的预后情况，可以通过以下功能评分量表来给自己的膝关节打个分：

### （1）WOMAC 骨关节炎评分表

WOMAC 骨关节炎评分表是国际上评定膝骨关节炎与髋骨关节炎最常见也是最为经典的评分表。对膝骨关节炎与髋骨关节炎后的功能情况进行了综合测评，可有效反映患者的预后情况。具体内容见表 4-8-1。

表 4-8-1 WOMAC 骨关节炎评分

| 项目 | 症状 | 没有（0 分） | 轻微（1 分） | 中等（2 分） | 非常（3 分） | 极端（4 分） |
|---|---|---|---|---|---|---|
| 疼痛 | 1）在平坦地面上行走 | | | | | |
| | 2）上楼梯或下楼梯 | | | | | |
| | 3）疼痛对睡眠的影响 | | | | | |
| | 4）坐着或者躺着 | | | | | |
| | 5）挺直身体站立 | | | | | |
| 僵硬 | 1）早晨起床时僵硬情况 | | | | | |
| | 2）在以后时间内坐、卧或休息后 | | | | | |
| 进行日常生活的难度 | 1）上楼梯 | | | | | |
| | 2）下楼梯 | | | | | |
| | 3）由坐着站起来 | | | | | |
| | 4）站立时 | | | | | |
| | 5）向地面弯腰 | | | | | |
| | 6）在平坦的地面行走 | | | | | |
| | 7）进出小车或上下公交车 | | | | | |
| | 8）出门购物 | | | | | |
| | 9）穿袜子 | | | | | |

续表 4-8-1

| 项目 | 症状 | 没有（0分） | 轻微（1分） | 中等（2分） | 非常（3分） | 极端（4分） |
|---|---|---|---|---|---|---|
| 进行日常生活的难度 | 10）从床上站起来 | | | | | |
| | 11）脱袜子 | | | | | |
| | 12）躺在床上 | | | | | |
| | 13）进出浴缸 | | | | | |
| | 14）坐着时 | | | | | |
| | 15）在卫生间蹲下或起来时 | | | | | |
| | 16）做繁重的家务活 | | | | | |
| | 17）做轻松的家务活 | | | | | |

WOMAC 骨关节炎评分表正常为 0 分，最重为 4 分，根据自身 48 小时内关节的情况进行打分。其中轻度：WOMAC 总分＜ 21 分；中度：总分为 21~48 分；重度：总分＞ 48 分。总分越高，骨关节炎越重，反之总分较之前降低，则代表关节炎得到了控制与缓解。

### （2）Lysholm 膝关节评分量表

Lysholm 膝关节评分量表囊括了膝关节疼痛、肿胀、交锁、不稳定、跛行、是否使用手杖以及上楼、下蹲的运动水平等 8 个评价项目，在某些功能预后的评估上效果甚至优于 WOMAC 骨关节炎评分表，也是国际研究中常见的量表，具体内容见表 4-8-2。

表 4-8-2 Lysholm 膝关节评分量表

| 指标 | 得分 / 分 | 指标 | 得分 / 分 |
|---|---|---|---|
| 跛行 | | 肿胀 | |
| 无 | 5 | 无 | 10 |
| 轻微或间歇性跛行 | 3 | 过度用力后肿胀 | 6 |

续表 4-8-2

| 指标 | 得分 / 分 | 指标 | 得分 / 分 |
|---|---|---|---|
| 严重或持续跛行 | 0 | 平时用力后肿胀 | 2 |
| | | 持续肿胀 | 0 |
| **支持** | | **上楼** | |
| 无 | 5 | 无问题 | 10 |
| 手杖或拐杖 | 2 | 轻度减弱 | 6 |
| 不能负重 | 0 | 每一步都困难 | 2 |
| | | 不能上楼 | 0 |
| **闭锁感** | | **下蹲** | |
| 无闭锁或束缚感 | 15 | 无问题 | 5 |
| 又束缚但没有闭锁感 | 10 | 轻微减弱 | 4 |
| 偶尔有闭锁感 | 6 | 不能超过 90° | 2 |
| 经常有闭锁感 | 2 | 不能下蹲 | 0 |
| 关节不能运动 | 0 | | |
| **不稳定** | | **疼痛** | |
| 从不打软腿 | 25 | 无 | 25 |
| 运动或费力时偶尔打软腿 | 20 | 用力时偶尔轻微疼痛 | 20 |
| 运动或费力时经常打软腿 | 15 | 用力时经常显著疼痛 | 15 |
| 日常生活偶尔打软腿 | 10 | 步行 2 千米以后显著疼痛 | 10 |
| 日常生活经常打软腿 | 5 | 步行 2 千米以内显著疼痛 | 5 |
| 每一步都打软腿 | 0 | 关节连续疼痛 | 0 |

Lysholm 膝关节评分结果：95 分及以上为优秀；85~94 分为良好；65~84 分为尚可；小于 65 分为差。得分越高，关节越健康。

## 2. 髋关节

髋关节作为人体最大、最深、最完善的关节，其主要功能是为人体负重，同时兼具吸收减震的功能，这样的关节也是骨关节炎易累及的关节之一。当髋骨关节炎发生后，会出现疼痛、肿胀、髋关节屈曲内收畸形、骨盆倾斜等。髋骨关节炎如未进行干预且进一步发展，将可能出现跛行甚至影响穿裤、穿鞋等日常活动，还会出现行走不能、股骨头坏死、下肢静脉血栓形成等。同样我们可以为自己的髋关节打个分，了解髋关节目前的状况与治疗后的预后情况。

### （1）WOMAC 骨关节炎评分表

详细介绍见上文。

### （2）Harris 髋关节评分量表

Harris 髋关节评分表适用于各种类型的髋关节疾病，既可帮助医生在保髋治疗和髋关节置换术之间进行决策，亦可用于髋骨关节炎治疗前后功能对比与预后观察。具体内容见表 4-8-3。

表 4-8-3 Harris 髋关节评分表

| 指标 | 得分 / 分 | 项目 | 得分 / 分 |
|---|---|---|---|
| 一、疼痛 | | | |
| 无疼痛 | 44 | 中度，常服用止痛药 | 20 |
| 轻微疼痛 | 40 | 重度，疼痛明显，活动受限 | 10 |
| 轻度，偶尔服用止痛药 | 30 | 已经不能活动 | 0 |
| 二、功能 | | | |
| 1. 跛行 | | | |
| 无 | 11 | 中度 | 5 |
| 轻度 | 8 | 重度，不能行走 | 0 |

续表 4-8-3

| 指标 | 得分 / 分 | 项目 | 得分 / 分 |
|---|---|---|---|
| 2. 行走辅助 | | | |
| 不需要 | 11 | 单侧拐杖 | 4 |
| 长距离行走需要单侧手杖 | 7 | 双侧手杖 | 2 |
| 走路即需要单侧手杖 | 5 | 不能行走 | 0 |
| 3. 行走距离 | | | |
| 无限制 | 11 | 室内活动 | 2 |
| 1 千米以上 | 8 | 卧床或坐轮椅 | 0 |
| 500 米左右 | 5 | | |
| 4. 上楼梯 | | | |
| 正常 | 4 | 勉强上楼 | 1 |
| 正常，需要扶手 | 2 | 不能上楼 | 0 |
| 5. 穿脱鞋袜 | | | |
| 容易 | 4 | 不能 | 0 |
| 困难 | 2 | | |
| 6. 坐椅子或交通工具 | | | |
| 随便什么椅子，可持续坐 1 小时 | 5 | 能乘坐交通工具 | 1 |
| 高椅子坐 30 分钟以上 | 3 | 不能乘坐交通工具 | 0 |
| 坐椅子不超过 30 分钟 | 0 | | |
| **三、下肢畸形** | | | |
| 固定内收畸形 <10° | 1 | 双下肢长度相差 <3.2cm | 1 |

续表 4-8-3

| 指标 | 得分 / 分 | 项目 | 得分 / 分 |
|---|---|---|---|
| 下肢伸直髋内旋畸形 <10° | 1 | 固定髋关节屈曲畸形 <30° | 1 |
| **四、活动度（屈曲 + 外展 + 内收 + 伸直外旋 + 伸直内旋）** | | | |
| 210° ~300° | 5 | 60° ~99° | 2 |
| 160° ~209° | 4 | 30° ~59° | 1 |
| 100° ~159° | 3 | 0~29° | 0 |

Harris 髋关节评分表评分结果：90 分及以上为优秀；80~89 分为良好；70~79 分为尚可；小于 70 分为差。该表得分越好，关节越健康。

### 3. 踝关节

踝关节呈马鞍形，相对较稳定，踝关节的关节活动度不大，是重要的负重关节，踝骨关节炎多发生在扭伤或骨折脱位之后，通常会出现：疼痛、肿胀、关节畸形改变、患足不能着地等。对于踝关节当前状况评定以及预后情况评定同样可以通过评分表 4-8-4 进行判断。

表 4-8-4 踝一后足评分系统

<table>
<tr><th colspan="2">项目</th><th>分级</th><th>评分 / 分</th></tr>
<tr><td colspan="2" rowspan="4">疼痛</td><td>无</td><td>40</td></tr>
<tr><td>轻度（偶见）</td><td>30</td></tr>
<tr><td>中度（常见）</td><td>20</td></tr>
<tr><td>重度</td><td>0</td></tr>
<tr><td rowspan="4">功能</td><td rowspan="4">1. 自主活动，支撑情况</td><td>无受限，无需支撑</td><td>10</td></tr>
<tr><td>日常活动不受限，娱乐活动受限，无需支撑</td><td>7</td></tr>
<tr><td>日常活动，娱乐活动受限，需手杖支撑</td><td>4</td></tr>
<tr><td>日常活动，娱乐活动严重受限，需助行器、扶拐、轮椅或支架</td><td>0</td></tr>
</table>

续表 4-8-4

| 项目 | | 分级 | 评分 / 分 |
|---|---|---|---|
| 功能 | 2. 最大步行距离（街区） | 大于 6 个 | 5 |
| | | 4~6 个 | 4 |
| | | 1~3 个 | 2 |
| | | 小于 1 个 | 0 |
| | 3. 地面步行 | 无困难 | 5 |
| | | 走不平地面、楼梯、斜坡，爬梯时有困难 | 3 |
| | | 走不平地面、楼梯、斜坡，爬梯很有困难 | 0 |
| | 4. 步态异常 | 无，轻微 | 8 |
| | | 明显 | 4 |
| | | 异常显著 | 0 |
| | 5. 前足活动（屈 / 伸） | 正常或轻度受限（≥ 30°） | 8 |
| | | 中度受限（15° ~29°） | 4 |
| | | 重度受限（<15°） | 2 |
| | 6. 后足活动（内翻+外翻） | 正常或轻度受限（正常的 75%~100%） | 6 |
| | | 中度受限（正常的 25%~74%） | 3 |
| | | 重度受限（< 正常的 25%） | 0 |
| | 7. 踝—后足稳定性（前后、内翻—外翻） | 稳定 | 8 |
| | | 明显不稳定 | 0 |
| | 8. 足部对线 | 优：跖屈足，踝—足排列整齐 | 10 |
| | | 良：跖屈足，踝—足明显排列成角，无症状 | 5 |
| | | 差：非跖屈足，踝—足严重对线不齐，有症状 | 0 |

踝—后足评分系统评分结果：90~100 分为优秀；75~89 分为良好；50~74 分为尚可；小于 50 分为差。

## 4. 其他评分量表

前面我们已经根据不同的关节介绍了与之相对应的评分量表来辅助判断不同骨关节炎患者的预后情况，其实还有许多通用的量表同样可用于骨关节炎预后的评估。

### （1）疼痛评分

疼痛几乎是骨关节炎的共性症状，均是随着骨关节炎病情的加重而逐渐加重。随着治疗的介入，骨关节炎症状得到控制甚至缓解，疼痛亦随之减轻，因此疼痛也是评估患者预后情况的主要指标之一。下面将介绍几种常见的疼痛评分方法。

**1）数字分级评分法（NRS，1~10 分）** 由 0~10 共 11 个数字组成，0 分为不痛，数字越大疼痛程度越严重，10 分为最痛，患者可根据自身情况描述数字。此法可将每次数字记录下来进行对比（图 4-8-1）。

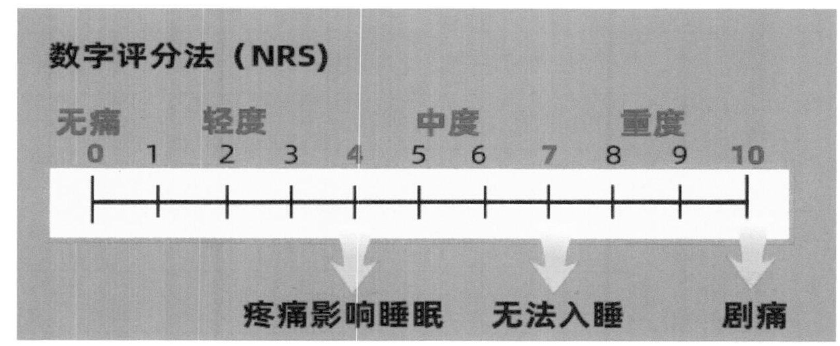


图 4-8-1 数字分级评分法

**2）面部表情量表法（FRS）** 该方法由易于理解的 6 个面部表情组成，表情分别从微笑、悲伤到痛苦哭泣逐步进行变化，由患者自行选出当下最能代表自己的表情。此法主要适用于儿童、老年人、文化程度较低者（图 4-8-2）。

面部表情量表法（FRS）

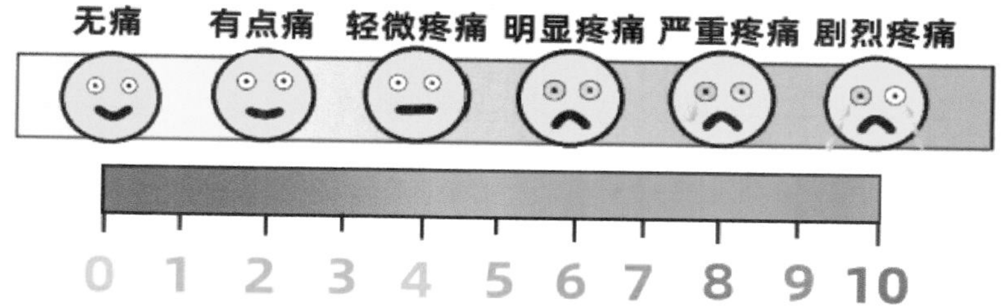


图 4-8-2 面部表情量表法

3）视觉模拟评分法（VAS，0~10） 准备 10 cm 的视觉模拟程度标尺或卡片，最左端为“0”表示无痛，最右端为“10”表示最痛，中间部分代表不同程度的疼痛，患者可根据自身疼痛程度在标尺上画上记号，判断自身疼痛程度。此法同样也可以与之前疼痛程度进行对比，用来判断是否加重或好转（图 4-8-3）。

视觉模拟评分法（VAS，0~10）

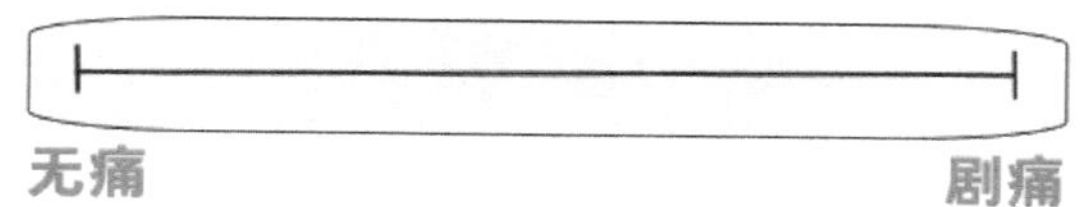


图 4-8-3 视觉模拟评分法

（2）日常生活能力评定（Barthel 指数）

日常生活能力是指一个人为满足自身日常生活而进行的一系列必要的活动，如进食、大小便、梳洗、穿衣等，这样的活动同样也可以从侧面反映骨关节炎患者的关节功能或预后情况，具体内容见表 4-8-5。

表 4-8-5 日常生活能力评定

| 日常活动项目 | 完全独立 / 分 | 部分独立，需部分帮助 / 分 | 需极大帮助 / 分 | 完全不能独立 / 分 |
|---|---|---|---|---|
| 进食 | 10 | 5 | 0 | |

续表 4-8-5

| 日常活动项目 | 完全独立 / 分 | 部分独立，需部分帮助 / 分 | 需极大帮助 / 分 | 完全不能独立 / 分 |
|---|---|---|---|---|
| 洗澡 | 5 | 0 | | |
| 修饰（洗脸、刷牙、刮脸、梳头） | 5 | 0 | | |
| 穿衣（包括系鞋带等） | 10 | 5 | 0 | |
| 控制大便 | 10 | 5（偶尔失控） | 0（失控） | |
| 控制小便 | 10 | 5（偶尔失控） | 0（失控） | |
| 用厕（包括擦拭、整理衣裤、冲水） | 10 | 5 | 0 | |
| 床椅转移 | 15 | 10 | 5 | 0 |
| 平地行走 45m | 15 | 10 | 5（需轮椅） | 0 |
| 上下楼梯 | 10 | 5 | 0 | |

评分结果：100 分表示日常生活活动能力良好，不需要依赖他人；60 分以上为轻度功能障碍，但日常生活基本自理；41~60 分为中度功能障碍，日常生活需要一定的帮助；21~40 分为重度功能障碍，日常生活明显依赖他人；20 分及以下为完全残疾，日常生活完全依赖他人。

## 特别提示

骨关节炎的预后是众多因素相互作用后产生的结果，但随着现代医疗技术不断发展，针对骨关节炎采取个性化、阶梯化的治疗方案已成为趋势，骨关节炎患者的预后将会越来越好。

（张平、伍叶青）

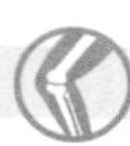

# 第九节 骨关节炎的非手术治疗

案例：王先生，45 岁，右膝疼痛已经持续了两年以上，尤其是在晚间感觉更加剧烈，行走不便，影响了他的日常生活。于是，他前往门诊就诊，医生诊断他患有双膝关节的退行性病变，确定为骨关节炎。那么王先生出现腿部的关节疼痛是骨关节炎导致的吗？

在日常生活中，很多人都遭遇过腿部关节疼痛，如膝关节疼痛、髋关节疼痛等，到医院经过各项检查，结果确诊为骨关节炎。骨关节炎虽不致命，但可能导致患者劳动能力丧失，严重者可致残，因此这个疾病也不容小觑。

## 1. 骨关节炎

骨关节炎是一种常见的关节疾病，主要特征是关节软骨的退化和损伤，导致关节疼痛、僵硬和功能受限。它通常影响老年人，但也可能发生在年轻人和中年人身上。骨关节炎作为一种普遍的流行病，正确认识它是很有必要的。正常膝关节和异常膝关节的解剖示意图（图 4-9-1）。

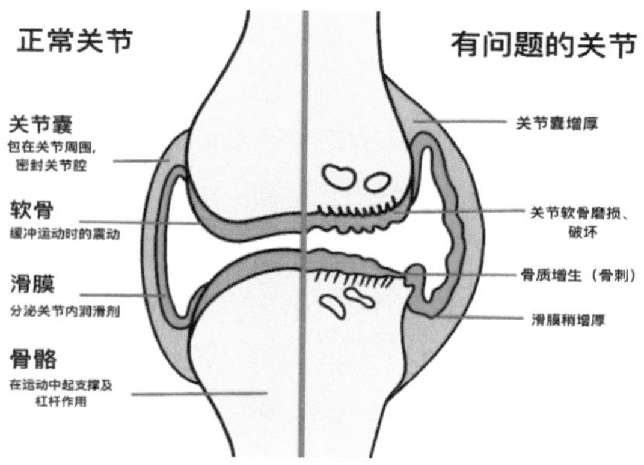


图 4-9-1 正常膝关节和异常膝关节的解剖示意图

骨关节炎是一种慢性病，通常由多种因素引起，最常见的原因包括年龄、遗传、关节过度使用、创伤和肥胖。随着年龄的增长，关节软骨逐渐磨损，导致关节之间表面的骨头直接接触，引起疼痛和炎症反应。在 65 岁及以上的人群中，大约有一半的人被诊断为骨关节炎。遗传因素也可能增加患骨关节炎的风险，特别是家族中有骨关节炎的病例。此外，经常从事某些高强度或重体力活动可能会增加关节的疲劳和损伤，从而导致关节炎。运动或体力劳动中不慎受伤，如骨折、扭伤、拉伤等关节受到外伤的情况下也可能导致关节炎。而肥胖对于骨关节炎的影响在于身体重量对于骨关节的长期压迫，导致其关节受力相对于标准体重或偏瘦人群压力更大，更容易产生劳损，由此患上骨关节炎。

尽管骨关节炎不能完全治愈，但通过采取非手术治疗方法，可以有效缓解症状并提高患者生活质量。那么，骨关节炎的非手术治疗方式有哪些呢？

这些治疗方法包括运动疗法、药物治疗、物理疗法和康复训练。控制体重和保持正确的姿势同样也对减轻关节疼痛和炎症有帮助。

非手术治疗的目的是缓解疼痛，改善病症，在必要时需要进行手术治疗。但对于许多患者而言，非手术治疗可能已完全足够，而且常常会被用作长期治疗计划的一部分。因此与医生进行仔细的讨论和评估是非常重要的。如果您有关节疼痛和不适的症状，建议及时咨询医生以获取准确诊断和治疗建议。早期的诊断和综合治疗可以减缓骨关节炎的进展，并提高生活质量。记住，每个人的情况都是独特的，所以找医生进行详细的咨询是最好的选择。

## 2. 基础预防和治疗

### （1）生活方式

骨关节炎的非手术治疗应深入生活方式的改变。在日常生活中，针对不同年龄的患者群体，生活方式应该有所不同。

对于老年人来说，保持体力活动是预防骨关节炎的重要方式。除了进行日常散步、家务等活动，还可以参加慢跑、太极拳等有助于提升身体柔软性和大脑活动的运动项目。饮食上，应以清淡、易消化、富含营养（富含蛋白质、维生素、钙等）的食物为主，多食用富含纤维素的水果和蔬菜，避免过多摄入高脂肪、高糖分的食物，保持适宜的体重。

年轻人骨关节炎的患病率较低，但是不正确的关节使用和饮食习惯，经年累月下关节负累，使其成为骨关节炎的潜发人群，因此年轻群体应该在日常工作和生活中注意保护关节，避免劳累。在饮食上，应避免快餐、方便面等垃圾食品的摄入，加强对营养成分的摄入，如富含维生素 D、钙、ω-3 脂

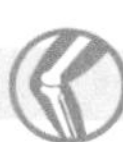

肪酸和抗氧化剂的食物。另外，有规律地参加有氧、无氧训练以及锻炼定位肌肉，可以更有效地预防骨关节炎。

总之，不同年龄段的人应根据自身情况选择相应的生活方式，切实改变不良的生活习惯，控制体重，增强身体的免疫能力和自愈能力，预防和治疗骨关节炎，以达到最佳的非手术治疗效果。同时，定期向医生或健康专家咨询、沟通，获得相应的指导和建议，积极合作和参加治疗计划，能够更好地控制疾病。

### （2）运动治疗

在非手术治疗骨关节炎过程中，运动治疗占据了极其重要的地位。适宜的运动可以帮助患者缓解关节疼痛、改善关节功能和提高生活质量。这些练习不仅可以减轻关节炎患者的疼痛症状，还可以防止关节僵硬和关节发炎等不良反应。

**1）局部关节运动**　可以适度进行轻柔的关节活动，以缓解关节僵硬和改善关节的活动范围。这些运动包括手臂和腿部的局部运动以及其他和缓轻柔的运动，具体可根据自身不舒适的部分进行调节。这类运动可以在家自行训练，下面以手臂、肩部和腿部伸展运动为例，具体见下图（图 4-9-2）。

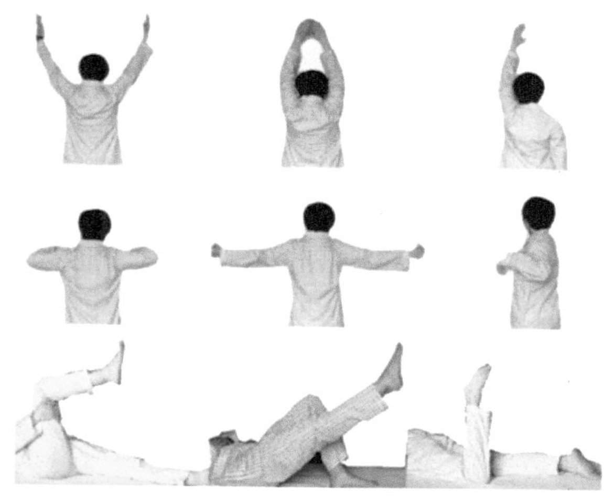

图 4-9-2 局部关节运动

**2）柔韧性训练**　柔韧性训练可以增加关节的灵活性和活动范围，减少僵硬和不适感。常见的柔韧性训练包括瑜伽和太极拳等。

**3）强化练习** 患者可以根据自身的身体情况和医生的建议适当进行强化练习，比如肌肉耐力训练、阻力训练和体重支撑运动等，增强关节周围的肌肉，以提供更好的支撑和稳定性。

**4）低冲击有氧运动** 也可适当采用低强度的有氧运动，如慢跑、步行、游泳、骑自行车和水中运动等，这些运动有助于促进心血管健康，减轻体重，并提高整体健康状况。对于骨关节炎患者来说，低冲击有氧运动为更好的选择。

运动治疗关键是根据患者的病情和能力进行运动方案的个性化定制，开始时可能需要在专业医生或物理治疗师的指导下进行，并逐渐增加运动强度和持续时间。适度的运动可以改善关节的功能和稳定性，并减轻疼痛和肿胀。

### （3）物理治疗

物理治疗是骨关节炎非手术治疗的重要组成部分，它通过运用物理疗法的手段来减轻疼痛、改善关节功能和促进康复。

**1）冷热敷法** 通过应用冷热敷来促进患处血液循环，松弛肌肉，减轻关节肿胀、炎症和疼痛。这一疗法可以在家中就地取材，应用热水袋或冰袋在患处进行热敷或冷敷，达到缓解关节炎症状和促进恢复的效果。但是需要患者自己判断伤情的严重程度，严重者需要去医院进行医治。

**2）按摩** 通过按摩手法的应用来放松紧张的肌肉、增加患处血液循环，从而缓解关节疼痛。由专业物理治疗师或自己进行柔和的按摩，可以减轻疼痛和提高关节的灵活性。

**3）牵引** 通过手动或机械拉伸关节和脊椎，减轻压力和改善关节间隙，从而减轻疼痛。无论是手动牵引还是机械牵引对改善神经和肌肉紧张状况、增加关节的活动范围都有一定的效果。

**4）电疗** 通过电流刺激神经和肌肉组织，减轻疼痛和改善肌肉功能。电疗包括电刺激、电磁疗法和超声波疗法，作用原理都是在患处应用电极，以传递电流刺激组织，通过促进血液循环等方式减轻疼痛和缓解症状。有研究表明，在使用电疗治疗骨关节炎时，比传统的非电疗方法取得了更好的效果。这项研究将 80 名骨关节炎患者随机分成两组，一组接受电疗治疗，一组接受传统的物理治疗。研究发现，接受电疗治疗的患者，他们的疼痛程度和体能

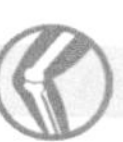

方面的得分比传统治疗组的患者有显著的改善，而且电疗治疗还可以提高患者的血液循环和活动范围，获得更好的治疗效果。虽然电疗治疗的效果受到患者自身病情和治疗方法的影响，但是它可以通过改善血液循环、减轻疼痛和改善肌肉功能等方式发挥治疗作用，是一种值得考虑和尝试的治疗方式。

**5）推拿** 一种以舒缓解压为主的中医疗法，中医学认为骨关节炎发病原因与内在的肾肝亏虚以及外在的风寒湿邪侵袭和劳损有关，病理产物为瘀血及痰湿。推拿治疗以中医学理论为指导，通过按摩和拍打患处，以舒缓紧张的肌肉，促进血液循环，并减轻疼痛，具有疗效显著、操作方便、基本无不良反应、患者痛苦小等显著优势，是一种有价值的治疗手段。

### （4）行动辅助支持

骨关节炎非手术治疗中使用行动辅助支持的目的是给患者提供额外的支撑和稳定性，减轻关节的负担，缓解疼痛和不适感。主要有关节支撑器、手杖等拄拐类以及特殊鞋垫等支持器械类型。

为了更好地理解行动辅助支持器械的作用，我们可以以一个具体的案例来说明。例如，一个 50 岁的女性患者，由骨关节炎导致双膝关节处剧烈疼痛和肿胀，出现行走困难。基于患者的具体情况和需求，医生推荐患者使用关节支撑器和手杖进行治疗。关节支撑器可以稳定和固定膝盖关节，减轻关节的负担，缓解疼痛和肿胀。手杖可以提供额外的支撑和平衡，减少关节的冲击和压力，帮助患者行走。此外，医生还针对患者的脚底疼痛推荐了一种特殊设计的鞋垫，可以提供额外的缓冲和支撑。患者按照医生的指导选择和使用这些行动辅助支持器械，在日常生活中更加轻松地行走，通过这些行动辅助支持方法，大大减轻了疼痛和不适感。此外，患者还参加了物理治疗和适度的运动，最终取得了良好的治疗效果，恢复了正常行走能力，提高了生活质量。

以上案例说明了行动辅助支持器械在骨关节炎治疗中的重要作用，可以为患者提供额外的支撑和稳定性，缓解疼痛和不适感，提高生活质量。但值得关注的是，不同的患者需要根据个人情况选择合适的行动辅助支持器械，并在专业医生或物理治疗师的指导下正确使用，才能获得最佳的治疗效果。

## 3. 药物治疗

### （1）骨关节炎的口服药物治疗

骨关节炎是一种常见的关节疾病，口服药物是非手术治疗中的重要组成部分。不同药物类型的使用需要评估患者的病情及身体条件后使用，以避免出现药物导致的延伸病症。布洛芬和对乙酰氨基酚是常用的口服类非甾体抗炎药（NSAID），可用于缓解骨关节炎引起的疼痛和炎症，减少疼痛传导。但是，长期或过量使用 NSAID 可能导致胃肠道问题，因此在使用时应谨慎并遵循医生的建议。

此外，骨关节炎患者常伴有疼痛，需要服用镇痛药来减轻疼痛症状。常见的口服镇痛药包括对乙酰氨基酚和可待因。镇痛药可以及时缓解疼痛，但过量使用可能导致不良影响，甚至出现药物成瘾，因此要严格遵循医生的建议和使用剂量。

除了缓解疼痛的药物，软骨修复类口服药物可帮助促进软骨修复和缓解骨关节炎症。例如，葡萄糖胺和硫酸软骨素是常用的软骨修复剂，可通过增加软骨的合成和减少软骨退化来改善关节功能。对于伴有痛风发作的骨关节炎患者，口服抗痛风药物如布洛芬和阿洛普尿酸，可以帮助减轻炎症和疼痛，并降低尿酸水平。

药物口服后会参与体内循环并在身体内产生相应的作用，因此口服药物治疗骨关节炎时应在医生的指导下进行。医生会根据患者的具体情况和症状制定合适的药物治疗方案，并监测患者的病情和药物的不良反应。

### （2）骨关节炎的关节腔内注射治疗

关节腔内注射治疗是非手术治疗的一种重要方法，一般使用此疗法的患者有较为严重的关节疼痛、严重的关节炎症及功能障碍问题，因此需进行注射治疗。关节腔内注射治疗的作用原理是将药物直接注入受影响的关节腔内，以减轻疼痛、减少炎症和改善关节功能。

类固醇激素（如肾上腺皮质激素）是一种常用的关节腔内注射治疗药物。它通过减少炎症反应和缓解关节内的疼痛来发挥作用。类固醇药物注射通常在关节疼痛和炎症无法通过其他治疗方法缓解时使用。然而，在注射时需要注意注射的频率和剂量，长期频繁地注射或高剂量注射此类药物可能会导致关节感染、关节损伤和骨质疏松等并发症。由于每个人的体质不同，部分患者不一定适合注射此类药物，因此注射前医生会严格检查患者身体，根据患者身体状况判断是否适合注射此类药物。

透明质酸是一种天然存在于关节液中的物质，可以增加关节润滑和减轻关节疼痛。关节腔内注射透明质酸被广泛应用于骨关节炎的治疗，通过恢复关节润滑和提供缓冲效应来改善关节功能和减轻疼痛。但需连续多次注射才能达到最佳效果。

除了类固醇激素和透明质酸，还有其他药物可以通过关节腔内注射进行治疗，如肌肉松弛剂和生物制剂。这些药物的使用可能会因个体差异而有所不同，应在医生的指导下进行。关节腔内注射过程须由专业医生执行。前期准备时医生会对关节进行彻底的清洁和消毒，以减少注射感染的风险。注射时，医生会使用细长的针头将药物准确地注入关节腔中。注射后，可能会有一些局部的不适感，如短暂的疼痛或轻微肿胀，但这些反应通常会在几天内自行消失。

关节腔内注射治疗的频率和持续时间因个体差异和治疗方案而异。有些药物需要进行多次注射才能获得最佳效果，而且注射的间隔时间可能会有所变化。在治疗期间，患者应定期复诊监测治疗效果，与医生进行沟通，以便及时调整治疗计划。

虽说关节腔内注射治疗能够较快缓解疼痛和改善症状，但并非长期的解决方案，而且治疗的效果可能因个体差异而有所不同。对于某些患者来说，注射治疗可能无法完全缓解疼痛或恢复关节功能。因此，在进行关节腔内注射治疗时，患者还应结合其他非手术治疗方法，以综合提高疗效。

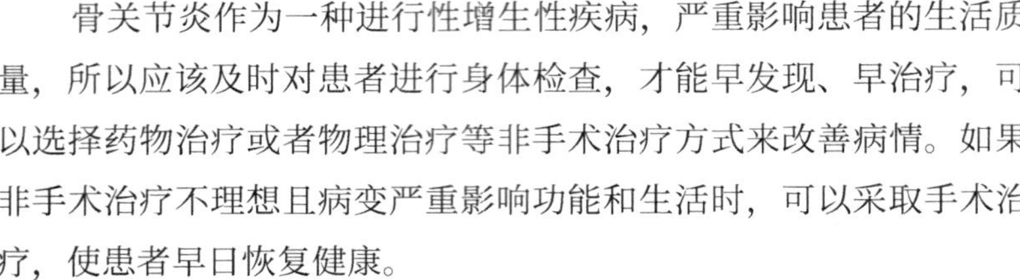

特别提示

骨关节炎作为一种进行性增生性疾病，严重影响患者的生活质量，所以应该及时对患者进行身体检查，才能早发现、早治疗，可以选择药物治疗或者物理治疗等非手术治疗方式来改善病情。如果非手术治疗不理想且病变严重影响功能和生活时，可以采取手术治疗，使患者早日恢复健康。

（张平、黄丹）

# 第十节 骨关节炎的手术治疗

案例：黄先生，53岁，是一位搬家师傅，常年从事重体力劳动。曾经长期处于双膝负重工作环境下，每天需要爬上、爬下和搬运重物，且作息十分不规律，关节长期负累。长期的双膝负重工作增加了关节间的摩擦，导致关节疼痛和炎症的加重。黄先生最初的症状是右膝疼痛和肿胀，随着时间的推移，左膝亦出现以上症状，后来关节疼痛影响到他的睡眠和日常生活，最终决定寻求医疗救助。医生建议进行双侧膝关节置换术，以改善疼痛和关节功能。但黄先生十分担忧，认为自己只是关节痛的老毛病，心想：打针不就好了吗，有必要上手术台吗？

## 1. 骨关节炎的症状和危害

骨关节炎是一种慢性的“老年病”，患者群体多为中老年人，关节部位的疼痛是骨关节炎最主要的症状之一，通常在运动或负重时加剧，可表现为夜间痛，继而影响患者的睡眠质量。同时，患者关节活动度会受到限制，表现为步态异常、爬楼困难或弯腰困难等，严重时患者会感到关节活动不灵活，尤其是早上起床时关节僵硬更为明显。此外，骨关节炎的症状还包括关节发红、温度升高、关节周围肌肉萎缩和力量减弱等，严重者可能会导致关节畸形。

相比于类风湿关节炎、结核性关节炎等其他类型关节炎，骨关节炎仅侵蚀关节，不会影响人体的其他重要脏器，虽疾病的进展较慢，但也要重视。

在中国，由于人口老龄化和社会经济水平的提高，骨关节炎患者数量激增至6120万人，相当于每100人中有3个人或4个人患有骨关节炎。女性患病率高于男性，随着年龄的增长，骨关节炎的患病率也逐渐升高，80岁及以上的老年人骨关节炎患病率为20%左右，而30岁以下的人群中很少见到这种疾病。此外，骨关节炎在不同地区的患病率也有所不同，四川、云南、贵州和广东等省份患病率高于4%，而浙江、福建、江西和安徽等省份的患病率低于2.7%。

该疾病会导致患者运动不便及日常生活能力下降等，故这些并发症可能会对患者的健康和生命构成重大威胁，值得大家关注。研究表明，骨关节炎患者的整体死亡风险大约比普通人群高 1.2 倍。由于缺乏运动，骨关节炎患者更可能出现心脑血管疾病和代谢性疾病，如糖尿病、心力衰竭、缺血性心脏病等疾病的患病率比普通人群高出 1~2 倍。

## 2. 骨关节炎的手术指征

虽说骨关节炎是当前影响人群范围较广的一类炎症疾病，但并不是所有的骨关节炎都需要进行手术治疗。那么什么情况下需要做手术呢？ 还要根据骨关节炎的严重程度和对个人生活的影响来评估是否需要做手术。

### （1）骨关节炎的严重程度

骨关节炎的严重程度因患者个体差异而有所不同。通常来说，如果保守治疗无法缓解症状，严重的疼痛和不适会大大影响患者的生活和工作，此时，手术治疗为优选。其次，当骨关节炎导致关节软骨和骨头变形严重，关节损坏严重且无法通过非手术治疗改善时，手术治疗是必要的。更严重时，骨关节炎会导致关节运动功能完全丧失，如无法行走或者进行日常生活活动时，手术则是唯一能够恢复功能的选择。

### （2）骨关节炎对个人生活的影响

严重的骨关节炎会对个人生活和心理健康造成广泛而深远的影响。由于关节疼痛、僵硬和活动受限等症状，患者的行动能力和日常生活质量会受到很大限制，例如洗澡、穿衣、走路、爬楼梯和驾车等日常生活活动都会变得很困难和痛苦，甚至可能无法完成。长期的疼痛、失眠和焦虑等问题，患者通常感到不安、恐惧和沮丧，这可能导致抑郁症等严重的心理疾病，影响他们的社交活动和工作表现。严重的骨关节炎可能导致患者丧失正常的生活能力，无法独立生活和照顾自己，这可能需要家庭成员或医疗工作者长期提供帮助和护理，由此也会出现更多长期的护理负担和家庭矛盾。因此，骨关节炎若严重影响到患者的生活质量，且非手术治疗无法改善患者结局，不能缓解患者的症状时，可以根据患者具体情况在医生指导下采取手术治疗。

### 3. 骨关节炎手术治疗的概况

骨关节炎手术治疗需要精确定位和全面的治疗策略，手术类型和治疗方案应根据患者的具体情况和病情严重程度而定。手术能否成功很大程度上取决于手术过程中医生的正确判断及术前、术中、术后医患的密切沟通和相互理解。

#### （1）骨关节炎手术前期准备

术前准备是手术治疗能否成功的重要基础，在行关节疾病手术之前，需要进行充分的术前评估、准备和指导，以确保手术的成功和安全，同时需要与患者及家属进行充分沟通，协商和规划手术方案，以达到最佳的治疗效果。

**1）评估患者健康情况**　患者需要进行身体检查和相关的诊断测试，包括 X 线检查、MRI 和血液检查等，以确保患者身体状态符合手术需求，并记录患者的健康史、药物过敏史和家族史等信息。

**2）停止药物使用**　在手术前几周，如果患者正在使用某些药物，如阿司匹林、维生素 E 或其他血液稀释药等，医生可能会要求患者停止使用，以避免出血的危险。

**3）准备手术环境**　手术室需要进行消毒和准备，以确保手术过程的无菌和安全。患者需要在手术前清洁身体和头发，遵医嘱禁食，同时避免化妆品、珠宝首饰、私人电子设备、假牙、金属制品等物品带入手术室。

**4）准备麻醉和手术设备**　医生需要根据手术类型和患者的情况准备麻醉设备和手术必要的设备和材料。麻醉设备主要由麻醉医生和麻醉护士使用，用于监测患者的生命体征及麻醉药物的输送和控制。这些设备包括麻醉机、呼吸机、监护仪、气管插管和麻醉药物输液泵等。根据手术类型的不同，手术器械的选择会有所不同。手术器械包括手术刀、钳子、剪刀、吻合器、止血夹、吸引器等。其次手术室中还需要一些基本的设备，如手术台、手术灯、供氧设备、电动钻、电刀等。这些设备用于提供手术所需的工作平台和环境，并支持手术的进行。手术室还需要大量的消毒和无菌材料，以确保手术环境和手术器械的无菌状态。这些材料包括消毒剂、无菌手套、无菌巾、无菌手术包、敷料等。并根据手术的需要，医生可能会准备不同类型的缝合材料，如缝线、缝线针、皮肤黏合剂等。此外，手术可能还需要一些止血药物，如止血海绵或止血粉末。

5）**术前指导和准备** 对患者需要有充足的术前指导，使其了解手术的步骤、麻醉的方式，以及注意事项和康复计划。

### （2）骨关节炎的手术类型

骨关节炎的手术治疗方案应基于患者的病情轻重及自身身体条件进行选择，不同类型的手术在病症适应性、手术操作时间、手术方式、麻醉选择和术后恢复上都有所不同。

1）**关节镜手术** 关节镜手术适用于关节组织轻度受损的患者。此手术为微创手术，通常在几十分钟内完成，手术时医生会通过小的切口引入关节镜，并移除炎症组织和关节内的杂质。微创手术可以选择局部麻醉。手术前，对患者施行局部麻醉药物的注射，以麻醉神经、减轻疼痛。但在手术期间，患者需要保持清醒认知。关节镜手术可能会存在出血、感染、骨折、神经受损和手术失败等风险，但微创手术的创面小、手术时间短、手术风险极低，且术后恢复较为迅速。

2）**关节置换术** 关节置换术适用于严重的关节破坏和骨性关节炎。医生会通过手术将患者的受损关节物理性取掉并用人工关节代替。手术时间取决于患者需要进行置换关节的类型和严重程度。由于膝关节的复杂结构，膝关节置换手术需要更多的器械和技术，例如使用模块化组件来模仿自然的运动。而髋关节置换手术需要医生在更广阔的区域内进行手术，因为髋部周围的肌肉和组织都需要被移动或切割，由此手术时长通常需要 1~3 小时。关节置换手术常见的麻醉类型是全身麻醉，在整个手术过程中由专业麻醉医生负责观察和进行麻醉控制。但在某些情况下，局部麻醉也适用于这种类型的手术。相对于微创手术，关节置换手术的手术风险相应上升，可能会存在感染、血栓、出血、人造关节疼痛、人造关节松动和人造关节脱臼等并发症。随着医疗技术的发展，关节置换术已经比较成熟，相对较安全，通常骨科医生或物理治疗师会指导患者在手术后逐步进行恢复运动，以增加关节的强度和活动范围，但要避免术后人工关节过早负重和过度活动。

3）**关节融合手术** 关节融合手术也被称为关节固定手术，它将受损的关节两端通过手术方法融合成为一个整体，适用于有关节软骨严重磨损但还具

备结构稳定性的患者。在手术后恢复期间，肉芽组织会逐渐生长进入融合的部位，形成新的骨头，并使关节完全愈合。相较于人工关节的使用，关节融合手术没有置入假体的问题，因此可以缓解患者疼痛并提高关节的稳定性。

然而，这种手术通常会使患者失去一定程度的关节活动度，并会增加融合部位相邻的其他关节的负担，因此手术前需要仔细权衡手术的风险与效果。根据患者关节稳定情况和融合关节的形态，其手术时间为2~3小时。全身麻醉或椎管内麻醉是关节融合手术常用的麻醉选择，前者可使患者达到昏睡无痛状态，后者是通过在患者的腰部注射麻醉药物来实现麻醉效果。关节融合手术的风险较小，但需要警惕患者出现感染和骨折等并发症。术后患者的恢复时间和融合程度因部位不同而异，医生通常会根据术后的X线检查来制定个体化的恢复方案。在术后数周内，患者通常需要戴上石膏或其他支架工具来固定关节，防止关节活动。

## 4. 手术后的生活改变和保健建议

### （1）生活改变

术后的康复计划漫长而具有挑战性，患者需要积极参与康复计划，可能涉及逐渐减少或避免某些活动，如吸烟、驾车、运动或举重等。同时患者可能需要依赖他人提供生活上的帮助，如洗衣、做饭等，需要患者具备适应能力和耐心。医生通常也会制定运动康复计划，以帮助患者恢复功能并避免术后并发症。

除了身体方面的挑战，手术后可能还会带来一些心理影响，如忧虑、抑郁等。患者应及时寻求心理咨询和支持，同时需要患者和家人积极对待并仔细遵循医生和康复师的建议。对于任何困难或不适，患者应该及时与医生和专业团队沟通并寻求帮助，以保持心理和身体的健康状态。

### （2）保健建议

术后的恢复需要在医生的指导下进行生活方式和饮食的调整。医生将根据患者的具体情况设计相应的运动和康复计划，以帮助患者逐步恢复身体功能。在饮食方面，患者可以遵循医生提供的食谱指导，确保饮食的平衡，充分摄取水分，并避免高脂、高糖和高盐食物，以促进身体的康复。

在术后恢复期间，医疗管理也显得十分重要。患者需要按照医生的要求定期复诊，以便监测治疗进程和效果。医生可能会要求进行一系列的检测，例如血液检查、影像学检查或其他特定的评估，以确保手术后的恢复进展顺利。此外，患者还应注意药物使用的合理性，按照医生的指示正确使用并遵守药物的剂量和时间表。

遵循医生的建议和指导是术后恢复的关键。患者应积极配合医生的治疗方案，按时定期进行复诊，并参与建议的康复活动和运动。通过与医生密切合作，患者可以更好地管理自己的健康状况，确保术后的恢复进展顺利，并尽早恢复到正常的生活水平。

此外，患者需要注意保护手术部位，避免过度活动或负荷物品，避免手术部位再受损伤。要定期清洁和消毒伤口，防止感染和其他并发症的发生。在必要时，医生和患者可以根据具体情况决定是否使用中药辅助治疗。中药具有调理身体、增强免疫力、促进恢复的作用，并可以缓解手术后出现的疼痛和不适。

以骨关节炎手术为例，在骨关节炎手术后，患者常常面临疼痛、肿胀和局部炎症等问题。中药中的一些草药和药方具有抗炎和镇痛的特性，可以缓解术后疼痛并减轻炎症反应。例如白芷、甘草和川芎，被广泛应用于骨关节炎的治疗中，可以减轻疼痛和改善关节功能。中药也可以在手术后的康复期间帮助恢复关节的功能。一些中草药含有丰富的营养成分和活性物质，可以促进软骨的再生和修复，有效支持骨关节的康复。例如，熟地黄和桑椹等中药，有助于改善关节的灵活性和力量。中药的使用应该结合医生设计的治疗方案，在医生的指导下进行，以避免与治疗过程中的其他药物发生不良相互作用。

**特别提示**

骨关节炎是一种慢性疾病，需要尽早就医治疗，在进行全面检查后确定需要手术治疗的患者，医生会根据患者的实际情况选择合适的手术方式进行治疗，手术治疗后，一定要注意多休息，不要太早从事体力劳动。

（张平、黄丹）

# 第五章
## 颈肩腰腿痛日常康复训练

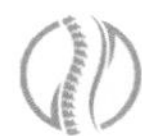

# 第一节 颈肩腰腿痛的饮食指导

案例：刘先生，某建材公司董事长，体型肥胖，平日应酬多，喜好油腻刺激性食物，喜好喝酒，很少进行体育锻炼和户外活动，常感头晕、嗜睡、脖子酸痛，没有精气神；自体重增加后，常感腰部酸痛，膝关节疼痛，遂来门诊咨询就诊，那么刘先生应该进行什么样的饮食比较合理？

颈肩腰腿痛是一种常见的症状，临床发生率较高，在病情长期发展下，会导致肌肉关节功能障碍，不仅增加患者身体不适感，还会影响其正常活动。一些关节组织出现劳动损伤及处于湿寒环境的人群更容易出现该病。这种疾病的发生与日常生活中的不合理饮食习惯、不良生活习惯等因素有关。研究显示，合理的饮食能减轻颈肩腰腿痛的发生率和疼痛感。因此，了解颈肩腰腿痛的饮食原则、建立合理的饮食习惯以及选择适宜的食物，能更有效地促进康复。

## 1. 颈肩腰腿痛的饮食原则

### （1）规律饮食，营养均衡

规律饮食是维持身体健康的关键，规律均衡的饮食习惯对颈肩腰腿痛患者的身体康复具有促进作用。定时进食可维持人体的生物钟，提供足够的营养，增强身体免疫力，从而减轻关节疼痛。颈肩腰腿痛患者尤其需要规律饮食，避免饥一顿饱一顿。可制定严格的饮食方案，注重合理的膳食结构和酸碱平衡，减少油腻、生冷辛辣等刺激性食物的摄入。同时戒烟、戒酒，因为酒精和烟草中的有害物质可破坏骨细胞，使骨量减少，不仅影响药效，还损害肝脏和胃肠道，甚至诱发股骨头坏死。

### （2）控制体重，减少食物摄入总量

颈肩腰腿疼痛的患者若过度肥胖，会导致肌肉力量下降和肌群不协调，

从而对关节造成更大的负担，增加关节疼痛的风险。应适当饮食，避免过多摄入过甜、过咸的食物，减少食物摄入总量；多晒太阳，日光中紫外线照射皮肤后可促进人体生成活性维生素 D，从而促进钙质吸收；控制体重，保持合理的体育锻炼和户外活动；日常生活中注意避免过度劳累，避免重体力活动，避免长途奔走、爬山、上下高层楼梯等，疼痛期多休息有助于改善疼痛，预防复发。

**（3）多食新鲜蔬菜和水果**

蔬菜和水果中富含纤维素和抗氧化剂，能有效缓解疼痛和减轻炎症反应。多食富含维生素、矿物质的食物和促进消化吸收的高纤维食物，有利于维护身体内环境的稳态，从而增强体质，强化骨骼，对维护身体健康和缓解颈肩腰腿痛有着重要作用。

多进食高纤维蔬菜，如菠菜、生菜、芹菜等绿叶蔬菜，其富含维生素和矿物质，有助于缓解疼痛和提高免疫力。多进食如苹果、香蕉、草莓等富含维生素和纤维素且易消化的水果，可促进胃肠蠕动，对便秘有缓解作用。此外，富含维生素 D 和矿物质的食物还有蛋黄、干香菇、鱼肝油、海藻、瘦肉、牛奶等，也能促进钙质吸收，有助于缓解疼痛。进食豆类及其制品，如豆腐、豆浆、黑豆、红豆等，其富含蛋白质和钙质，有助于骨骼健康。富含抗氧化物质的食物有助于缓解疼痛和促进身体健康，如：蓝莓、菠菜、番茄、坚果等，建议增加这些食物的摄入，以促进肌肉、肌腱、骨骼、关节的代谢。

**（4）低盐低脂饮食**

高盐高脂食物易导致水钠潴留，增加关节压力和疼痛。过油腻和高热量的食物容易造成身体湿气过重，增加疼痛感。因此，颈肩腰腿痛的患者应注重饮食清淡，避免过咸、调味品过多、过油腻和辛辣刺激的食物，如腌制品、辣白菜、动物内脏、肥肉等。建议多吃清淡易消化的食物，如瘦肉、鱼类等，尽量减少外出就餐和进食外卖食品的频次。多吃谷物，丰富的膳食纤维可减轻炎症，缓解疼痛。可食全麦面包，增加杂粮和粗粮，补充谷物所含的营养物质。

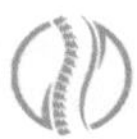

### （5）优质蛋白饮食

对于颈肩腰腿痛患者来说，有针对性的饮食建议至关重要。在身体疲劳或疼痛时要注意补充营养，但不要过度进食。蛋白质对骨基质的维护有很大作用，人到中老年更要保证摄入充足的食物蛋白。在运动和休息之后适当补充优质蛋白，如鸡肉、鱼虾类、蛋类、瘦肉、牛奶等富含优质蛋白质的食物，有助于恢复体力。此外，如鲑鱼、金枪鱼等深海鱼中含有不饱和脂肪酸，有益于关节腔内润滑液的形成。

### （6）忌食生冷食品，注意保暖

1）**避免吃生冷食物** 如生腌海鲜、冷食海鲜、冰淇淋、冷饮等；寒冷能使疼痛加重，所以应选择合适的衣物，注意保暖，尤其注意肩部、颈部、腰部、膝部的保暖。

2）**避免感受风寒湿邪** 生活、起居、工作环境要干燥温暖，平时养成多喝温开水的习惯，也可适当泡服大枣枸杞茶等；淋雨后要及时更换衣物，喝热水或热姜汤祛寒湿；剧烈活动和出汗后不要立即冲冷水澡，不要进食冰冷食物和水，及时更换衣物；冬季睡床保证温度，可使用电热毯；夏季空调不宜过冷，风扇不要对着颈部、肩部、腰部吹。

### （7）多摄取强筋壮骨的食物

强筋壮骨的食物包括筋类（如羊筋、牛筋、鹿筋等）、山药、豆类、白木耳、菜心、海参、枸杞子、芝麻、黑木耳、番薯、鱼翅、核桃、银鱼、蛋、鱼鳔、海带、乳酪、白瓜子、鸡爪、紫菜、羊奶等。

### （8）增加含钙、磷高的食物摄入

含钙、磷高的食品有助于强健骨骼，增强骨质，缓解疼痛，促进伤口愈合。这类食物有、奶制品、虾皮、海带、豆制品、芝麻酱、骨头汤、蛋类、鱼类等。

**（9）减少糖分和精加工食品的摄入**

过多的糖分和精加工食品会导致身体的能量代谢紊乱，增加颈肩腰腿疼痛的风险。所以，应减少糖分和精加工食品的摄入量，选择糖、钠、反式脂肪酸和防腐剂含量低的食物，最好是天然的食品和低糖的食品，如：西红柿、圣女果、黄瓜、雪莲果、人参果等。

**（10）减少高嘌呤食物摄入**

高嘌呤食物可诱发痛风，加重关节疼痛，应减少摄入。含嘌呤多的食物有：蛤蛎、豆芽、乌鱼、干贝、带鱼、鸡肝、海鳗、香菇、猪肝、秋刀鱼、小鱼干、草虾、牡蛎等。痛风患者平时多喝水，可选择白开水或淡茶水，理想选择苏打水。苏打水中含有碳酸氢钠，解离出来的碳酸氢根离子呈碱性，有利于碱化尿液，增加代谢。最佳饮水时间为清晨和两餐之间以及晚上，睡前适度饮水可防止尿液浓缩。

## 2. 镇痛食物

食物抗痛主要有四种方式：一是减轻受伤部位的受损程度；二是减轻降低身体的反应；三是对疼痛神经止痛；四是作用于大脑减轻疼痛敏感性。

具有镇痛效果的食物如下：

**（1）鱼类**

三文鱼富含 ω-3 脂肪酸和维生素 D。ω-3 脂肪酸可以缓解血管炎症、安抚神经、缓解疼痛。维生素 D 可以对抗慢性疼痛及日常多种身体不适，促进钙质吸收。三文鱼含有丰富的蛋白质，可提高免疫力，预防脑卒中、阿尔茨海默病等。可以尝试将其做成刺身、鱼骨汤、鱼骨粥等。

**（2）橄榄油**

多酚是一种天然的抗氧化剂，橄榄油中富含该物质。橄榄油可抑制疼痛，被冠以“液体黄金”的美名。橄榄油中含有丰富的不饱和脂肪，可以增强骨骼强度，预防相关疾病。

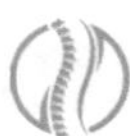

（3）粗粮

粗粮中含有5-羟色胺，5-羟色胺水平降低与焦虑、抑郁的发生密切相关，5-羟色胺有助于睡眠，从而减轻疼痛感觉。谷物和豆类都富含色氨酸，色氨酸能够在大脑内代谢出5-羟色胺。谷物还富含镁元素，镁可有效地缩短体内各种疼痛肆虐的时长，缓解肌肉疼痛。

（4）咖啡

咖啡因作为抑制性神经递质，通过阻断疼痛信号的传导进而减少疼痛感，所以许多止痛药中都复合一些咖啡因来增加疗效。咖啡能提神醒脑，使扩张的血管收缩，达到止痛的目的，因而咖啡对头痛有一定的舒缓作用。但咖啡不可过量，否则会影响钙质的吸收，尤其是更年期妇女，如果过量饮用咖啡，易导致骨质疏松。

（5）酸奶

酸奶由牛奶发酵而成，不但保留牛奶的营养，还含多种有益菌。每天喝一到两杯的酸奶可缓解肠激惹导致的腹痛，减轻胀气、炎症。

（6）红酒

红葡萄皮中含有白藜芦醇，可以缓解由间盘组织肿胀引起的背部疼痛。红酒可散寒祛湿、活血通经、温阳补血、缓急止痛。

（7）草莓

草莓含有极为丰富的维生素C，可缓解关节磨损症状，促进骨胶原合成，起到修复骨骼和软骨的功效。

（8）樱桃

樱桃味甘、性温，具有养颜、止痛、祛风湿、发汗透疹的功效。樱桃具有较好的抗炎杀虫效果，又因其富含铁及维生素A，所以也能起到补血、防治贫血、保护视力的作用。

**（9）无花果**

无花果味甘、无毒，具有健脾清肠、消肿解毒的功效，故能治疗肠炎、喉痛，又可抗肿瘤，预防高血压、冠心病及糖尿病，增加抗病能力。

**（10）生姜**

生姜味香辛，能舒缓疼痛，辅助治疗关节炎。生姜杀菌消毒、祛风散寒、暖胃止逆，常用于防治晕车船、恶心呕逆及头痛。生姜大枣汤能发汗、防治感冒。姜汤泡脚缓解足部疲劳，促进血液循环，改善怕冷、冻伤及血管性头痛。

**（11）辣椒**

辣椒辛温，具有散寒除湿、抗菌、治便秘、开胃消食及镇痛的作用。辣椒中的辣椒素，可阻止疼痛信息传至中枢神经系统，减轻疼痛程度，能控制头痛、神经痛、骨关节炎及类风湿等引起的疼痛。辣椒中还有一种有效成分是柳酸盐，是“天然的阿司匹林”。

**（12）毛豆**

每天摄入 40 g 的豆类蛋白质，可缓解骨关节疼痛。但过量食用毛豆，要警惕痛风的发生。

**（13）茄子**

茄子味甘、性寒凉，能清热止血、消肿止痛，也可抗衰老，稳定血中胆固醇水平。此外，茄子能保护血管，预防高血压、冠心病、动脉硬化及坏血病，促进伤口愈合。但注意不要去皮儿，忌生吃。

整体而言，食疗的镇痛效果是安全、舒适的，能保证营养的同时增加镇痛效果。需要注意的是，不要陷入单一的食物推荐，而是要根据个人情况进行选择。常用的保健类食品还有山药、枸杞、芝麻、黑木耳、红薯、菜心、海参、银鱼、酸奶酪、核桃、鸡爪、动物蹄筋等。同时，对于不适合食用的食物也需要慎重考虑，防止因错误饮食引起并发症。

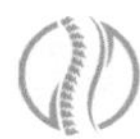

### 3. 食谱参考

#### （1）三种具有缓解颈肩腰腿痛作用的食谱

1）**五香狗肉**　将狗肉炖至入味后烹制，搭配五香调料即可。五香狗肉富含蛋白质、矿物质和维生素，可缓解关节炎和其他疼痛症状。

2）**菊花鱼汤**　将草鱼切成块状后煮汤，加入菊花和适量调料即可。菊花鱼汤具有清热解毒、缓解头痛的作用。

3）**三七炖鸡**　将鸡肉切成块状后与三七一同炖煮，加入适量调料即可。三七炖鸡富含蛋白质、矿物质和维生素，有助于促进血液循环和缓解肌肉酸痛。

#### （2）五种具有调理颈肩腰腿痛作用的食谱

1）**青椒炒豆腐**　将豆腐切成块状后与青椒一同炒制，加入适量调料即可。青椒炒豆腐具有清热解毒、缓解咽喉痛和便秘的作用。

2）**黄豆炖猪蹄**　将猪蹄炖至入味后加入泡发好的黄豆一同煮制，加入适量调料即可。黄豆炖猪蹄富含胶原蛋白和钙质。

3）**海参炖鸡爪**　海参适量，山药 15 g，枸杞 6 g，大枣 20 个，与鸡爪一同炖汤食用。

4）**木耳桃仁羹**　黑木耳、桃仁、蜂蜜各 20 g。将木耳泡发洗净，与桃仁、蜂蜜一起捣成泥状，放碗内蒸熟，分四天吃完，能祛风湿、活血以及对四肢麻木有效。

5）**豆浆粥**　豆浆适量，粳米 60 g，冰糖适量。以豆浆代水与粳米煮粥，粥好后入适量冰糖煮 1~2 分钟即可，经常食用对颈椎病的头晕头痛有一定疗效。

**特别提示**

有些蔬菜也会激发痛风，如扁豆、菠菜、豌豆、毛豆、蘑菇、芦笋等。在选择食物的时候要谨慎，同时注意食物的搭配有无禁忌，尽量减少高嘌呤食物，减少疼痛的发生概率。

（董巧亮、朱颖菲）

# 第二节 颈椎保健操

案例：马先生，办公室工作人员，长期伏案工作，感觉脖子连带肩膀特别沉重酸痛，影响正常工作和睡眠，遂来门诊就诊，想要咨询哪些日常运动能有效预防和缓解脖子肩膀沉重酸痛问题。那么，门诊护士应该怎样向患者宣教颈椎保健操的具体操作？

颈椎保健操是一种简单有效的保护颈椎的医疗体操，具有简单、易学、效果好的优势，可以增强颈项部肌肉，滑利颈椎关节，调节颈项活动，避免颈部劳损，改善颈部血液循环，促进炎症的消退，解除肌肉痉挛，减轻疼痛和防止肌肉萎缩。通过颈椎保健操的练习，能有效地预防和缓解颈椎问题，增强颈椎的稳定性，缓解身体疲劳，达到疏通血脉、调理气机的效果。颈椎保健操适用于颈椎恢复期或稳定期的患者，通过训练进一步提高颈部的稳定性，加强颈部肌力。颈部保健操须在医生的指导下进行，确保在逐渐恢复日常生活活动时颈部的安全，并且尽量避免复发。

学习这套颈椎保健操之前需先热身。颈椎保健操的一般姿势：自然站立，两眼平视前方，双脚分开与肩同宽，双手叉腰，如站立不便也可坐位或卧位进行练习。

### 1. 颈部左右侧屈训练

颈部侧屈训练是一种有助于纠正颈椎问题的练习，可伸展椎体左右侧方附着的韧带和肌肉，活动颈椎侧面的肌肉，增加颈椎侧面摆动能力，缓解颈椎疲劳和肩部肌肉紧张。具体动作如下（图 5-2-1，图 5-2-2）。

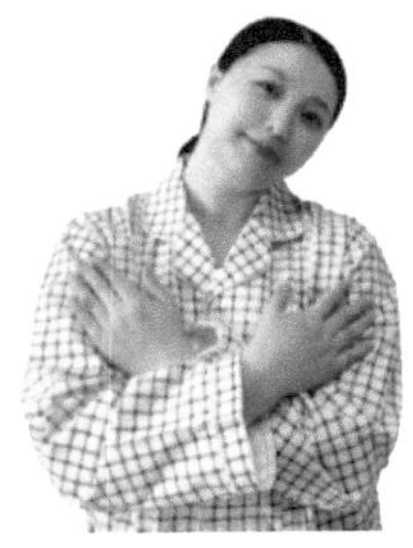

图 5-2-1 颈部侧屈训练（左侧）

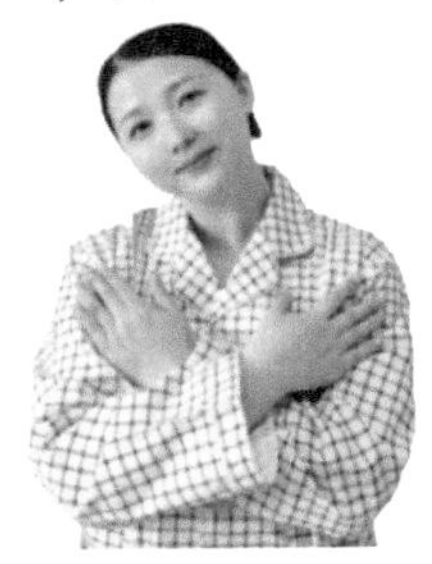

图 5-2-2 颈部侧屈训练（右侧）

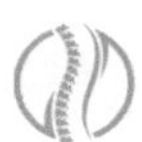

● 站直或坐直，双手交叉放在胸前，训练时先深呼吸，保持肩部不动，在吸气的同时，缓慢地先向左侧弯头部，直到感到肩颈部位有轻微的拉伸感。保持 5~10 秒，呼气同时回到中立位。

● 吸气同时再向右侧弯头部，直到感到肩颈部位有轻微的拉伸感。保持 5~10 秒，呼气同时回到中立位。

● 重复以上动作 3~5 次 / 组，连续练习 1~2 组，每日 2 次。

此动作以不引起难受、疼痛为宜，需在颈椎侧方稳定性好的条件下练习，适合于颈部肌肉劳损、颈椎脱位、颈椎退变患者的康复，侧屈程度视颈椎活动度而定，训练需循序渐进。

### 2. 左顾右盼

颈部左顾右盼是一种有助于解决颈椎问题的练习方法，可改善颈椎活动度，增强其周围肌肉肌力，滑利椎间关节。具体动作如下（图 5-2-3，图 5-2-4）。

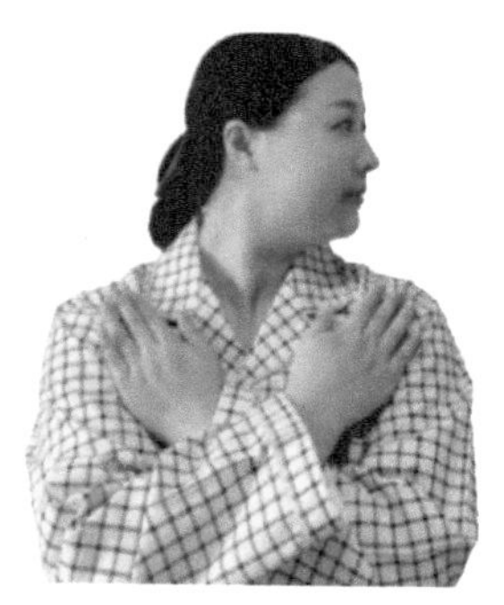

图 5-2-3 左顾

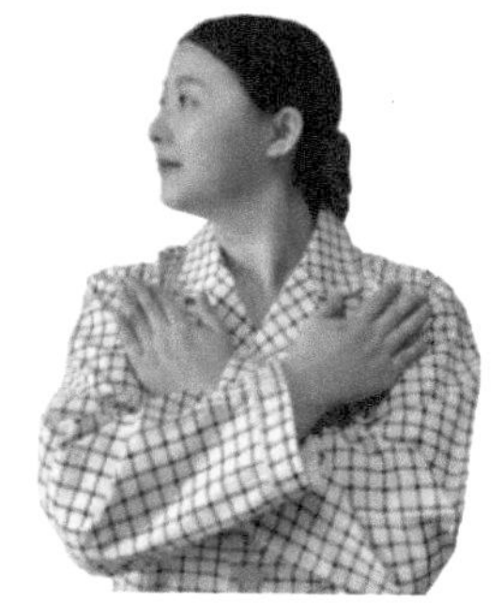

图 5-2-4 右盼

● 站直或坐直，双手交叉放在胸前，颈部从正中缓慢地先向左侧转动尽量大于 90°，保持肩部不动，直到感到肩颈部位有轻微的拉伸感，保持 5~10 秒，缓慢地回来。

● 再向右侧转动尽量大于 90°，保持肩部不动，直到感到肩颈部位有轻微的拉伸感，保持 5~10 秒，缓慢地回来。

● 重复以上动作 3~5 次 / 组，连续练习 1~2 组，每日 2 次。

在进行颈部转动时，需要注意安全并逐渐加强强度，缓慢转动，不要猛烈旋转，以免引起头晕等不适，建议在专业人士的指导下进行练习。此项运动需以椎间盘和椎体为整体活动，适用于颈椎退变或颈椎损伤后固定牢靠患者的早期康复。

### 3. 颈部前屈后伸训练

颈部前屈后伸运动能牵拉椎体前后方韧带和肌肉，能增强颈椎屈伸肌群肌力，可改善颈椎向前弯曲度和颈椎前后僵硬的肌肉。具体动作如下（图 5-2-5，图 5-2-6）。

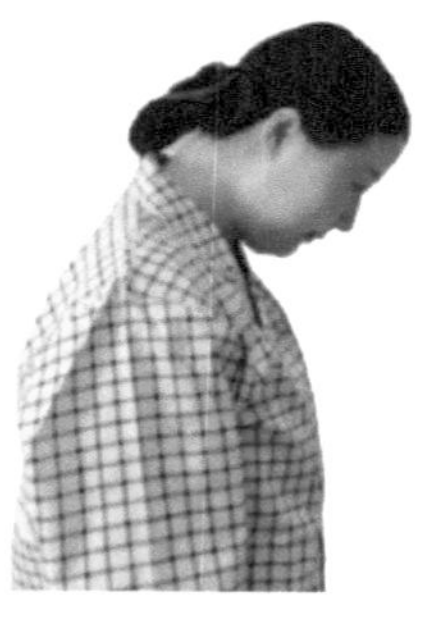
图 5-2-5 颈部前屈运动

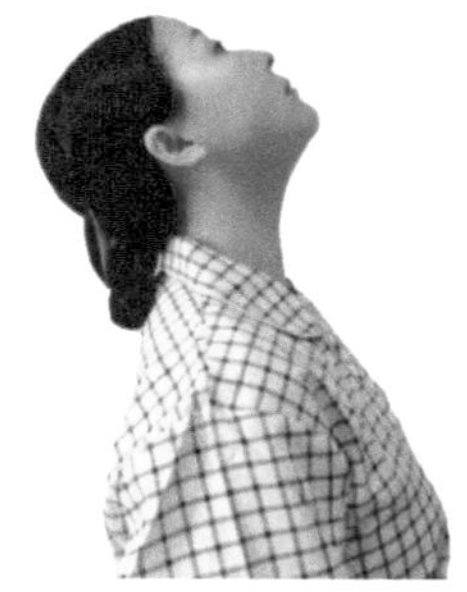
图 5-2-6 颈部后伸运动

- 先颈部放松，伸出一侧手掌，从上向下按摩颈部肌肉 8~10 次，颈部热身后用手掌放置颈后。进行深呼吸，在吸气时颈部缓慢向后伸，尽量后伸到下颌骨与地面垂直角度，坚持 5~10 秒，呼气时放松回到中立位。
- 在吸气时颈部缓慢低头前屈，下巴和前胸尽量触碰，下颌内收的同时，颈部向后上方顶起，后颈部用力绷紧，呼气时放松回到中立位。
- 重复以上动作 3~5 次 / 组，连续练习 1~2 组，每日 2 次。

注意：此动作不宜过快，以免引起头晕、恶心等不适。此项运动适合于颈椎损伤脊柱冠状位比较稳定的患者，屈曲、伸直型颈椎骨折患者避免此项康复训练，屈曲程度视颈椎稳定性而定。

### 4. 颈部环绕

颈椎环绕主要以颈关节为轴，做顺时针和逆时针环绕动作，可伸展椎体周围韧带肌肉，滑利椎间关节，改善颈椎各方向的活动度。具体动作如下（图 5-2-7，图 5-2-8）。

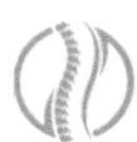

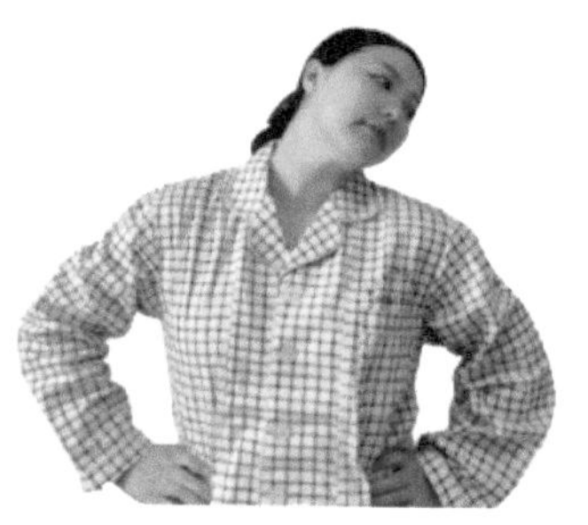

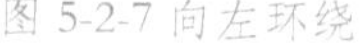
图 5-2-7 向左环绕

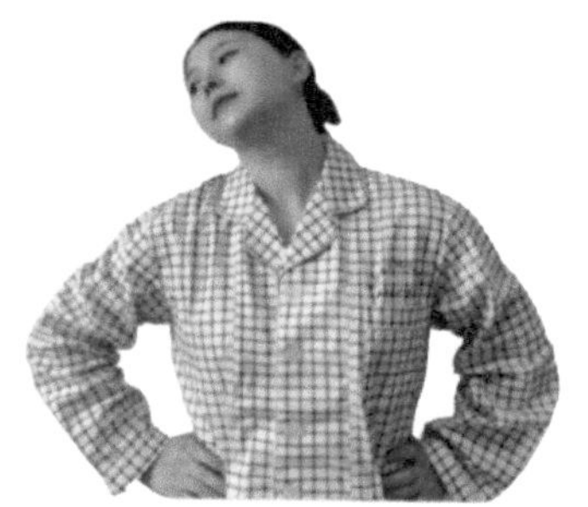
图 5-2-8 向右环绕

● 站立位双手叉腰，颈部先中立位向左旋至左后侧方，向后伸再向右后缓慢旋转到右后侧方，再回收内屈内旋，放松回至中立位（即逆时针环绕一周动作）。

● 颈部先中立位向右旋至右后侧方，向后伸再向左后缓慢旋转到左后侧方，再回收内屈内旋，放松回至中立位（即逆时针环绕一周动作）。

● 重复以上动作 3~5 次 / 组，连续练习 1~2 组，每日 2 次。

在整个动作过程中，以匀速缓慢为准，不应过快、过重，做之前需先热身，控制好运动强度，避免造成颈部肌肉的拉伤。环绕运动还需配合呼吸，吸气时头部向上，呼气时头部向下。此动作适合轻度颈椎椎体退变患者，可改善肌肉韧带弹性，延缓退变。

### 5. 颈项争力

颈项争力能有效训练斜方肌和胸锁乳突肌。具体动作如下（图 5-2-9，图 5-2-10）。

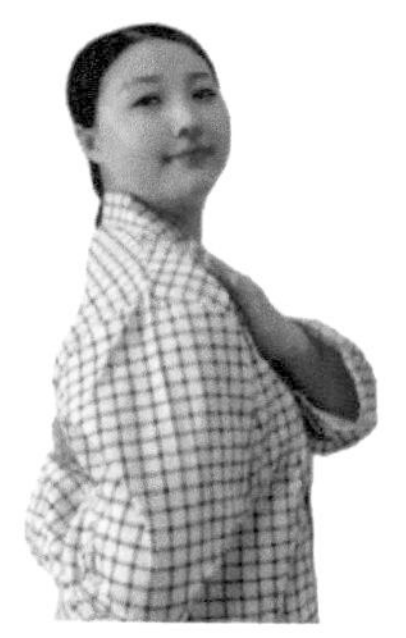
图 5-2-9 左旋

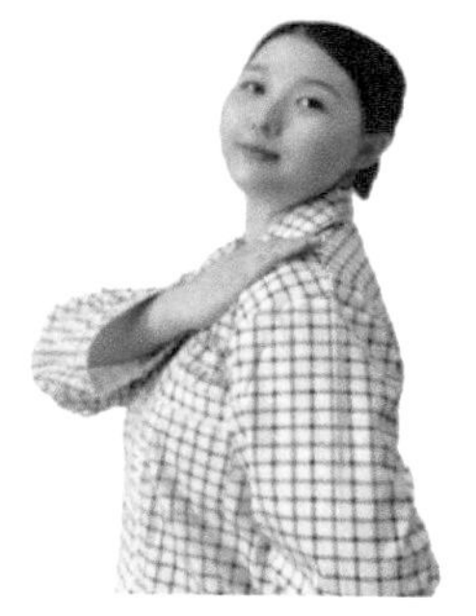
图 5-2-10 右旋

● 颈部向左旋，左手放置胸前伸向右肩上方，右手放置后背，颈部尽可能偏向左侧，右肩尽可能向远端拉扯，保持右侧斜方肌和胸锁乳突肌最长拉伸。坚持 5~10 秒，放松回到中立位。

● 以同样的方法颈部向右旋，右手放置胸前伸向左肩上方，左手放置后背，颈部尽可能偏向右侧，左肩尽可能向远端拉扯，保持左侧斜方肌和胸锁乳突肌最长拉伸。坚持 5~10 秒，放松回到中立位。

● 重复以上动作 3~5 次 / 组，连续练习 1~2 组，每日 2 次。

注意：颈部旋转时上身保持中立，身体不需要跟着动作旋转。

## 6. 回头望月

通过极力伸展椎体前部附着及周围韧带肌肉，增强颈部两侧肌群肌力，改善颈椎侧方及伸展活动度。具体动作如下（图 5-2-11，图 5-2-12）。

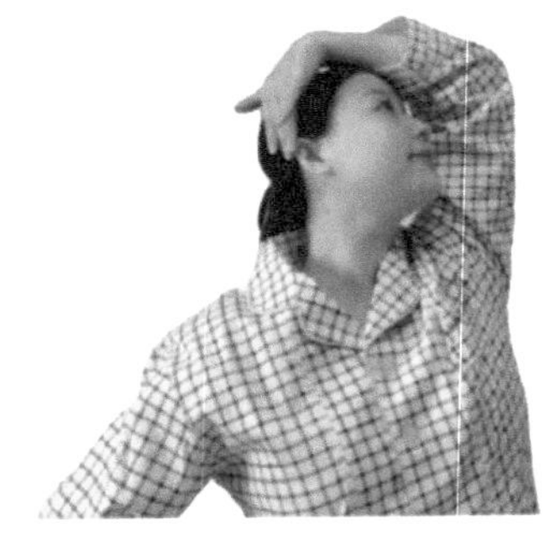
图 5-2-11 向左望月

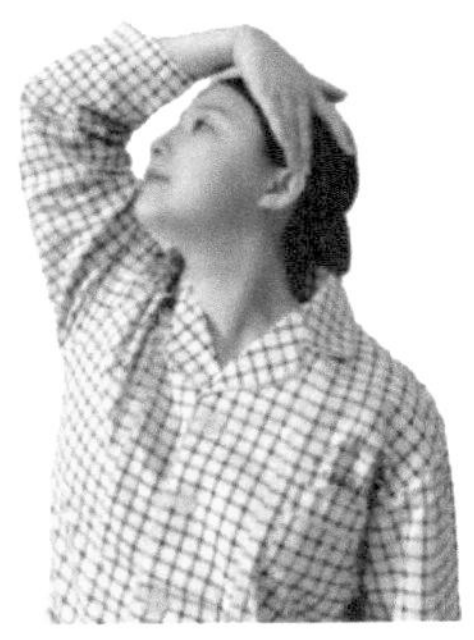
图 5-2-12 向右望月

● 颈项向左侧后上方尽力转，抬头仰望月亮，左手经头顶上方触摸右耳，坚持 5~10 秒，放松回到中立位。

● 颈项向右侧后上方尽力转，抬头仰望月亮，右手经头顶上方触摸左耳，坚持 5~10 秒，放松回到中立位。

● 重复以上动作 3~5 次 / 组，连续练习 1~2 组，每日 2 次。

注意：此动作适合椎体活动度较好的早期颈椎病患者，可进一步改善椎体活动度，活动范围循序渐进。

## 7. 海底窥物

海底窥物动作可极力伸展牵拉颈部后方韧带肌肉，增强颈椎后部肌群肌

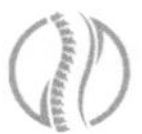

力，改善颈椎侧方及伸展活动度。具体动作如下（图 5-2-13，图 5-2-14）。

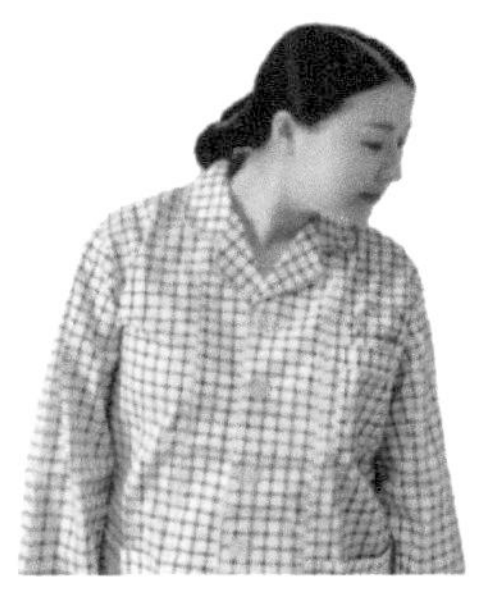

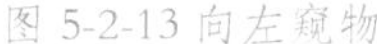
图 5-2-13 向左窥物

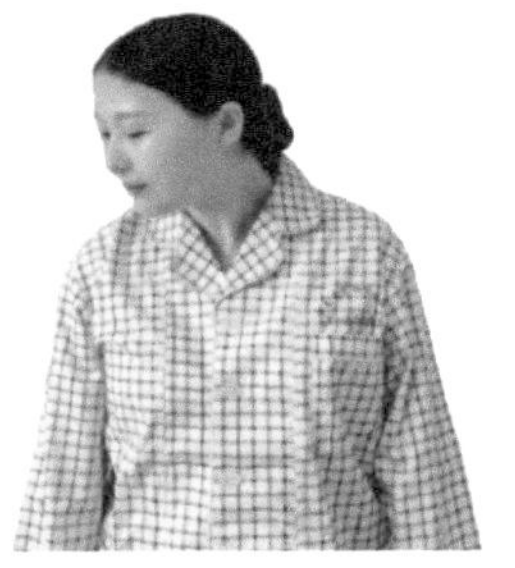
图 5-2-14 向右窥物

● 先深呼吸，吸气时头颈前伸缓慢向左旋转，双目前下视，似向海底窥物，呼气时还原。

● 吸气时头颈前伸缓慢向右旋转，双目前下视，似向海底窥物，呼气时还原。

● 重复以上动作 3~5 次 / 组，连续练习 1~2 组，每日 2 次。

注意：此动作不适合椎体稳定性较差的患者，可用于颈椎骨折术后中后期患者的康复训练。

### 8. 缩颈提肩

缩颈提肩可增强颈部颈夹肌、头半棘肌、斜方肌、菱形肌的肌力，增加颈椎稳定性。具体动作如下（图 5-2-15，图 5-2-16）。

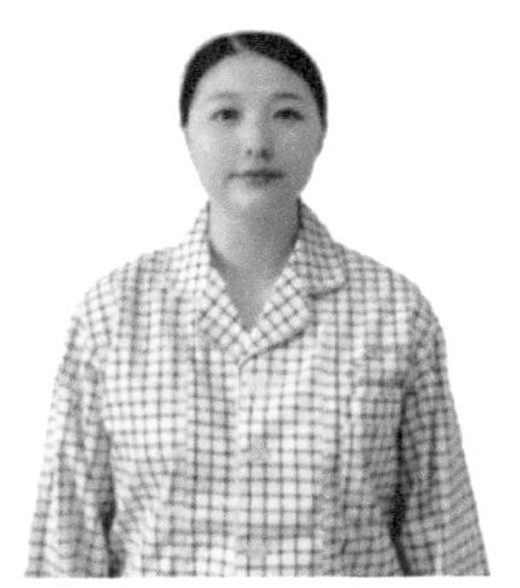
图 5-2-15 自然放松

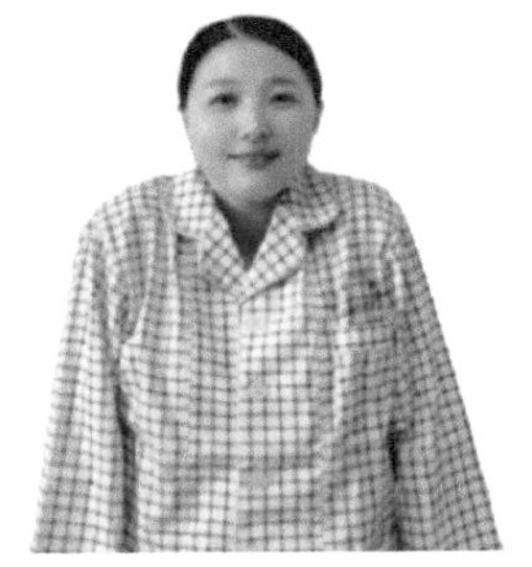
图 5-2-16 缩颈提肩

● 患者身体放松，训练时先深呼吸，两手自然下垂，尽可能将肩部提起，让头部往下缩，呈缩头防寒的状态，保持坚持 5~10 秒，再恢复原位。

● 重复以上动作 3~5 次 / 组，连续练习 1~2 组，每日 2 次。

此动作可用于颈椎骨折或脱位固定稳定后患者的早期康复。

### 9. 颈部左右侧屈抗阻力训练

左右侧屈抗阻力训练可增强双侧胸锁乳突肌的肌力，增加颈椎侧方稳定性。具体动作如下（图 5-2-17，图 5-2-18）。

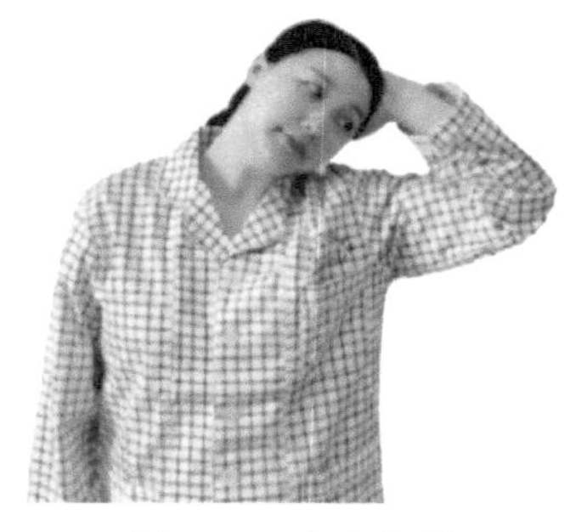
图 5-2-17 向左抗阻

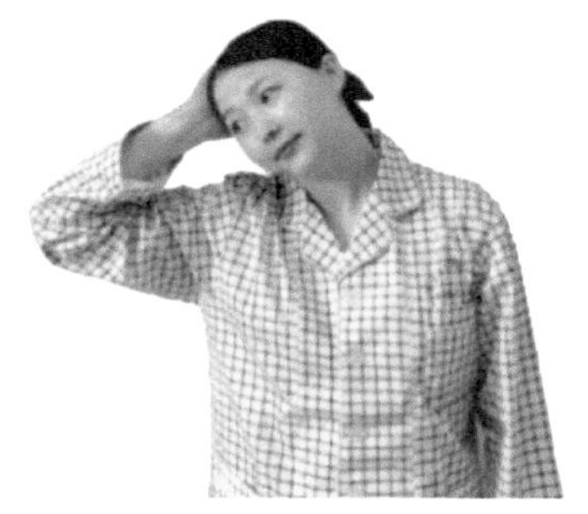
图 5-2-18 向右抗阻

- 训练时先深呼吸，吸气同时颈部向左偏伸，左侧上肢放于左侧头颅顶颞部施加阻力向右推，头部尽力向左偏伸似向左顶撞，坚持 5~10 秒，呼气时颈部缩回。
- 吸气同时颈部向右偏伸，右侧上肢放于右侧头颅顶颞部施加阻力向左推，头部尽力向右偏伸似向右顶撞，坚持 5~10 秒，呼气时颈部缩回。
- 重复以上动作 3~5 次 / 组，连续练习 1~2 组，每日 2 次。

此动作可用于颈椎稳定性增强的后期康复训练。

### 10. 颈部后伸抗阻训练

后伸抗阻训练可增强颈椎椎体后群肌肉的肌力，增加颈椎前后稳定性。具体动作如下（图 5-2-19，图 5-2-20）。

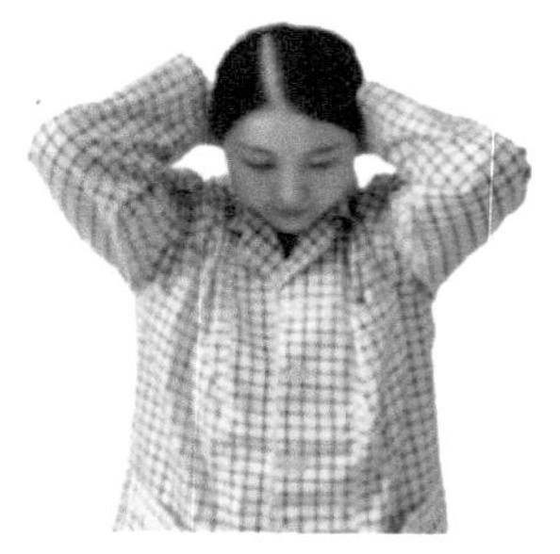
图 5-2-19 自然放松

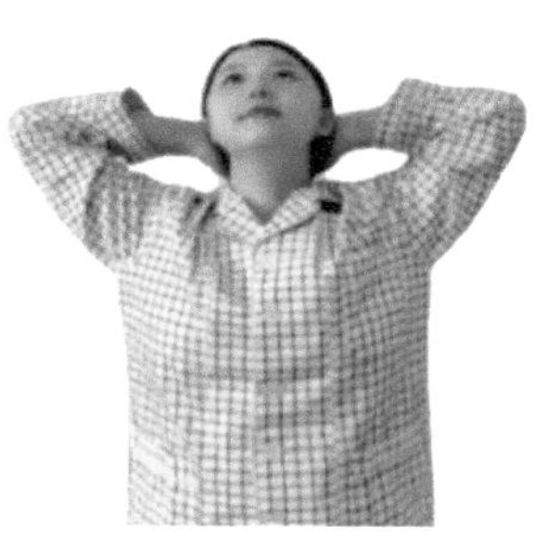
图 5-2-20 颈部后伸

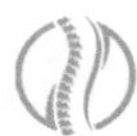

● 训练时先深呼吸，双手交叉于头颅枕部，吸气时颈部尽力后伸，双手向前施加阻力，坚持 5~10 秒，呼气时颈部放松复原。

● 重复以上动作 3~5 次 / 组，连续练习 1~2 组，每日 2 次。

患者须在颈椎稳定的基础上进行训练，可进一步增加肌力，提高稳定性。

## 11. 双手后背交扣

伸颈同时后背双手交扣上举，可活动和放松颈椎，改善全身血液循环。具体动作如下（图 5-2-21）。

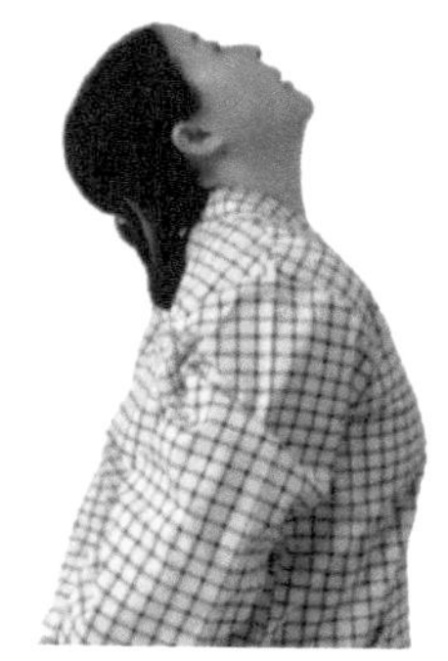

图 5-2-21 双手后背交扣

● 低头含胸，双手放于后背，手指交叉，手心向上，挺胸同时用力伸肘，掌心翻转朝下，后颈部向上伸，坚持 5~10 秒，颈部放松复原。

● 重复以上动作 3~5 次 / 组，连续练习 1~2 组，每日 2 次。

此动作需要在颈椎稳定性好的阶段进行，可进一步增加肌力，放松颈椎。

## 12. 伸颈举臂训练

伸颈举臂运动可伸展椎体前部附着及周围韧带肌肉，增加颈部两侧肌群肌力，放松颈部后群肌肉，改善颈椎侧方及伸展活动度。具体动作如下（图 5-2-22，图 5-2-23）。

● 双手半屈在体前交叉相扣，掌心朝上，吸气时双臂上举，手掌外翻伸直，掌心朝上，同时颈部抬伸，看向双手，坚持 5~10 秒，双手和颈部还原至准备姿势。

● 重复以上动作 3~5 次 / 组，连续练习 1~2 组，每日 2 次。

此动作可用于颈椎稳定性增强的后期康复训练。

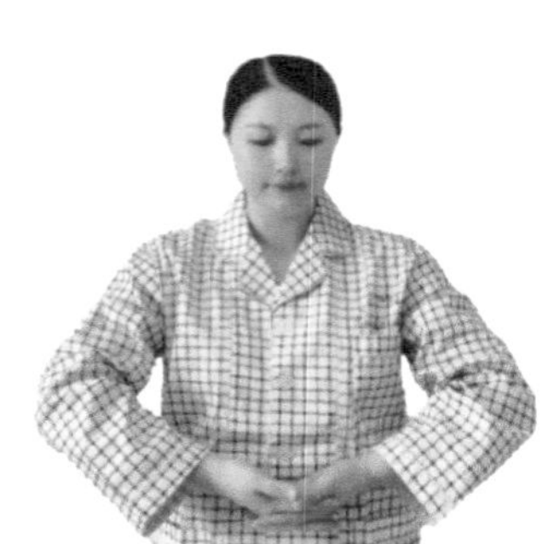
图 5-2-22 自然放松

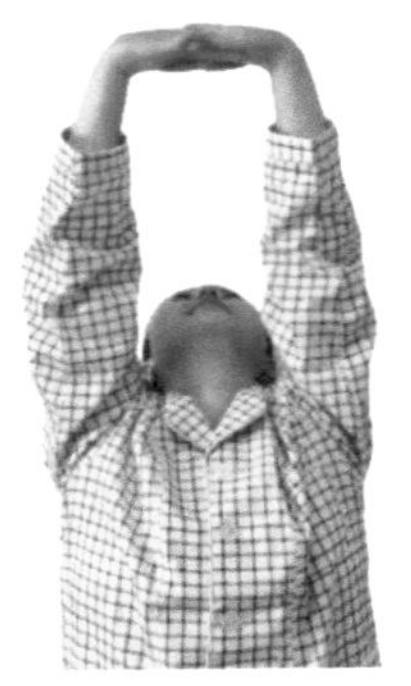
图 5-2-23 伸颈举臂

## 13. 肩颈理疗

肩颈理疗是通过按摩和理疗的方法来缓解颈椎问题，可以改善血液循环，减轻肌肉疲劳，增强颈椎的稳定性。具体动作如下（图 5-2-24，图 5-2-25）。

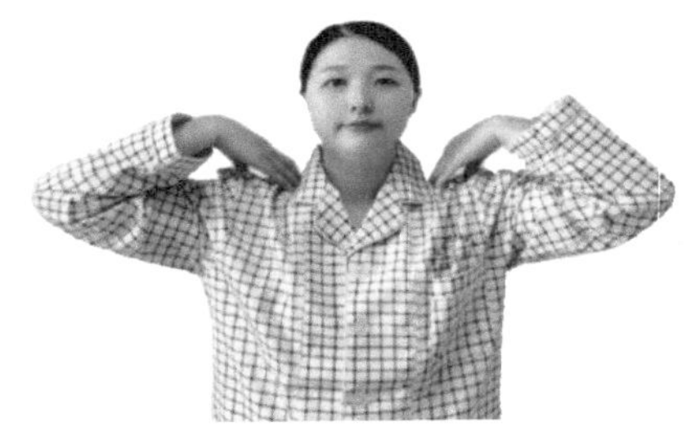
图 5-2-24 按摩肩井穴

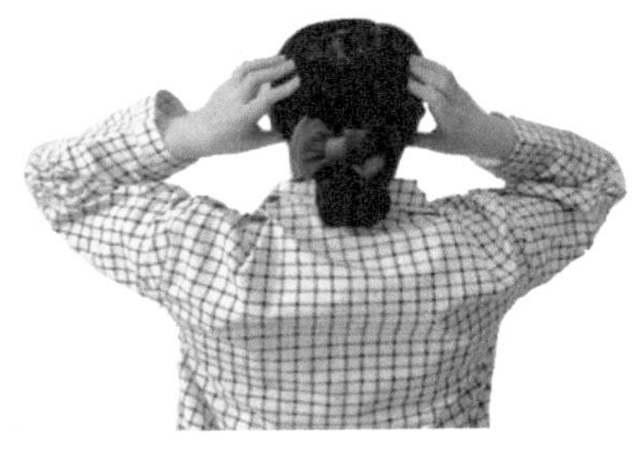
图 5-2-24 按摩风池穴

- 双手置于肩部，慢慢按揉肩井穴，可以帮助舒缓颈肩肌肉疲劳。
- 用双手拇指和食指轻轻按压风池穴，可以缓解头痛、颈部僵硬等症状。
- 保持 5~10 秒，缓慢地放松回来。
- 重复以上动作 3~5 次 / 组，连续练习 1~2 组，每日 2 次。

在进行肩颈理疗时，需要注意力度和时间，以免引起不适或受伤。建议找专业的理疗师进行理疗，或者自己购买按摩器材进行简单的理疗。

颈椎保健操能减轻肌肉痉挛，牵拉颈部韧带，长期进行能增强颈部肌肉，改善颈椎力学平衡和生理曲度；能改善眩晕、头痛、酸痛等症状，恢复颈椎正常生理功能；还能增加颈椎对疲劳的耐受能力，活动颈椎各个关节，降低疾病复发概率，提高生活质量。通过引导患者反复点头、侧屈、耸肩、梳头、

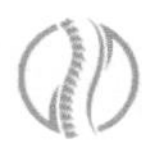

抓颈、抓肩、抓背等，活动患者颈椎，达到滑利关节、疏通血管等效果，并能有效松懈患侧关节组织粘连，为患者的韧带和肌肉力量增加弹性，从而有效改善患者的局部新陈代谢，起到治疗作用。颈椎保健操可以最大限度地恢复患者颈部活动调节功能，最终有效改善患者临床症状，促进患者康复。

**特别提示**

需注意的是，颈椎病患者应注意日常工作和生活中的生活体位，长时间低头或仰头可以造成颈椎周围的肌肉、韧带、关节囊的松弛和劳损，影响颈椎稳定。所以在工作和生活中颈部要尽量保持正确的姿势，也就是保持颈部中立位。电脑、电视应置于略低于平视位置。睡眠时枕头的高度也应以保持颈部的生理曲度为准，避免过高或过低造成颈椎过伸或过屈。枕头的硬度也要适中。

（董巧亮、朱颖菲）

# 第三节　腰椎保健操

案例：邓女士，30岁，怀孕晚期常感腰背酸痛，产后因哺乳和带小孩长时间没有休息，上举下蹲地带小孩加重了腰背部的酸痛感，短暂休息后也很难缓解。邓女士非常担心会落下病根，遂来门诊询问如何能保养好腰部，减轻酸痛感。

腰椎保健操是一种简单有效的保健方法，可以帮助维护腰椎的健康，是一种适合在腰椎稳定期和轻微疼痛期进行的康复运动，可适用于腰椎间盘突出症、腰椎骨质增生、腰肌劳损等，可放松腰部肌肉，软化韧带，促使腰椎生理弯曲度恢复，减轻椎骨神经痛。腰部运动是腰椎间盘稳定性与灵活性的对立统一，腰椎在承受上身重力传导的同时，还承担腰部前伸、腰部旋转、腰部左右侧屈等运动功能，故在维护腰部稳定性的同时还应提升腰椎的活动度。腰椎保健操的基本练习体位包括站位、仰卧位、侧卧位等，在进行每个姿势前，需要保持身体挺直，将双臂自然垂放于身体两侧，慢慢进行深呼吸，让身体逐渐进入放松状态。

腰部运动前热身是腰椎保健操中非常重要的一环，可以放松腰部肌肉，缓解腰部疼痛，保证在运动过程中不易受伤。在进行腰部热身运动时，需要站立或仰卧位，将双手放在身体两侧，慢慢向前或向后弯曲腰部，感受腰部肌肉的拉伸感；需要注意的是，身体要保持挺直，不要扭曲身体，循序渐进热身。腰椎保健操可以帮助增强腰部肌肉与韧带，预防和治疗腰椎疾病，适用于腰椎康复期和稳定期患者，最好在医生的指导下进行锻炼。

康复训练首先是加强腰、背、腹肌肌力训练，腰、背、腹肌强壮后，在站立、坐位或睡眠时才能保持良好的张力，维持脊柱良好的中立位。在运动时，应保持及控制脊柱不超过正常屈伸范围，增加脊柱的稳定性和灵活性，减少腰部软组织损伤的概率。坚持日常腰、背、腹肌肌力锻炼是预防腰、背部疼痛及椎间盘突出的有效方法。不过，运动需循序渐进，在疼痛缓解期和腰椎稳定期后再逐渐加强训练，以不产生明显疼痛和可耐受范围为宜。

腰椎保健操是一种针对腰部的体操锻炼，旨在加强腰部肌肉、韧带和关节的健康和稳定，预防和治疗腰椎疾病。以下是一些常见的腰椎保健操。

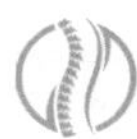

（1）体前屈训练

1）卧位式 体前屈训练可维持或改善腰椎活动范围，增加腰部前屈肌群肌力，更大程度改善腰部的屈曲功能。具体动作如下（图 5-3-1，图 5-3-2）。

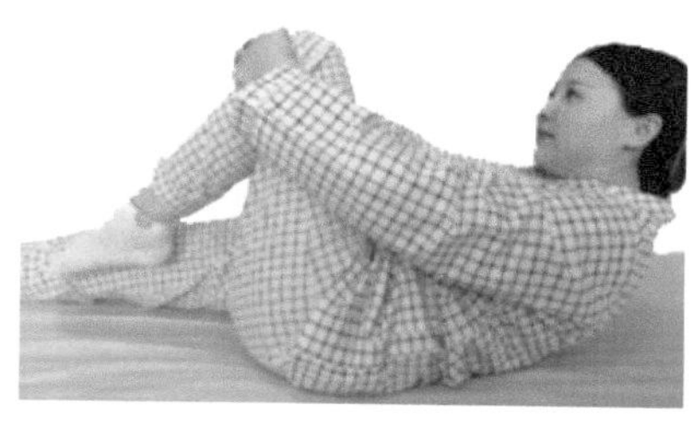
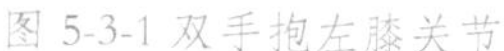
图 5-3-1 双手抱左膝关节

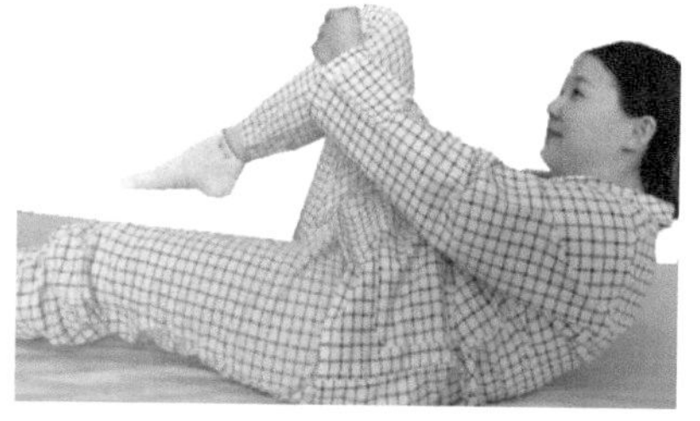
图 5-3-2 双手抱右膝关节

● 取仰卧位，双手先抱左侧膝关节，腰背部尽量屈曲，向左下肢靠近，保持 5~10 秒，缓慢地放松回来。

● 双手抱右侧膝关节，腰背部尽量屈曲，向右下肢靠近，保持 5~10 秒，缓慢地放松回来。

● 双手抱紧双膝关节，腰背部尽量屈曲，向双下肢靠近，保持 5~10 秒，缓慢地放松回来。

● 重复以上动作 3~5 次 / 组，连续练习 1~2 组，每日 2 次。

注意：患者必须在评估腰椎稳定性前提下开始训练，椎体骨折、脱位的患者必须有坚强的内固定后或坚强的骨性愈合后才开始训练，不适用于屈曲牵张型腰椎损伤患者的早期康复，活动范围以腰部局部不产生明显疼痛为宜。

2）站立式 站立式能主动活动腰背部，更大程度改善腰部的屈曲功能。具体动作如下（图 5-3-3）。

● 身体直立，双腿分开与肩同宽，身体前倾弯腰，双手自然下垂，尽量摸向地面，保持 5~10 秒，缓慢地放松回来。

● 重复以上动作 3~5 次/组，连续练习 1~2 组，每日 2 次。

注意：患者必须在评估腰椎稳定性前提下开始训练，椎体骨折、脱位的患者必须有坚强的内

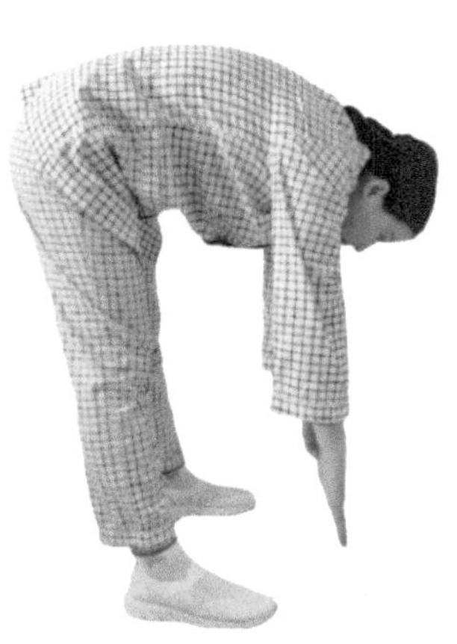
图 5-3-3 站立式体前屈

固定后或坚强的骨性愈合后才开始训练，不适用于屈曲牵张型腰椎损伤患者的早期康复，活动范围以腰部局部不产生明显疼痛为宜。

（2）体后伸训练

1）卧位式　体后伸能主动活动腰背部，更大程度改善腰部后伸活动度。具体动作如下（图 5-3-4）。

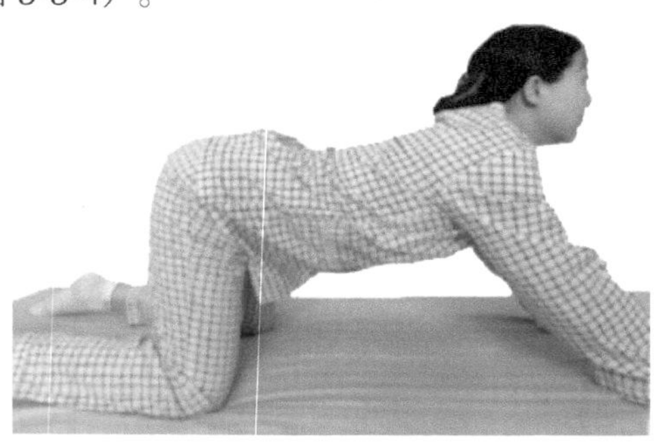

图 5-3-4 卧位式体后伸

● 患者取俯卧位，头部抬起，双手趴于地面，双手逐渐撑起上身，头持续后仰，腰背部逐步往后伸，感受腰背部拉伸感，保持 5~10 秒，缓慢地放松回来。

● 重复以上动作 3~5 次 / 组，连续练习 1~2 组，每日 2 次。

注意：患者必须在评估腰椎稳定性前提下开始训练，不适用于伸直型腰椎损伤患者的早期康复，活动范围应循序渐进，以腰部局部不产生疼痛为宜。

2）站立式　主动活动腰背部，更大程度改善腰部的屈伸功能。具体动作如下（图 5-3-5）。

● 身体站立双腿分开与肩同宽，以髋关节为轴，身体尽量后伸，双手叉腰，腰背部向后弯曲，保持 5~10 秒，缓慢地放松回来。

● 重复以上动作 3~5 次 / 组，连续练习 1~2 组，每日 2 次。

注意：患者必须在评估腰椎稳定性前提下开始训练，椎体骨折、脱位者必须有坚强的内固定后才开始训练，不适用于有明显神经症状的急性损伤的患者，活动范围需循序渐进，以不产生疼痛为宜。

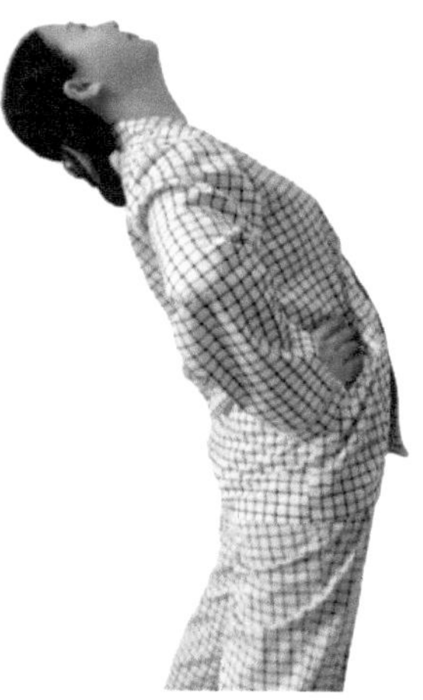

图 5-3-5 站立式体后伸

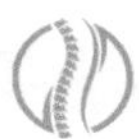

（3）体侧弯训练

主动活动腰背部，更大程度改善腰部侧屈功能。具体动作如下（图5-3-6，图5-3-7）。

● 身体直立，双腿分开与肩同宽，左手叉腰，右手上举掌心朝左，目视前方；然后，上身向左侧弯曲，右手臂向左下压，感受右侧腰肌拉伸感，保持5~10秒，缓慢地放松回来。

● 身体直立，双腿分开与肩同宽，右手叉腰，左手上举掌心朝右，目视前方；然后上身向右侧弯曲，左手臂向右下压，感受左侧腰肌拉伸感，保持5~10秒，缓慢地放松回来。

● 重复以上动作3~5次/组，连续练习1~2组，每日2次。

注意：患者必须在评估腰椎稳定性前提下开始训练，适用于有坚强内固定的腰椎骨折患者或行椎间植骨及内固定术的椎管狭窄患者的早期康复。

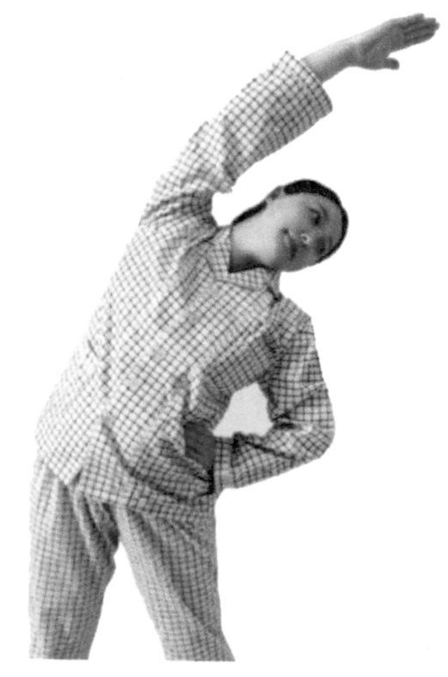

图5-3-6 左侧弯

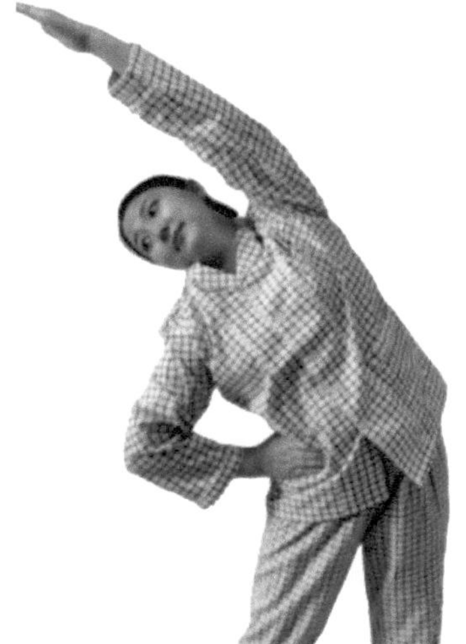

图5-3-7 右侧弯

（4）腰旋转训练

1）卧位式 主动活动腰背部，更大程度改善腰部的旋转功能。具体动作如下（图5-3-8，图5-3-9）。

● 患者取俯卧位，头部抬起，双手趴于地面，双手逐渐撑起，头和上身向左后伸，保持5~10秒，再向右后伸，保持5~10秒，缓慢地放松回来。

● 重复以上动作 3~5 次 / 组，连续练习 1~2 组，每日 2 次。

注意：此运动适用于腰椎间盘突出、椎管狭窄或轻度滑脱患者的腰背肌肌力锻炼，不适用于屈曲旋转型或伸直旋转型腰椎损伤患者的早期康复。

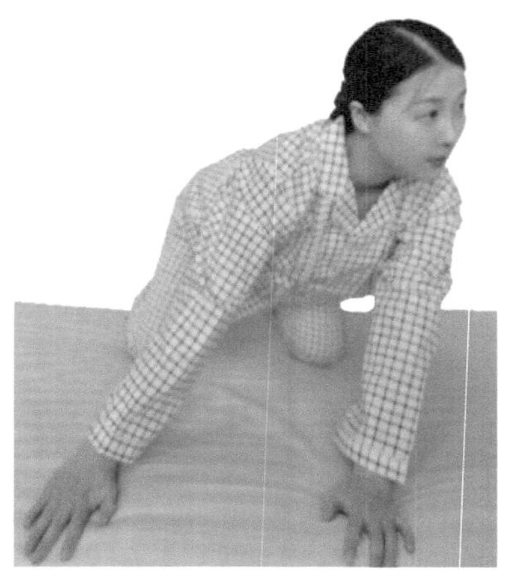
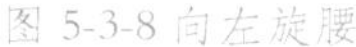
图 5-3-8 向左旋腰

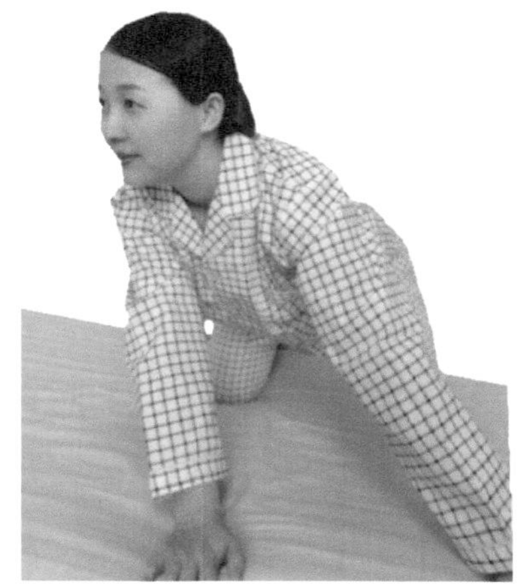
图 5-3-9 向右旋腰

2）站立式 可更大幅度拉伸腰背部肌群，缓解腰肌劳损和酸痛。具体动作如下（图 5-3-10，图 5-3-11）。

● 身体直立，双腿分开与肩同宽，双手叉腰，身体向左旋转 90°，感受右侧腰背肌拉伸感，保持 5~10 秒，身体向右旋转 90°，感受左侧腰背肌拉伸感，保持 5~10 秒，放松复原。

● 重复以上动作 3~5 次 / 组，连续练习 1~2 组，每日 2 次。

注意：此动作不适用于有明显神经症状的急性损伤患者，旋转范围以不产生疼痛为宜。

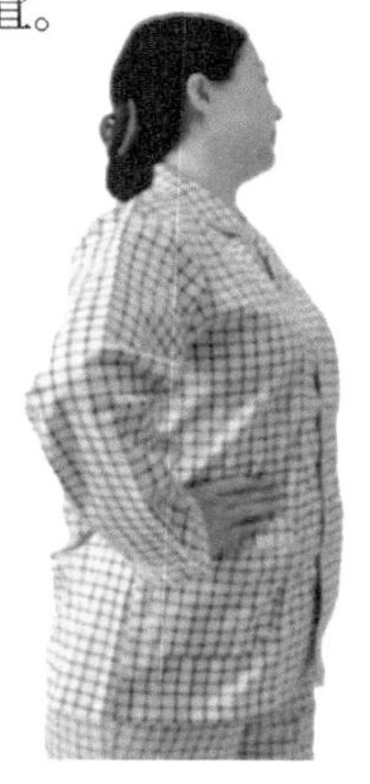
图 5-3-10 向左旋 90°

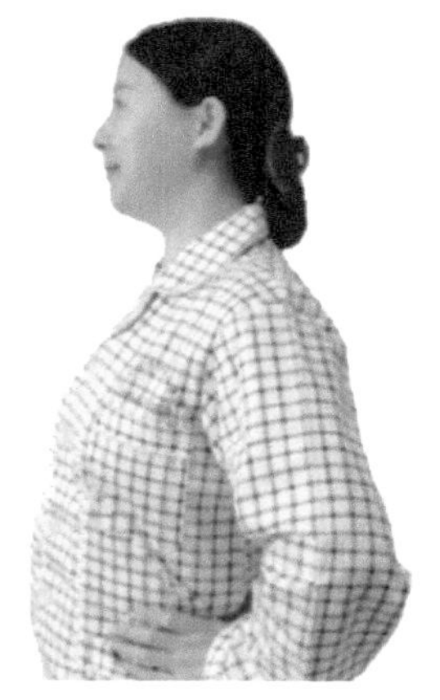
图 5-3-11 向右旋 90°

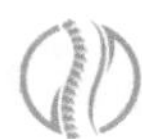

### （5）悬腰训练

**1）卧位式** 主动活动腰背部，拉伸腰背部肌群。具体动作如下。

● 双手上举抓住固定横杆，使身体半悬挂状态，足尖能触及地面为宜，然后使臀部和腰背部向左、向右旋转。

● 重复以上动作 3~5 次 / 组，连续练习 1~2 组，每日 2 次。

注意：此动作适用于腰椎结构稳定，症状轻微或初次发作的腰椎间盘突出患者，不适用于腰椎伸直型损伤患者的早期康复。

### （6）弓步行走

主动活动腰背部，提高腰椎承受力和稳定性。具体动作如下（图 5-3-12）。

● 左脚向前迈一大步，膝关节屈曲大于 90°，右腿向后绷直，似弓步走，上身抬头挺胸，双手叉腰保持身体稳定，维持 3~5 秒。

● 接着右脚向前迈一大步，膝关节屈曲大于 90°，左腿向后绷直，似弓步走，上身抬头挺胸，双手叉腰保持身体稳定，维持 3~5 秒。

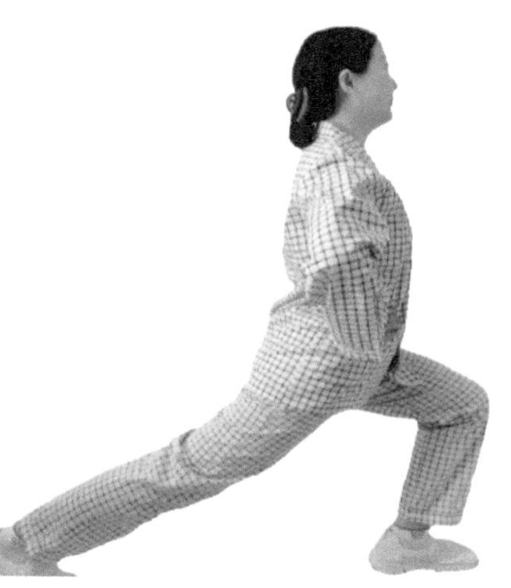

图 5-3-12 弓步行走

● 重复以上动作 3~5 次 / 组，连续练习 1~2 组，每日 2 次。

注意：此动作可用于腰椎间盘突出保守治疗的患者，不适用于有明显神经症状的伸直型急性损伤的患者，活动范围以不产生明显疼痛为宜。

### （7）腰背肌五点支撑法

腰背肌支撑训练可增强腰大肌、髂腰肌的肌力，增加腰椎的稳定性。具体动作如下（图 5-3-13）。

● 取仰卧位，用头、肩膀、双肘及双足脚掌支撑，使臀部和腰背部向上拱起，保持 5~10 秒，再缓慢放下，腰背肌五点支撑法又称桥式运动。

● 重复以上动作 3~5 次 / 组，连续练习 1~2 组，每日 2 次。

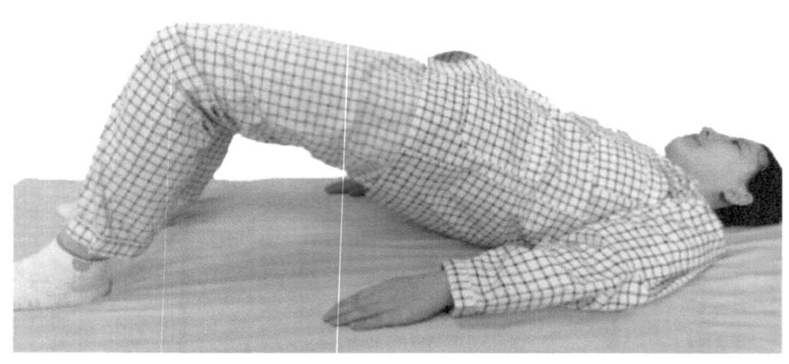
图 5-3-13 桥式运动

注意：此动作适合通过增加肌力达到腰椎稳定的患者，可用于腰椎较稳定患者术后的早期康复。

（8）腰背肌飞燕式训练

此动作可增加腰肌肌力，缓解患者疼痛，提高腰椎稳定性，可用于腰椎间盘突出的早期康复治疗和预防。具体动作如下（图 5-3-14）。

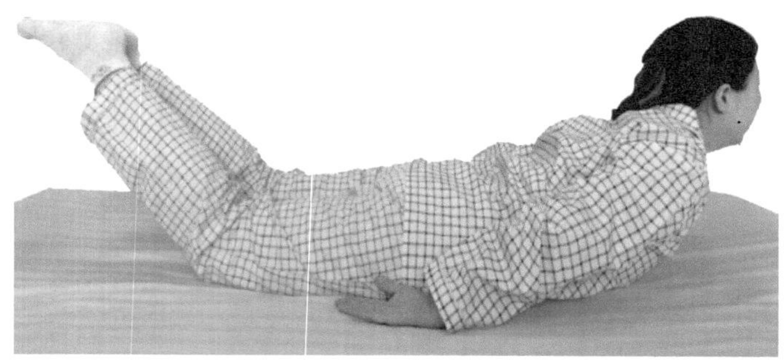
图 5-3-14 飞燕式

- 取俯卧位，双手自然放置身体两侧或后伸至臀部，通过腹部受力支撑，上身和双下肢同时向上抬起，如飞燕，保持 3~5 秒，放松复原。
- 重复以上动作 3~5 次 / 组，连续练习 1~2 组，每日 2 次。

注意：此动作可用于腰椎椎间不稳的早期功能锻炼，如腰椎间盘突出早期，不适用于有明显神经症状的伸直型急性损伤的患者，活动范围以不产生明显疼痛为宜。

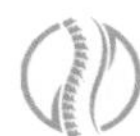

（9）燕式平衡

此动作须调动全身肌力，重点感受腰背肌的受力运动，可强化腰腹部肌肉力量，可用于腰椎和腰肌疼痛缓解阶段训练。具体动作如下（图 5-3-15）。

● 俯卧在床上，双臂趴放于身体两侧，双腿并拢伸直，同时用上肢和脚尖作为支撑，将身体抬起，尽量保持平衡，保持 5~10 秒，然后放松复原，此动作又称平板支撑。

● 重复以上动作 3~5 次 / 组，连续练习 1~2 组，每日 2 次。

肌力训练应循序渐进，如无明显疼痛和肌力逐渐增强的情况下，保持时间可逐渐延长至 40 秒 / 次，坚持时长以无明显疼痛和肌力可坚持为宜。

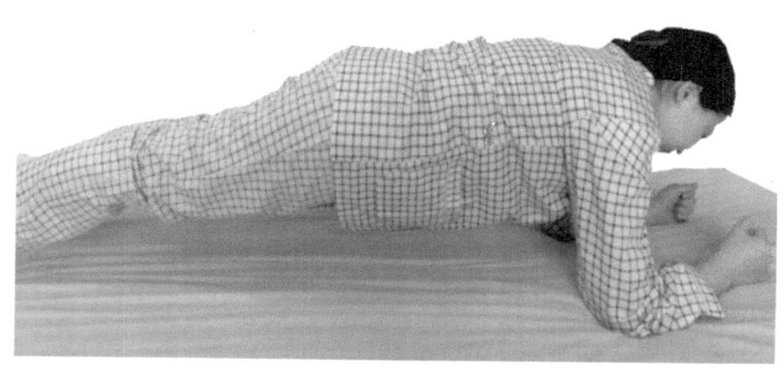

图 5-3-15 燕式平衡

（10）空中自行车

此动作可锻炼腰腹肌力，适用于腰肌肌力恢复阶段，可逐渐增强肌肉力量。具体动作如下（图 5-3-16）。

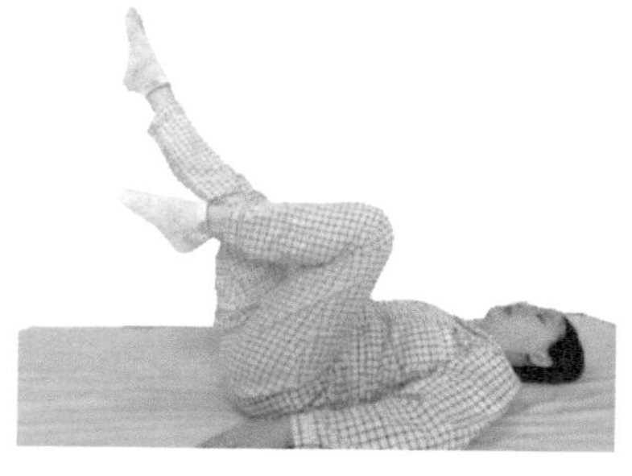

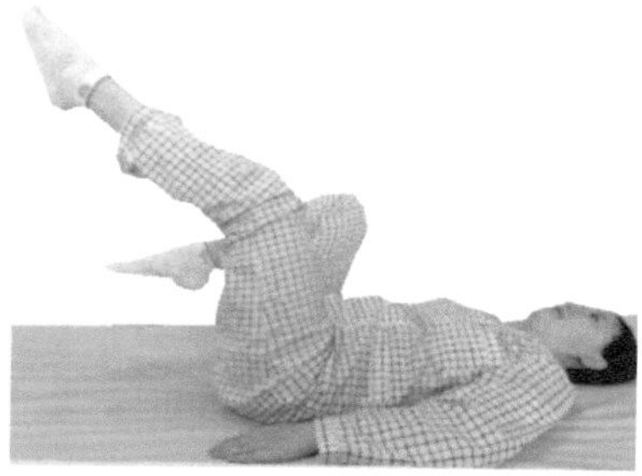

图 5-3-16 空中自行车

● 取仰卧位，空中踩自行车式，双腿弯曲，足背绷紧，一脚向外蹬出，注意大腿和小腿肌肉收紧，双腿轮流蹬出，先健侧，后患侧，每组 5~10 次。

● 连续练习以上动作 3~5 组，每日 2 次。

注意：此动作适合于通过增加肌力达到腰椎稳定的患者，可用于腰椎稳定恢复期患者术后早期康复。

（11）中腰段牵伸

此动作能大幅度拉伸腰背肌，放松和舒缓腰椎压力，是一项比较柔和的拉伸运动。具体动作如下（图 5-3-17）。

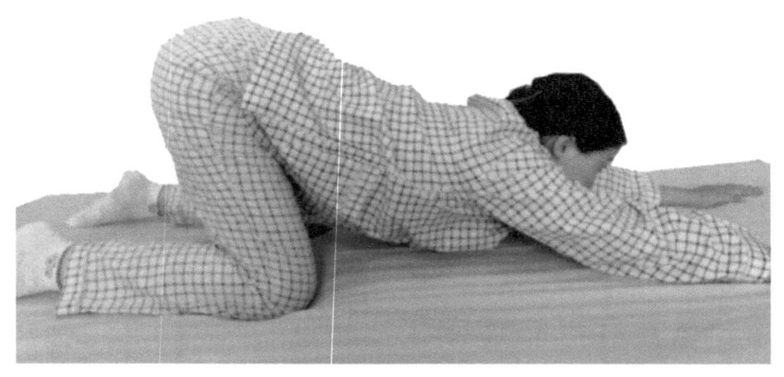

图 5-3-17 中腰段牵伸

● 双膝跪于地面，双手趴放于身体两侧，胸部朝下，双手向前伸，尽可能地前伸上体，感受腰背部肌力轻微拉伸感，保持 5~10 秒，放松复原。

● 重复以上动作 3~5 次 / 组，连续练习 1~2 组，每日 2 次。

注意：此动作适用于康复早期和疼痛期患者放松肌肉，减轻疼痛，活动范围以不产生明显疼痛为宜。

（12）异侧肢体伸展

异侧肢体伸展可增强腰椎稳定性，增强患者的平衡感。具体动作如下（图 5-3-18）。

● 取俯卧位，患者跪于床面，保持左侧膝关节锁紧，左侧下肢和右侧上肢支撑于床面，保持身体稳定，右侧下肢和左侧上肢同时抬高伸直，离开床面 8~10 cm，保持 5~10 秒，放松复原。

● 患者跪于床面，保持右侧膝关节锁紧，右侧下肢和左侧上肢支撑于床面，保持身体稳定，左侧下肢和右侧上肢同时抬高伸直，离开床面 8~10 cm，保持 5~10 秒，放松复原。

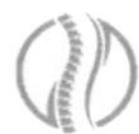

● 重复以上动作 3~5 次 / 组，连续练习 1~2 组，每日 2 次。

注意：此动作适用于康复早期和疼痛缓解期患者放松肌肉，同时训练身体平衡力，增强肌肉力量，活动范围以不产生明显疼痛为宜。

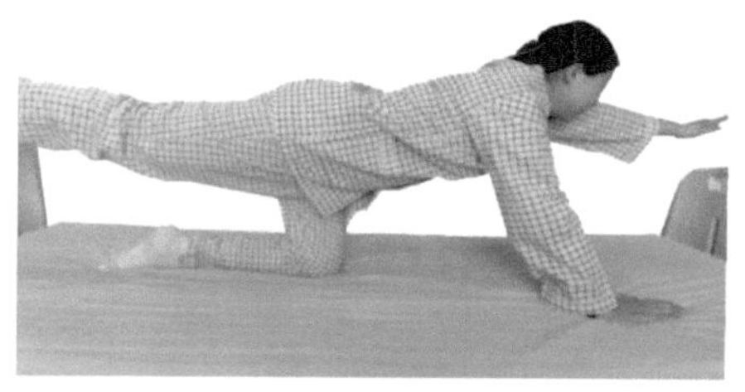
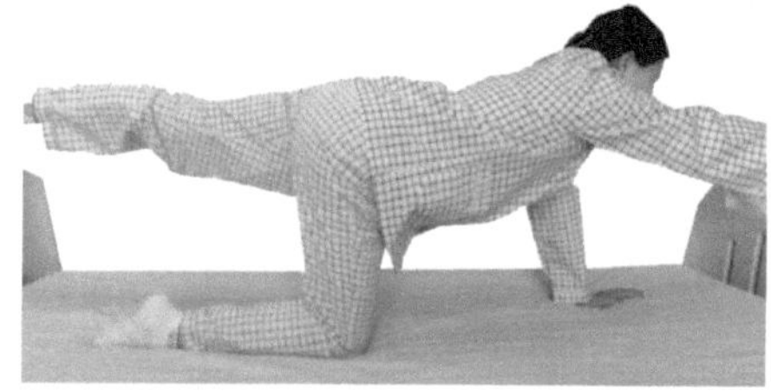

图 5-3-18 异侧肢体伸展

（13）动髋

通过调动腰背部肌肉力量，完成左右髋关节交替活动动作。具体动作如下（图 5-3-19）。

● 取仰卧位，两腿伸直，将左腿向前伸直，右腿向身体方向缩紧，感受髋关节的前后交替活动，此时骨盆左低右高，每组 5~10 次。

● 将右腿向前伸直，左腿向身体方向缩紧，感受髋关节的前后交替活动，此时骨盆右低左高，每组 5~10 次。

● 连续练习以上动作 3~5 组，每日 2 次。

注意：此动作适用于腰背肌力量薄弱和腰背部轻微疼痛的患者，可锻炼腰肌力量，缓解疼痛。

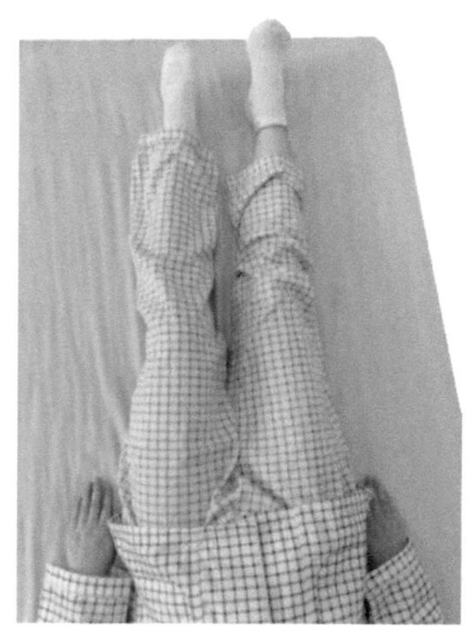
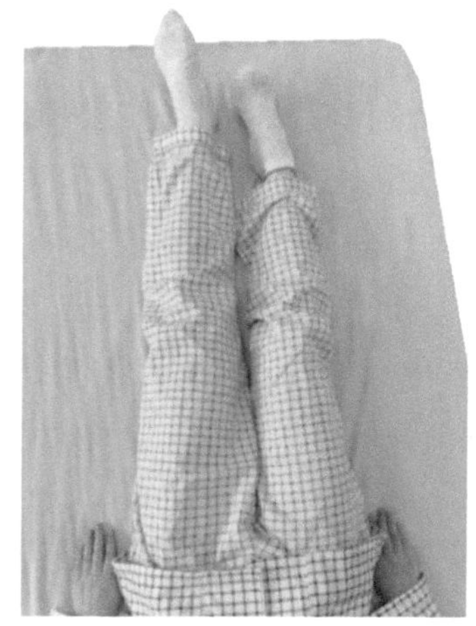

图 5-3-19 左右交替动髋

### （14）船式运动

船式运动适合在腰椎稳定期且无疼痛时训练，需要强大的腰腹肌力量，因此该运动可快速增强腰肌力量，增加腰椎稳定性。具体动作如下（图5-3-20）。

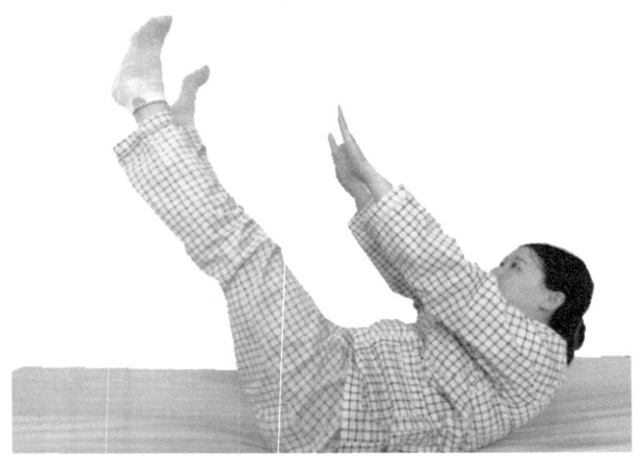

图 5-3-20 船式运动

● 仰卧位，两腿伸直，双臂平放身体两侧，掌心朝下，吸气时将头、上身躯干、双腿、双臂同时抬起，屏气保持 3~5 秒，呼气时慢慢复原。

● 重复以上动作 3~5 次 / 组，连续练习 1~2 组，每日 2 次。

注意：此动作适合康复稳定后期训练，以不产生疼痛和肌力可耐受为宜。

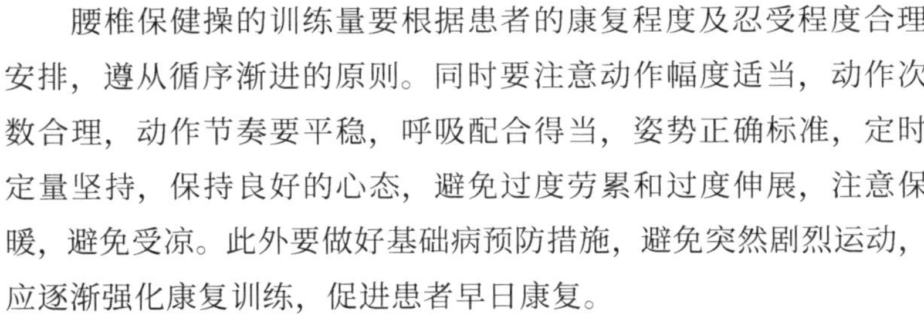

**特别提示**

腰椎保健操的训练量要根据患者的康复程度及忍受程度合理安排，遵从循序渐进的原则。同时要注意动作幅度适当，动作次数合理，动作节奏要平稳，呼吸配合得当，姿势正确标准，定时定量坚持，保持良好的心态，避免过度劳累和过度伸展，注意保暖，避免受凉。此外要做好基础病预防措施，避免突然剧烈运动，应逐渐强化康复训练，促进患者早日康复。

（董巧亮、朱颖菲）

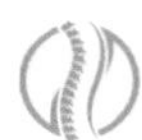

# 第四节 肩关节功能锻炼

案例：蒋女士，是一名左侧乳腺癌患者。2 个月前在全麻下行左侧乳腺癌根治淋巴结清扫术，康复期需进行左侧上臂功能恢复锻炼。你是责任护士需怎样指导患者进行肩关节功能锻炼？

肩关节是人体最为灵活的关节，肩关节功能锻炼是保持肩部健康的重要环节。运动康复的目的是在稳定的基础上恢复其活动度。关节活动度的训练对维持正常关节活动范围非常重要，可采用主动训练和被动训练两种方法；被动活动度训练根据个人情况可借助日常用具，也可由他人帮忙操作，原则是尽可能不依赖他人。肩关节功能锻炼适用于肩关节康复期和稳定期的患者，需在医生的指导下进行功能锻炼。

本章肩关节功能锻炼以介绍主动训练的多种方式为主。以下是一些常见的肩关节功能锻炼方法，涵盖了活动度锻炼、力量锻炼、柔韧性锻炼、稳定性锻炼、功能恢复锻炼、日常生活锻炼以及周期性锻炼等方面。

## 1. 肩关节屈、伸运动训练

### （1）肩关节梯格训练

梯格训练可维持或稳定肩关节活动度，增加肩关节屈伸肌群肌力，更大程度改善肩关节屈伸活动度。具体动作如下（图 5-4-1）。

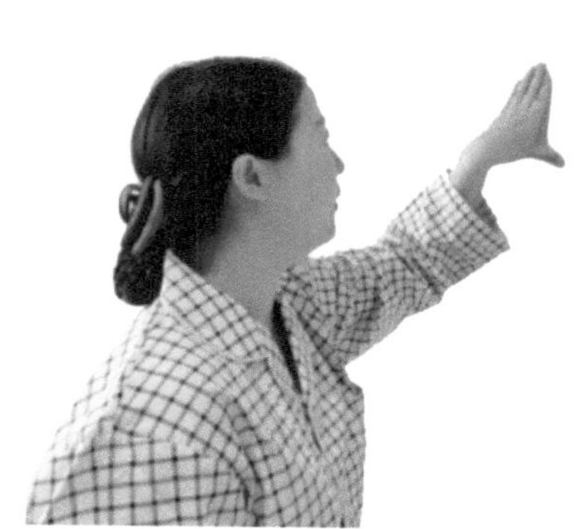

图 5-4-1 梯格训练

● 患者将左侧上肢及手指置于梯格底部，四指在前，拇指跟后，自梯格底部逐格往上爬升，直至上肢不能继续爬升，每次爬升位置做好标记，逐渐增加高度。

● 右侧上肢及手指置于梯格底部，四指在前，拇指跟后，自梯格底部逐格往上爬升，直至上肢不能继续爬升。

● 重复练习以上动作 3~5 组，每日 2 次。

此动作可用于肱骨干骨折及其关节面固定术后患者的早期康复，也可用于肩关节慢性劳损患者的康复。

### （2）肩关节主动屈伸训练

屈伸训练可增强肩关节屈伸活动度，加强屈伸肌群肌肉力量。具体动作如下（图 5-4-2）。

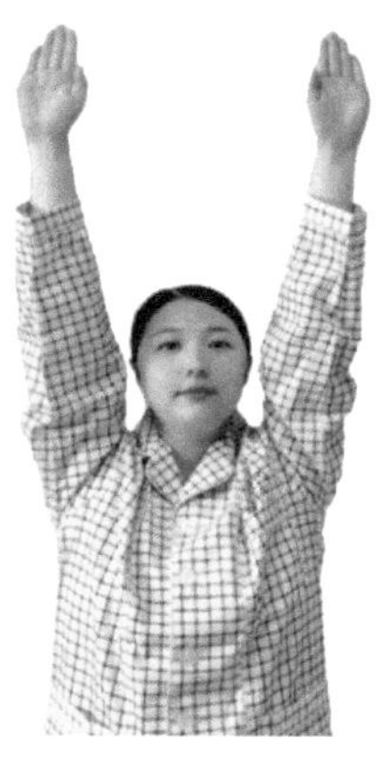
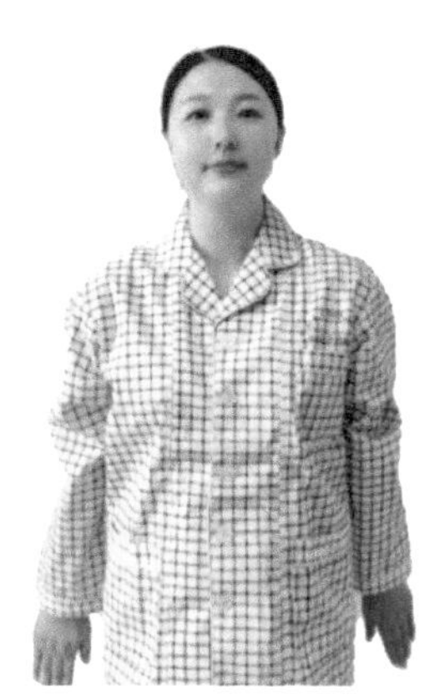

图 5-4-2 主动屈伸训练

● 患者主动用力将上肢向前屈曲到头，屈曲程度以感受肩关节有轻微牵伸感为宜，保持 3~5 秒；然后上肢向下伸展，伸展程度以感受肩关节有轻微牵伸感为宜，保持 3~5 秒。

● 重复以上动作 3~5 次 / 组，连续练习 1~2 组，每日 2 次。

此动作可用于肱骨干骨折患者或涉及关节面的、曾进行过固定处理的肩关节周围骨折患者的早期康复。

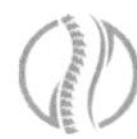

### （3）肩关节斜桌滑板训练

斜桌滑板训练可加强肩关节肌肉柔韧性，增加肌力，恢复关节正常功能。具体动作如下（图 5-4-3）。

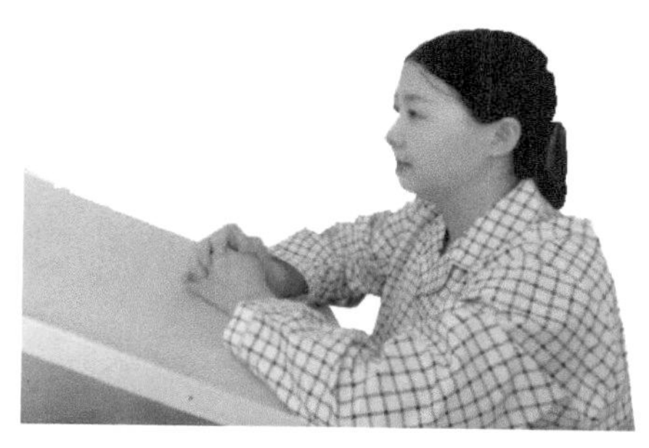

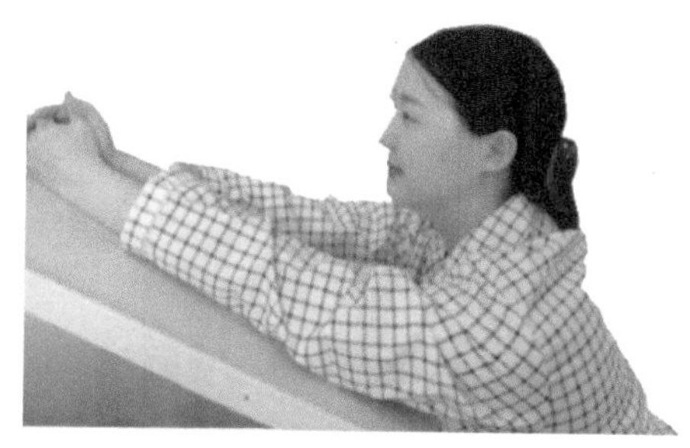

图 5-4-3 斜桌滑板训练

- 患者坐于斜坡桌前，手握滑板手柄，自桌子底部向高处滑升，直至上肢不能继续上升，感受上肢有轻微牵拉感，保持 3~5 秒。
- 重复以上动作 3~5 次 / 组，连续练习 1~2 组，每日 2 次。

此动作需在一定的主动屈伸基础上开始练习，且需肩关节前后方稳定性较好，应循序渐进以肩关节感受轻微牵拉感和不产生明显疼痛为宜。

## 2. 肩关节外展、内收运动训练

外展、内收训练可加大肩关节的活动度，增加肩关节收展肌群肌力，进一步增强肩关节的稳定性。具体动作如下（图 5-4-4，图 5-4-5）。

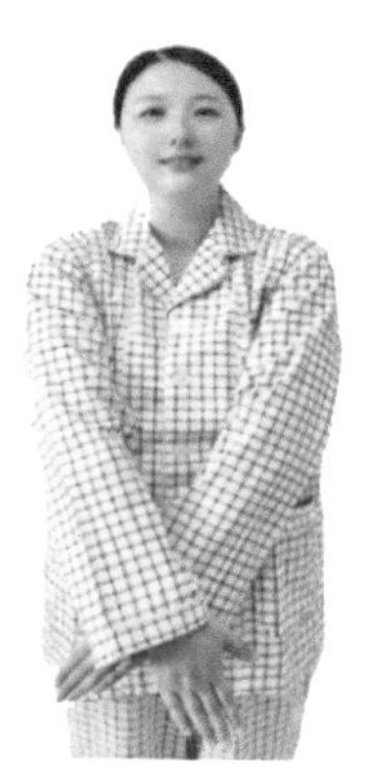

图 5-4-4 内收

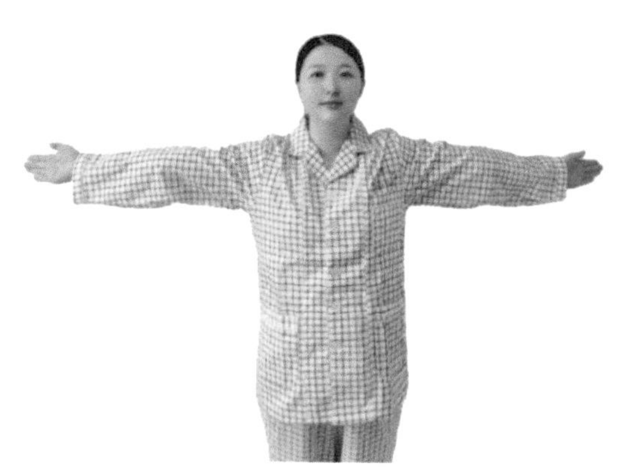

图 5-4-5 外展

● 取站立位，身体轻微前屈，左手臂掌心朝前，肩关节外展至肩关节水平，以肩关节前臂肌肉感受轻微牵伸感为宜，保持3~5秒。向身体侧内收，肩关节后臂肌群感受轻微牵伸感，保持3~5秒。

● 重复以上动作3~5次/组，连续练习1~2组，每日2次。

患者需在一定的主动内收外展基础上开始练习，且需肩关节侧方稳定性较好，应循序渐进以肩关节局部不产生明显疼痛为宜，肱骨大结节撕脱性骨折患者应避免肩关节主动外展运动。

## 3. 肩关节内旋、外旋运动训练

内旋、外旋训练可牵拉肩关节周围的韧带和肌肉，增加肩关节收展肌群肌力，改善肩关节内旋、外旋活动度。具体动作如下（图5-4-6，图5-4-7）。

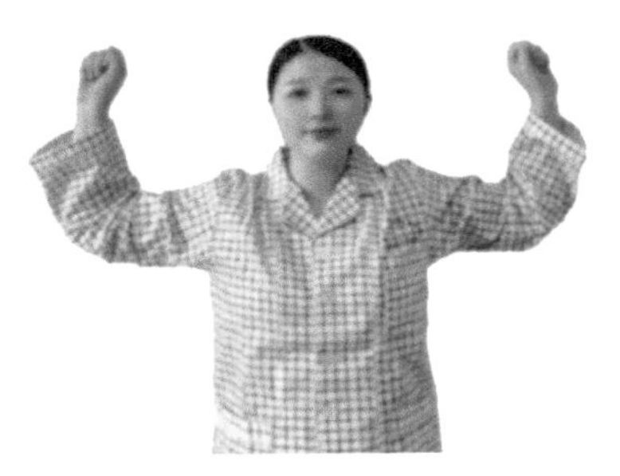
图5-4-6 外旋

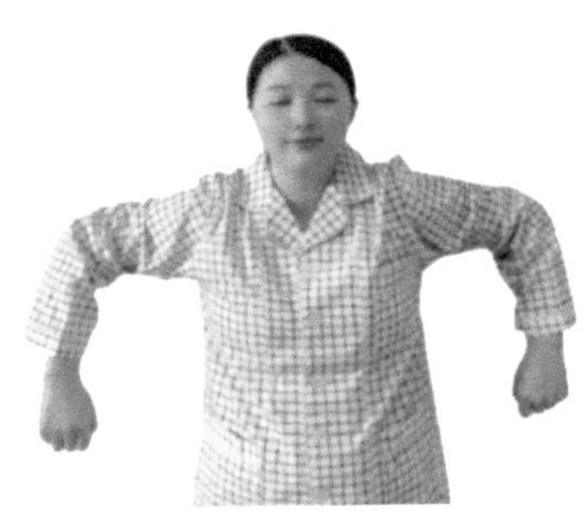
图5-4-7 内旋

● 取站立位，左臂抬高至肩关节水平后外展，与身体保持同一平面，上臂与前臂始终保持90°，前臂与身体也始终保持90°，以肩关节为轴，手臂做旋上和旋下动作。

● 重复以上动作3~5次/组，连续练习1~2组，每日2次。

此动作训练需在一定的主动旋转基础上开始练习，且需肩关节稳定性较好，应循序渐进以肩关节不产生明显疼痛为宜，适合肩关节周围骨折、肩袖损伤患者的早期康复。

## 4. 肩关节的环转运动

环转运动可避免关节僵硬，增加肩关节活动度，增加肩关节收展肌群肌力，更大程度改善肩关节环转活动度。具体动作如下（图5-4-8）。

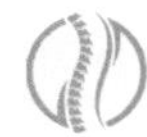

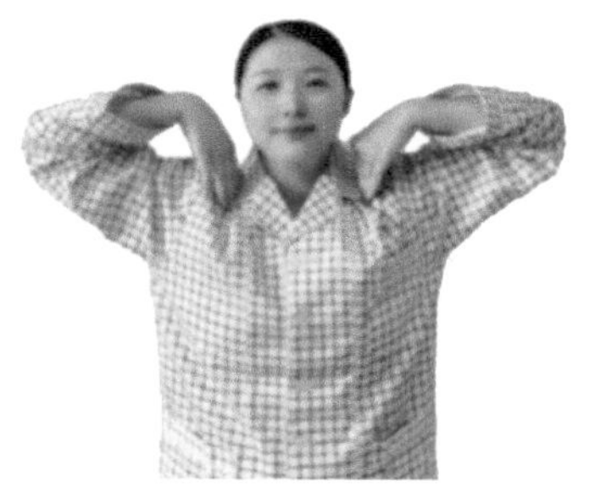
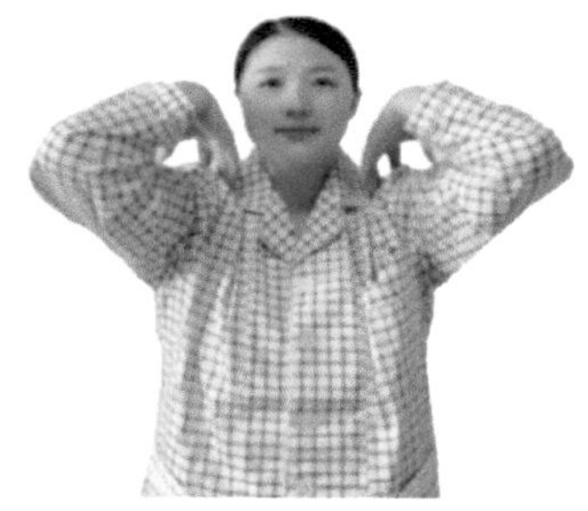

图 5-4-8 环转运动

● 取坐位或站立位，双手手指上抬放置肩峰处，以肩关节为轴，做屈曲、外旋、外展、后伸、内旋、内收运动，活动范围以肩关节感受轻微牵伸感且无不适为宜。

● 重复以上动作 3~5 次 / 组，连续练习 1~2 组，每日 2 次。

此动作适合肩关节周围骨折或脱位中后期的运动康复。

### 5. 肩胛带肌力抗阻训练

抗阻训练可增加肩胛骨斜方肌、菱形肌的肌肉肌力，增加肩胛骨的稳定性，加大肩关节活动范围，具体动作如下。

● 取站立位，双眼平视前方，双脚分开与肩同宽，双手抓哑铃，双肩做耸肩运动。

● 重复以上动作 3~5 次 / 组，连续练习 1~2 组，每日 2 次。

此动作需患者肩胛骨无骨折移位，或用于骨折固定良好患者的后期康复训练，力量练习可逐渐增强。

### 6. 肩关节屈伸抗阻运动训练

屈伸抗阻训练可增加肱二头肌、肱三头肌的肌力，加强肩关节前后方稳定性，具体动作如下。

● 取站立位，双手握哑铃，做肩关节前屈、后伸摆动运动。或选择弹力绳，其中一端固定于身后，另一端握于手中，做肩关节前屈、后伸摆动抗阻运动。

● 重复以上动作 3~5 次 / 组，连续练习 1~2 组，每日 2 次。

骨折恢复早期可直接克服重力做屈伸运动，肌力较弱患者需循序渐进，待具备一定肌力后可逐渐增加阻力，增强肌肉力量。

## 7. 吊滑轮屈伸抗阻训练

借助滑轮吊绳等工具增加重力抗阻，进一步增加肌力，加强肩关节的稳定性，具体动作如下。

● 取站立位，双手各握一滑轮吊绳，做肩关节屈伸上下运动，滑轮吊绳可使一侧肢体运动时，对侧肢体抗阻。

● 重复以上动作 3~5 次 / 组，连续练习 1~2 组，每日 2 次。

此动作的优势在于患者可自己控制施加的阻力。

## 8. 肩关节收展抗阻运动训练

收展抗阻运动可增加胸大肌、三角肌、背阔肌、大圆肌、肩胛下肌等肌肉肌力，增强肩关节侧方稳定性，具体动作如下。

● 取站立位，双手握哑铃，手臂外展至肩关节水平，先内收，再外展，通过哑铃增加阻力，增强肌肉力量。

● 重复以上动作 3~5 次 / 组，连续练习 1~2 组，每日 2 次。

肱骨大结节撕脱性骨折和肱骨外科颈骨折愈合后期可做此康复训练，力量训练需循序渐进。

## 9. 肩关节内外旋抗阻运动训练

内旋、外旋抗阻运动可增加背阔肌、大圆肌、冈上肌和冈下肌的肌肉肌力，加强肩关节柔韧性和稳定性，具体动作如下。

● 取站立位，双眼平视，双脚分开与肩同宽，左手背于身后，手握弹力绳一端，右手握弹力绳另一端做内旋、外旋动作，左手施加阻力。

● 右手背于身后，手握弹力绳一端，左手握弹力绳另一端做内旋、外旋动作，右手施加阻力。

● 重复以上动作 3~5 次 / 组，连续练习 1~2 组，每日 2 次。

此动作需保持前臂和上臂为一整体做旋转动作，使受力点作用在肩关节。

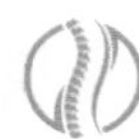

### 10. 壶铃钟摆抗阻运动训练

壶铃小幅度活动训练可用于早期关节活动障碍的基础训练，重物抗阻的重力能改善肩部软组织的粘连和僵硬，具体动作如下。

- 取站立位，离固定椅一米距离，弯腰左手扶住固定椅的椅背，右手自然下垂提起壶铃，做小幅度的前后摆动、左右摆动和画圆圈运动。
- 重复以上动作 3~5 次 / 组，连续练习 1~2 组，每日 2 次。

此动作可通过增加阻力加强肩关节肌力训练，借助日常用具达到锻炼效果。

### 11. 肩关节前后抗阻运动

前后抗阻运动能增加患者前后活动度，锻炼肌肉力量，具体动作如下。

- 取站立位，目视前方，双脚分开与肩同宽，双手各握一根弹力绳，两根弹力绳距离与肩同宽，一端固定，另一端握于双手，左手用力向后拉做回缩动作，右手向前推做前伸动作，左右手相互交替。
- 重复以上动作 3~5 次 / 组，连续练习 1~2 组，每日 2 次。

此动作需在肩关节稳定性较好的基础上进行，循序渐进以不产生明显疼痛为宜。

### 12. 单杆运动

通过应用单杆器械改善肩关节外展、前屈等运动的活动度，加强肌肉肌力训练，具体动作如下。

- 站立单杆前，双脚分开与肩同宽，双手扶于单杆，手伸直，弯腰面朝下，身体用力下压，感受肩关节轻微拉伸感，保持 3~5 秒，放松还原。
- 重复以上动作 3~5 次 / 组，连续练习 1~2 组，每日 2 次。
- 双手握紧单杆，双脚离地，以脚尖轻触地为宜，使身体悬空，拉伸肩关节，保持 3~5 秒，放松还原。
- 重复以上动作 3~5 次 / 组，连续练习 1~2 组，每日 2 次。

空中悬吊动作适合在肩关节稳定性良好的基础上进行锻炼，可加强肩关节肌肉力量，活动以不产生明显疼痛和肌肉痉挛为宜。

## 13. 木棍训练法

利用简易的器械，运动双侧肩关节的内旋、外旋、外展、内收、前屈、后伸等活动度，具体动作如下。

- 取站立位，双手持棍与肩同宽，做内收、外展运动，前屈上举运动，肩外旋、肩胛骨内收运动，肩后伸运动，肩内旋运动。
- 每个动作重复 3~5 次 / 组，连续练习 1~2 组，每日 2 次。

木棍尤其契合肩外旋和肩后伸运动的活动度训练，可加大活动范围，进一步锻炼肩关节功能。

## 14. 后伸摸背棘

摸背棘运动更着重于锻炼肩关节后伸活动度，改善肩关节粘连，增加灵活度，具体动作如下（图 5-4-9）。

- 取站立位，在患侧上肢内旋并向后伸的姿势下，屈肘、屈腕，中指指腹触摸脊柱棘突，由下逐渐向上至最大限度后保持 3~5 秒，缓慢向下返回原处，逐次增加高度。
- 重复以上动作 3~5 次 / 组，连续练习 1~2 组，每日 2 次。

此动作能最大限度锻炼肩关节后伸活动度，活动范围以不产生明显疼痛为宜。

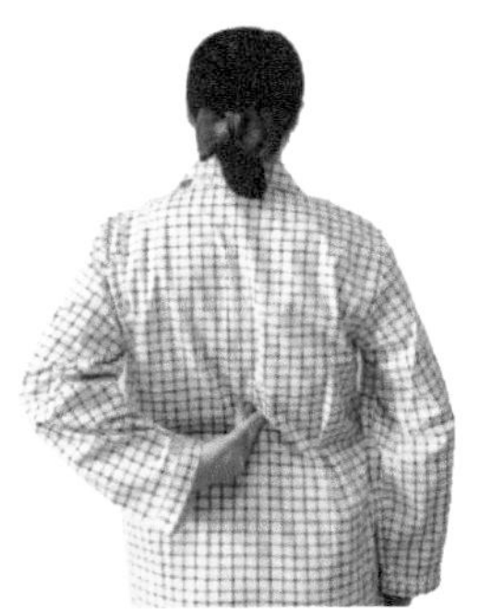
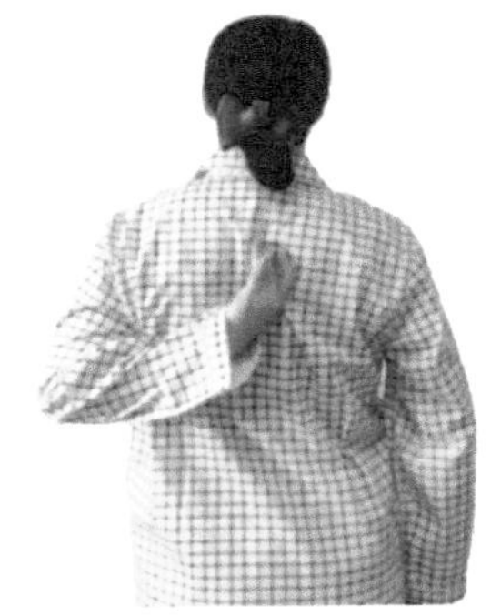

图 5-4-9 后伸摸背棘

## 5. 梳头

梳头动作可锻炼肩部肌肉活动度，增强肩部活动柔韧性，促进功能恢复，具体动作如下（图 5-4-10）。

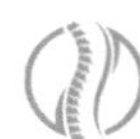

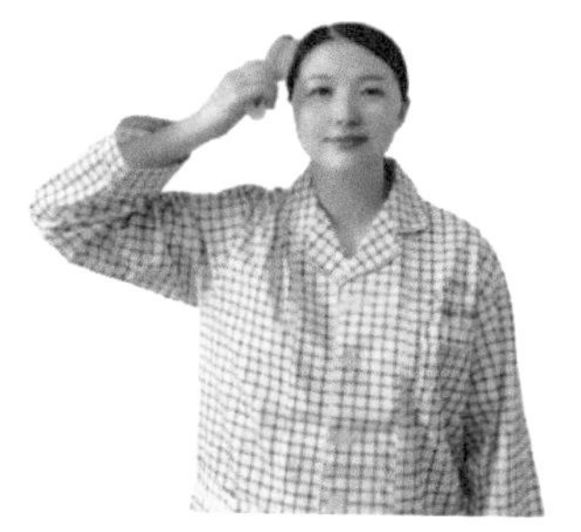
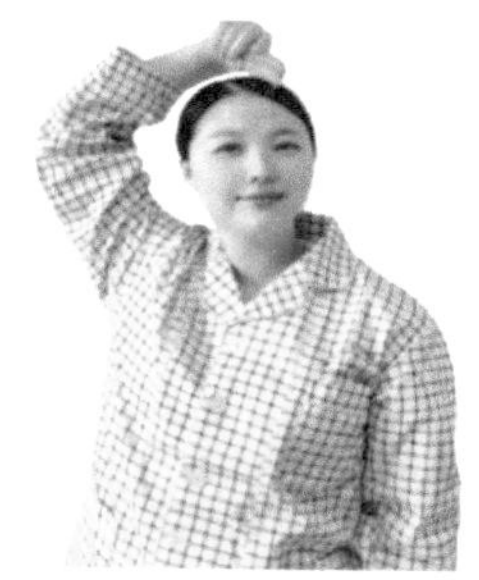

图 5-4-10 梳头

● 取站立位或仰卧位，患侧肘屈曲，前臂向前向上并旋前（掌心向上），似梳头姿势，尽量用肘部擦额部，即擦汗动作。

● 重复以上动作 3~5 次 / 组，连续练习 1~2 组，每日 2 次。

此动作应在无痛范围内练习，因为疼痛可反射性地引起或加重肌痉挛，从而影响功能恢复，每次活动以不引起疼痛加重为宜。

## 16. 双手抱头后伸

双手抱头后伸可增加肩关节灵活度和活动度，增加前臂肌肉肌力，具体动作如下（图 5-4 -11）。

● 取站立位或坐位，双目平视前方，双手手指交叉抱后脑，双臂做内收、外展动作。

● 重复以上动作 3~5 次 / 组，连续练习 1~2 组，每日 2 次。

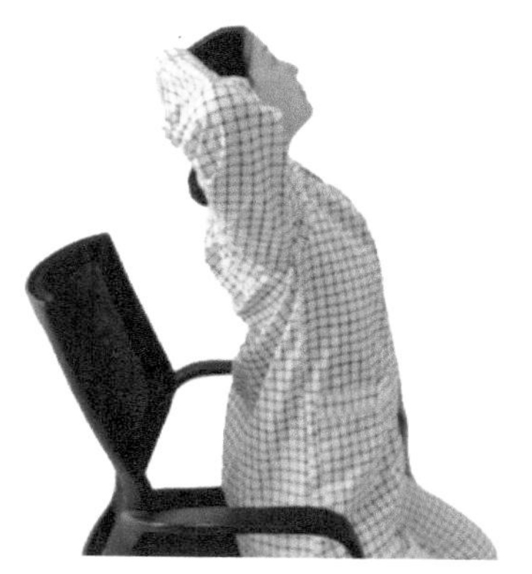

图 5-4-11 双手抱头后伸

● 取坐位，双手抱后脑，双臂保持外展，上身向后尽量伸展，感受前臂肌肉轻微牵拉感，保持 3~5 秒。

● 重复此动作 3~5 次 / 组，连续练习 1~2 组，每日 2 次。

肩关节功能锻炼是保持肩部健康的重要方法之一，可以通过多种形式的锻炼来提高肩关节的活动度、力量、柔韧性、稳定性和功能恢复能力。根据个人情况制定一份详细的锻炼计划，并定期进行评估和调整，进行周期性锻炼，可以帮助保持肩关节健康并预防复发。

## 特别提示

在日常生活中，应该注意保持良好的姿势和习惯，避免长时间保持同一姿势，以预防肩关节问题的发生。为了保持肩关节的活动度，避免过度磨损，保持肩关节的灵活性和稳定性，可以进行日常生活的活动度锻炼，做一些简单的伸展和旋转等动作及简单的拉伸动作。

（董巧亮、朱颖菲）

# 第五节 骨关节炎运动治疗

案例：王某，女，75岁。于1年前无明显诱因出现左侧膝关节疼痛，以膝内侧及前方为主，间断发作，长时间行走，上下楼梯、下蹲时明显，休息或使用非甾体抗炎药可缓解，偶伴关节肿胀，无夜间疼痛，无腰痛、下肢麻木。近1月余，患者自述左膝疼痛加重，上下楼梯、下蹲困难，夜间疼痛，予休息、理疗、非甾体抗炎止痛药对症治疗后，症状无显著改善，遂于门诊就诊，完善各项检查后，入院诊断为：左侧膝关节骨性关节炎。医生建议王某采取运动治疗，那么，骨关节炎运动治疗包括哪些？

骨关节炎（osteoarthritis，OA）指多种因素引起关节软骨纤维化、皲裂、溃疡、脱失而导致的关节疾病。目前病因尚不明确，其发生与年龄、肥胖、炎症、创伤及遗传因素等有关。其病理特点为关节软骨变性破坏、软骨下骨硬化或囊性变、关节边缘骨质增生、滑膜增生、关节囊挛缩、韧带松弛或挛缩、肌肉萎缩无力等。临床表现以关节疼痛、肿胀、僵硬、活动受限及不同程度的关节功能障碍为主。

骨关节炎的运动治疗是康复治疗的组成部分，对提高关节的活动度，改善关节功能起到至关重要的作用。根据以往的认知，人们普遍认为骨关节炎患者不宜做运动，担心运动会加重关节损伤。现在的观点则认为：关节疼痛的症状通过物理疗法得到缓解后，就要及早进行适当的体育运动和功能锻炼，以强化骨骼和软骨组织，增强关节周围的肌肉力度和耐力，减轻关节的僵硬感以及增加关节的活动范围。运动治疗不仅能起到治疗作用，更重要的是能达到预防效果。

与其他治疗方法相比，运动治疗的优势在于不良反应少，患者接受度高，价格明显低于手术治疗。但运动治疗应正确掌握运动量与运动节奏，根据疲劳和超量恢复的规律，在运动时要有一定的肌肉疲劳，但当肌肉疲劳时不会出现超量恢复。如果在运动中产生疼痛应视为引起病情加重损伤的警告信号，因此要掌握各项练习的节奏，要使下一次练习在上一次练习的超量恢复阶段内进行，方能使松弛的肌力逐步增长。过于频繁的练习易使疲劳积累，导致肌肉劳损；但是每次的锻炼间隔也不要过长，间隔时间太长，超量恢复已消退，练习效果则无从积累。

运动疗法已被证实对骨关节炎具有良好的疗效，国内外骨关节炎相关指南均不同程度推荐运动疗法。运动疗法不仅能有效缓解疼痛、降低致残率、提高整体功能和生活质量，而且费用较低，容易被患者接受。在国外，运动疗法很早就被应用于 OA 的治疗中。但国内对运动疗法重视不足，运动治疗 OA 的起步较晚。近年来，运动治疗 OA 在国内也取得了长足的发展，根据相关指南推荐，治疗 OA 的运动疗法主要包括肌力训练、关节活动度训练、有氧运动和水中运动等。

## 1. 肌力训练

### （1）肌力训练的机制

肌力训练治疗 OA 的作用机制，主要包括以下几点：① 肌力训练可以阻止 OA 疼痛导致的肌肉失用性萎缩；② 肌力训练可提高患者骨关节的强度，增强关节的稳定性，延缓 OA 的发展；③ 肌力训练带动关节活动可加强局部血液循环，促进静脉和淋巴回流，有利于关节肿胀和炎症的消退；④ 肌肉规律的收缩与松弛，可促进滑液的循环，加快软骨的新陈代谢，阻止或延缓关节软骨的退变。

### （2）肌力训练的方法

1）等长肌力训练　等长肌力训练是将肢体固定于一定角度，肌肉收缩时肌纤维长度不变，故肌力增加，也不产生关节活动。等长训练主要适用于关节肿痛明显、肌力较弱以及高龄的患者。有研究通过探讨股四头肌等长收缩训练治疗 OA 的临床疗效发现，肌肉等长收缩训练具有明显改善关节功能、缓解 OA 症状、增强关节稳定性及肌力的作用。目前多点间歇等长训练的应用日益广泛，与一般等长训练相比其疗效更加明显。由于等长收缩不产生关节活动，可以避免等张或等速收缩所导致的关节磨损，因此等长肌力训练特别适用于因疼痛而不能活动关节的 OA 患者。但单独使用等长训练在提高肌力、改善肌肉功能方面效果稍差。

 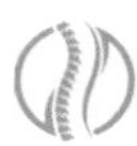

**2）等张肌力训练**　等张肌力训练是在恒定的阻力负荷下进行的肌肉收缩训练。训练时肌纤维会变短，但肌肉张力不会改变。等张训练可增粗肌纤维，使萎缩的肌肉逐渐肥大，促进肌力和耐力的恢复，使关节更加稳定，并改善关节的功能。等张肌力训练能够增强全关节活动范围内的肌力，在改善肌肉运动的神经控制、局部循环和关节软骨营养等方面有明显作用。但等张肌力训练不适用于急性期患者，而且在训练过程中较弱肌群可能被较强的肌群代替，从而导致肌力训练不均衡。

**3）等速肌力训练**　等速肌力训练是一种较新的肌肉训练技术，通常在仪器下辅助进行，需要根据患者肌力情况调节仪器所提供的阻力。肌力较弱时，阻力相应减少；肌力较强时，阻力相应升高，故其安全性较好。等速训练可同时训练主动肌和拮抗肌，使肌肉在活动范围内一直承受最大阻力，产生最大肌力，以便适应日常功能的需要。与等长和等张训练相比，等速训练具有以下优点：① 可进行全幅度、多角度的肌力训练；② 全程电脑控制，提供顺应性阻力，不易造成新的创伤，安全可靠。虽然等速肌力训练优势明显，但其操作复杂，设备昂贵，故推广较为困难。

## 2. 关节活动度训练

### （1）关节活动度训练机制

OA 常伴有关节的疼痛、肿胀和僵硬。关节僵硬会导致关节活动受限，关节活动时疼痛加剧，逐渐导致关节内外纤维组织粘连，进而加剧关节的僵硬和活动受限，形成恶性循环。关节活动度的训练可以打破这种恶性循环。活动关节可以缓解组织粘连，改善血液循环，加速新陈代谢，消除肿胀和疼痛，促进关节软骨的修复及再生，有利于维持和改善膝关节的正常活动范围。同时，关节活动度训练对关节内滑液的循环有促进作用，可以减轻滑膜的炎症，保持关节的活动能力，防止关节僵硬，从而达到治疗 OA 的目的。根据活动方法的不同，关节活动度训练可分为被动活动训练和主动活动训练。

### （2）关节活动度训练方法

**1）被动活动训练**　被动活动主要用于不能主动活动关节的 OA 患者，是完全由外力作用产生无主动肌肉收缩的被动运动，其对挛缩组织牵张作用较强。被动活动训练能够短时间内缓解患膝关节的僵硬和疼痛，消除肿胀，改善局部血液、淋巴循环，加快关节软骨、韧带和肌腱的修复，最终达到增加膝关节的活动范围，提高患者平衡能力的目的。

2）主动活动训练　主动活动训练适用于能够主动活动关节的 OA 患者，是在关节所有的轴位进行循序渐进的、均匀缓慢的主动活动，幅度从小到大，主要用以牵伸挛缩的肌腱和关节周围的组织。患者每次活动时应在达到最大可能范围后稍用力使之轻微超出，以引起轻度不适为度，并稍维持，然后再缓慢收回，反复练习。主动活动时可能伴有短暂的疼痛，但其对骨关节炎有确切疗效。

### 3. 有氧运动

OA 不仅会导致肌力下降、关节活动范围减小，而且也会使有氧代谢能力降低，使患者功能障碍加重，尤其是下肢运动功能障碍更加明显。渥太华有氧步行项目治疗关节炎循证医学临床实践指南提出，有氧步行可减轻局部疼痛、增加营养、提高膝关节负荷、稳定关节生物力学与神经肌肉功能，以及提高心血管训练效率，增强有氧活动能力，对改善 OA 关节肿痛与活动受限等症状有明显作用。国内外骨关节炎指南也均推荐有氧运动。有氧训练的运动特点是负荷轻、有节律感、持续时间长，常用的训练方法有步行、慢跑、健身跑、长距离游泳、骑自行车、打太极拳、跳绳、韵律操等。

参加适度的有氧步行运动对于 OA 患者来说是安全有效和易接受的，在康复医生指导下的步行锻炼可以有效地改善步态，增加步行距离、速度和每步间的距离。通过有效、个体化的运动处方让患者建立一个规律性的体力训练模式，可增强心血管适应性，提高机体有氧代谢能力，改善患者日常生活能力。

### 4. 水中运动

水中运动亦可称为水疗法，在发达国家已是一种成熟的治疗训练技术，主要利用水的阻力、浮力、静水压力、热能传递等特性设计训练方案，以提高肌力、活动灵活性和改善心血管功能。水中运动疗法具有运动疗法及温热

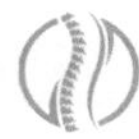

治疗的双重作用，利用水对人体所产生的浮力及流体阻力进行不同的运动训练，可减轻关节负担及压力，促进血液循环，缓解粘连，软化组织，修复损伤关节，并具有强大的镇痛作用。

目前，水中运动疗法在国外临床上使用广泛，而国内使用相对较少，且水中运动对缓解疼痛的效果仍存在争议。水中运动是一种无创、操作方便、经济实惠、不良反应少的治疗方法，虽然水中运动治疗 OA 的短期疗效已得到初步肯定，但是远期疗效如何还很少有报道。建议以后的研究选择敏感性和特异性好、效度和信度高的结局指标进行评估，并延长随访时间，进一步验证其远期疗效。

## 特别提示

运动疗法治疗作为一种物理治疗方法治疗骨关节炎，在国内外被广泛应用和探讨，肌力训练、关节活动度训练、有氧运动、水中运动等已获得各级循证医学证据支持和指南推荐，主要作用目前已普遍确认的是改善关节疼痛和躯体功能，且不良反应少。建议下一步的研究重点可从以下 3 个方面进行：

- 加强对骨关节炎患者的健康教育，增强患者自我管理慢性病的意识和能力以及对运动治疗的依从性；
- 结合我国国情并借鉴国外的经验，探讨适合我国骨关节炎患者运动治疗的评估工具并验证其临床可推广性；
- 开展多学科专业医护人员合作模式，共同评估骨关节炎患者的运动功能，制订个体化的运动治疗方案。

（王花芹、刘玄巾）

# 第六节 科学健身十八法

案例：王某，女，73岁。因右膝关节反复肿痛21年余，加重1个月入院。1个月前因到公园爬坡后，右膝疼痛加重、晨起发僵感，持续数分钟，活动后消失。查体：右膝关节明显肿胀，呈骨性膨大，右髌骨内外侧边缘及右膝关节内侧间隙压痛；右膝关节屈伸活动痛，活动时有骨摩擦音，活动度受限；右髌股关节挤压征阳性，浮髌试验阴性。入院后右膝X线正侧位片示：右膝关节内侧间隙明显变窄，髌骨上下缘、股骨内侧髁骨赘形成。该患者的临床诊断是什么？

随着健康生活理念日益深入人心，许多人也将健身视为一种生活方式。在我国第十个全民健身日到来之际，为宣传全民健身事业新发展新经验，推广科学健身知识，国家体育总局发布“科学健身十八法”。旨在广泛传播科学健身新观点，积极推广“科学运动是良医”的全新理念，针对现阶段大众普遍存在的“不健身”和“不会健身”的问题，通过研发“一看就懂、一学就会、一练就有效”的科学健身小妙招，积极引导全民科学健身，倡导健康生活方式。

“科学健身十八法”是由18个动作组成，分别是由针对肩颈部（懒猫弓背、四向点头、靠墙天使、蝴蝶展臂、招财猫咪、壁虎爬行）、腰部（4字拉伸、侧向伸展、站姿拉伸、左右互搏、靠椅顶髋、坐姿收腿）、下肢关节和肌肉（足底滚压、对墙顶膝、单腿拾物、足踝环绕、单腿提踵、触椅下蹲）的科学运动小妙招组成的健身方法，此法简单易学并适宜各类人群，不受场地和环境所限制。

## 1. 缓解肩部紧张的6个方法

### （1）懒猫弓背（图5-6-1）

1）口诀 手扶椅背弓弓背，拉抻脊柱背不累，像只猫咪伸懒腰，肩背放

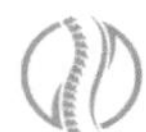

松不疲惫。

2）要领 每组 6~10 次，重复 2~4 组。整个练习过程中会有轻度酸痛和牵拉感，不应该有明显的疼痛。

3）作用 能提高胸椎灵活性，改善肩背不适，防止驼背，预防和延缓肩部和腰部劳损。

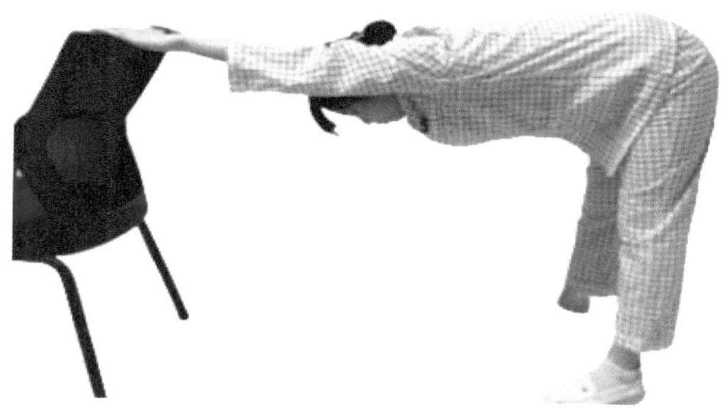

图 5-6-1 懒猫弓背

（2）四向点头（图 5-6-2）

1）口诀 四向把头点，锻炼颈和肩，动作很简单，贵在每天练。

2）要领 前后左右四个方向点头，动作流畅缓慢，会有轻度酸痛和牵拉感，每组 5 次，重复 3~5 组。

3）作用 能放松颈部肌肉，改善肩颈部不适，预防颈椎病。

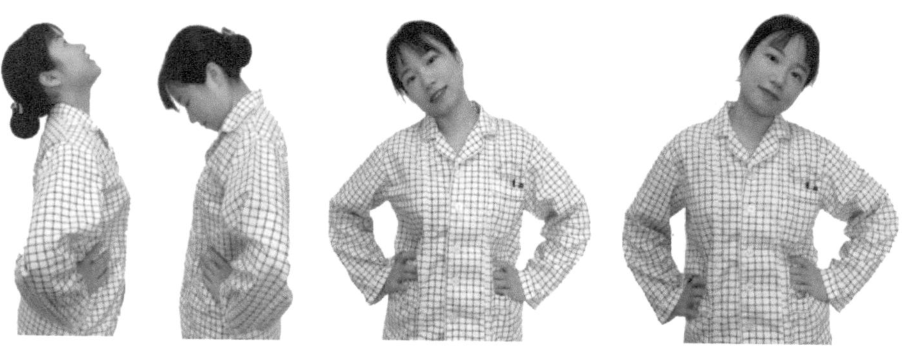

图 5-6-2 四向点头

(3) 靠墙天使 (图 5-6-3)

1) 口诀 背部紧靠墙壁，外展打开双臂，贴墙缓缓而上，徐徐回到原状。

2) 要领 ① 背部紧贴墙壁，双手侧平举，向上屈肘 90°，掌心朝前，将手臂完全贴住墙面；② 同时手臂向上沿墙壁向上伸展，然后沿原路慢慢回到起始位置，重复进行，每组 6~10 次，重复 2 组。

3) 作用 能提高肩部灵活性和肩胛稳定性，缓解肩部紧张。

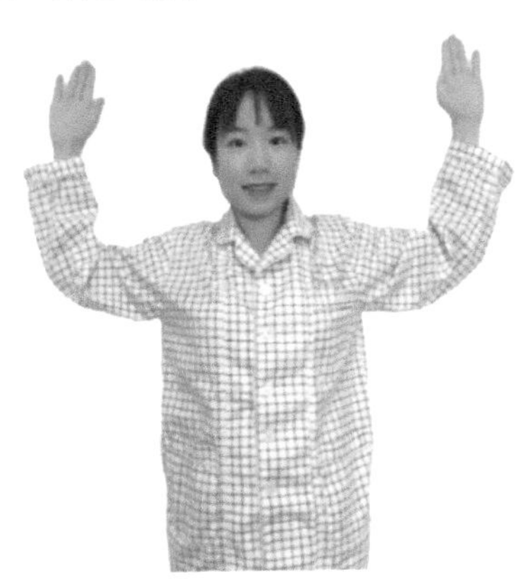
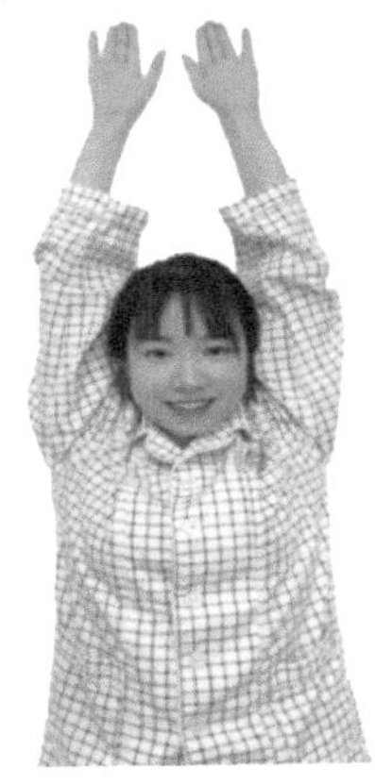

图 5-6-3 靠墙天使

(4) 蝴蝶展臂 (图 5-6-4)

1) 口诀 双肘平举要到位，向内收紧别怕累，像只蝴蝶展翅飞，改善含胸和驼背。

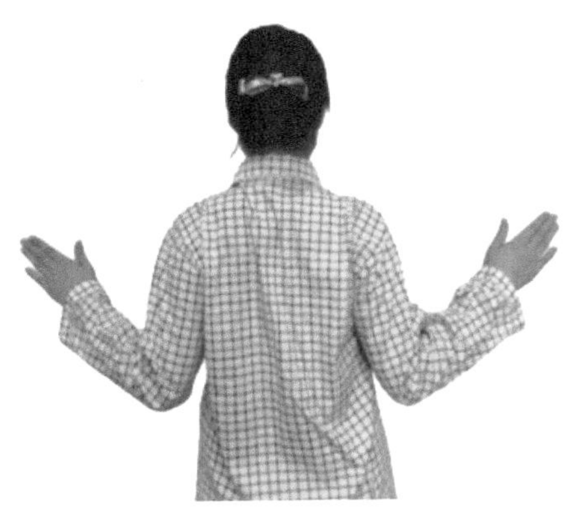

图 5-6-4 蝴蝶展臂

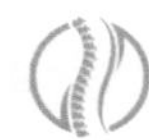

2）要领　可以徒手，也可以双手各握住一瓶矿泉水，双臂形成“W”形状保持 2 秒。每组进行 10~15 次，重复 2~4 组。整个练习过程中身体不要有明显的疼痛。

3）作用　提高肩胛稳定性，改善圆肩驼背姿态，提高肩关节力量，改善肩颈部紧张。

**（5）招财猫操（图 5-6-5）**

1）口诀　手臂一上一下，交替重复多下，勤练加强肩部，肩肘功能不差。

2）要领　保持上臂始终与地面平行，一侧前臂向上旋转，一侧前臂向下旋转，到最大位置处保持 2 秒，然后回到起始位置。每组进行 10~15 次，重复 2~4 组。

3）作用　能增加肩袖力量，让肩部塑形。

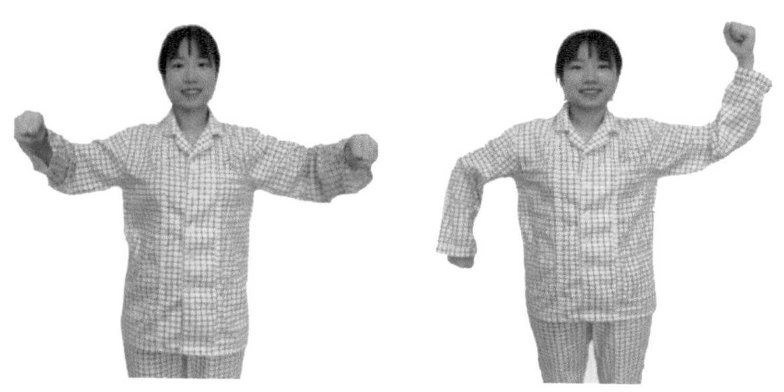

图 5-6-5 招财猫操

**（6）壁虎爬行（图 5-6-6）**

1）口诀　身体稳定向前压，双手扶墙往上爬，上下重复需多次，配合呼吸练肩胛。

2）要领　配合呼吸，每组 6~10 次，重复 2~4 组。

3）作用　提高核心稳定性，改善协调性，强化上肢力量，缓解肩颈部紧张。

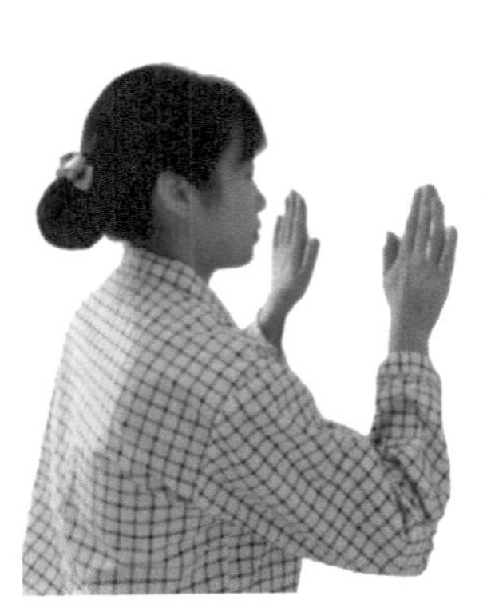
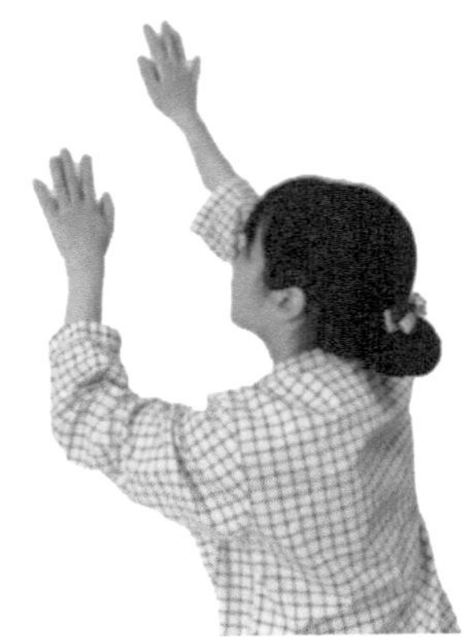

图 5-6-6 壁虎爬行

## 2. 缓解腰部紧张的 6 个方法

### （1）“4”字拉伸（图 5-6-7）

1）口诀　单腿“4”字往上翘，保持姿势同定脚，身体前压深呼吸，经常练习腰胯好。

2）要领　骨盆和脊柱保持在中立位，不要弓腰，在臀部有明显牵拉感的位置保持 20~30 秒，完成 3~5 次。

3）作用　拉伸臀部肌肉，提高髋关节的灵活性，缓解腰部紧张。

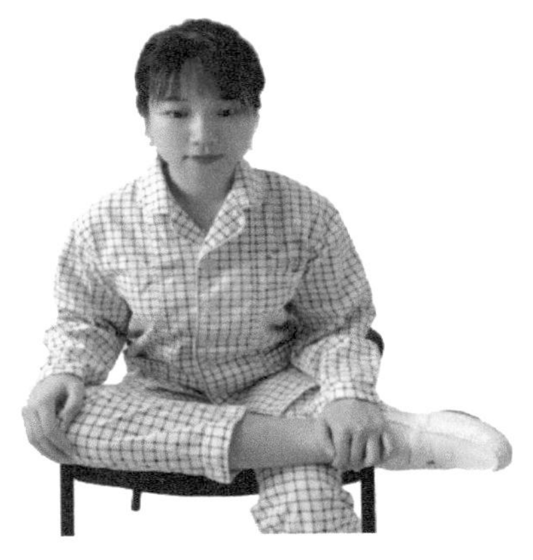

图 5-6-7　“4”字拉伸

### （2）侧向伸展（图 5-6-8）

1）口诀　双手上举两交叉，身体侧弯向旁拉，左右交替做伸展，松解腰部顶呱呱。

2）要领　弯曲至最大幅度，保持 2 秒，每组 6~10 次，重复 2~4 组。

3）作用　拉伸躯干侧面肌肉，改善肩颈部和腰部紧张。

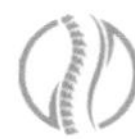

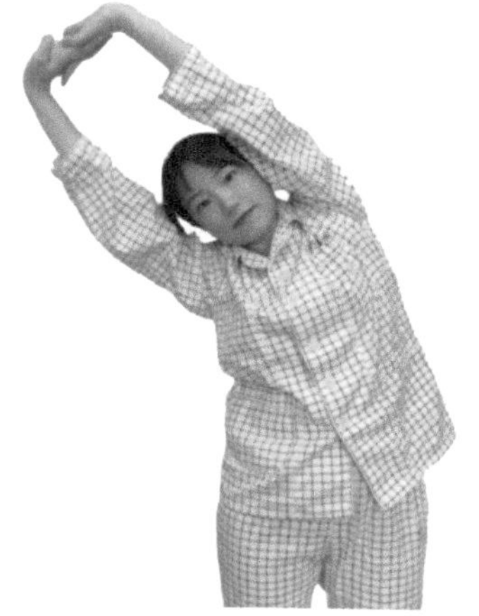
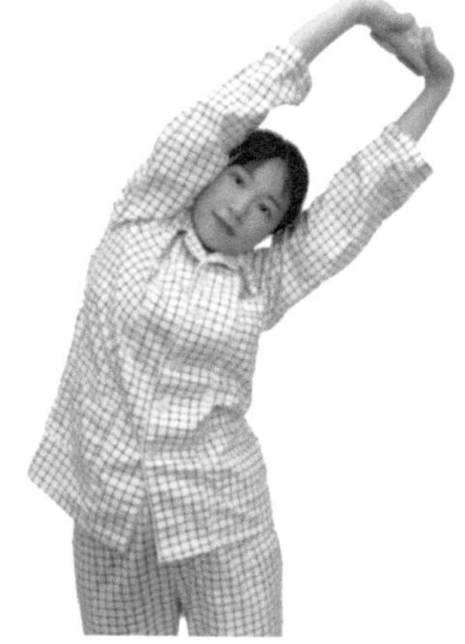

图 5-6-8 侧向伸展

（3）站姿拉伸（图 5-6-9）

1）口诀　单腿站姿抓脚面，腿在躯干靠后点，降低难度扶椅背，缓解腰部紧和酸。

2）要领　保持拉伸姿势 20~30 秒，重复 2~4 组。

3）作用　能改善下背部紧张，预防腰部和膝关节劳损。

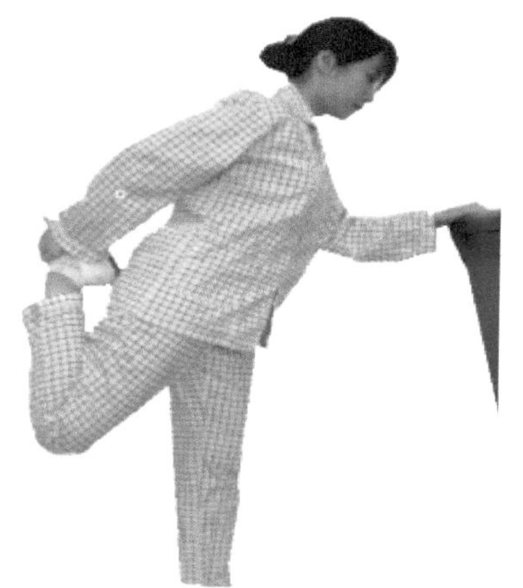

图 5-6-9 站姿拉伸

（4）左右互搏（图 5-6-10）

1）口诀　坐在稳定椅子上，双手交叉顶内膝，大腿向里手抵抗，身体前倾不能忘。

2）要领　躯干前倾，但不要弓背，静态发力。每次保持用力 3~5 秒，然后放松 2~3 秒，每组完成 6~10 次，重复 2~4 组。

3）作用　强化内收肌力量，提高髋关节灵活性，提高上肢力量。

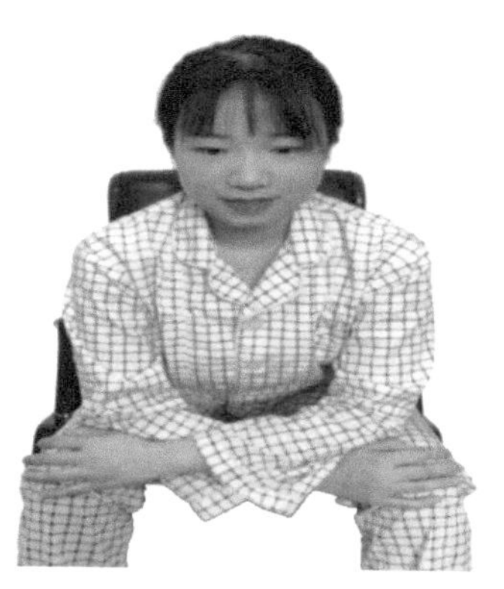

图 5-6-10 左右互搏

（5）靠椅顶髋（图 5-6-11）

1）口诀　站姿双脚同肩宽，躯干前倾后顶髋，微微屈膝不向前，双臂贴耳尽量展。

2）要领　每组完成 6~10 次，重复 2~4 组。

3）作用　激活人体后侧链，改善圆肩驼背，强化身体后侧的力量。

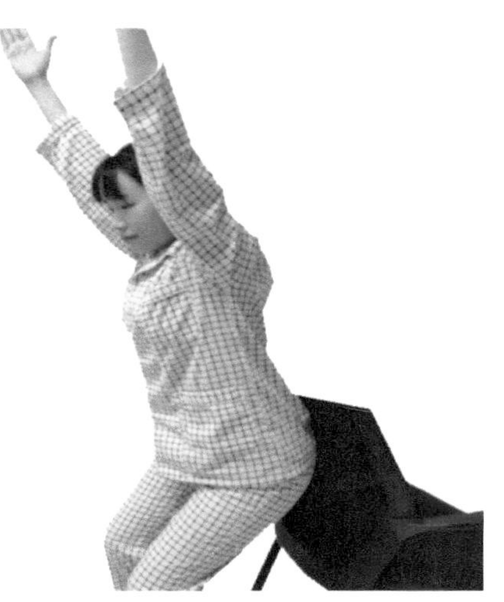
图 5-6-11 靠椅顶髋

（6）坐姿收腿（图 5-6-12）

1）口诀　坐稳椅子身不晃，双手扶在椅面上，屈膝收腹腿并拢，保持两秒回原状。

2）要领　每组完成 6~10 次，重复 2~4 组。

3）作用　能提高核心力量，提高身体控制能力。

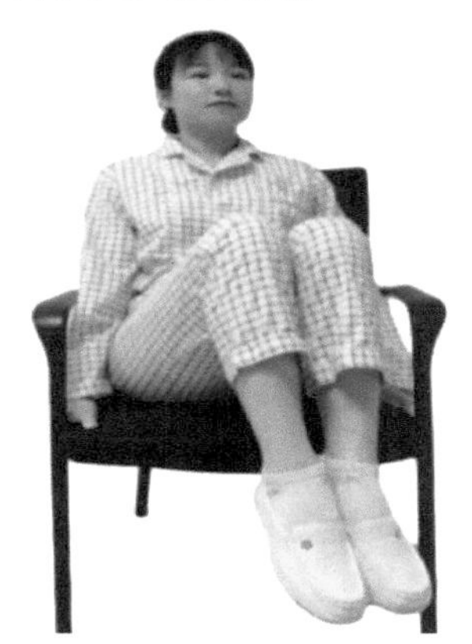
图 5-6-12 坐姿收腿

## 3. 缓解下肢紧张的 6 个方法

（1）足底滚压

1）口诀　单腿赤脚踩球上，双手扶稳身不晃，顺时逆时各三圈，慢慢滚压足底爽。

2）要领　每组练习 8~10 次，重复 2~4 组。

3）作用　能放松足底，促进血液循环，改善足底筋膜弹性，缓解下肢紧张。

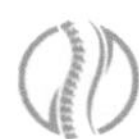

（2）对墙顶膝（图 5-6-13）

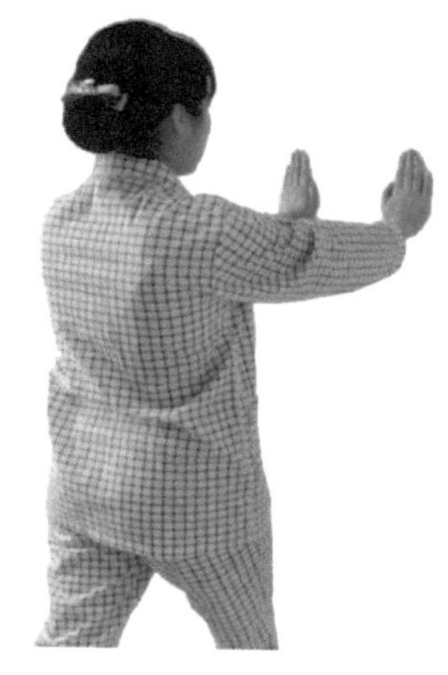

图 5-6-13 对墙顶膝

1）口诀 双手扶壁分腿立，前脚距墙两分米，脚跟不动缓顶膝，保持拉伸多受益。

2）要领 每组练习 8~10 次，重复 2~4 组。

3）作用 能拉伸小腿后侧肌群，增强柔韧性，降低运动损伤风险。

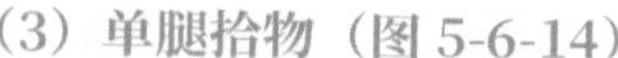

（3）单腿拾物（图 5-6-14）

1）口诀 手扶椅背单腿站，膝盖微屈一点点，身体前倾像拾物，稳稳控制防跌绊。

2）要领 每组练习 8~10 次，重复 2~4 组。

3）作用 提高身体平衡与稳定能力，加强核心力量，防止跌倒。

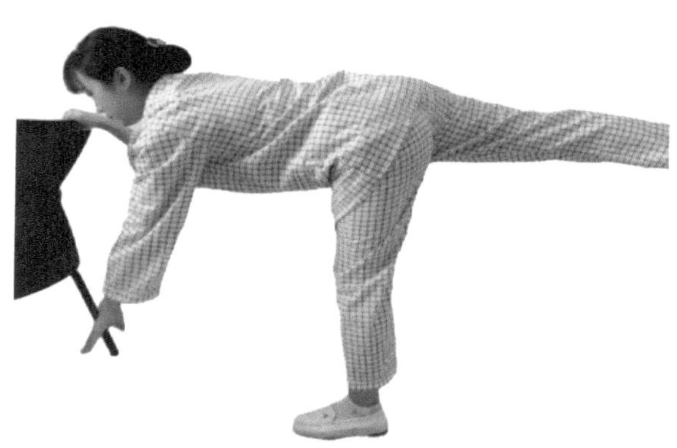

图 5-6-14 单腿拾物

（4）足踝绕环（图 5-6-15）

1）口诀 保持脊柱正当中，稳定身体不晃动，转动脚踝内外侧，练习过程无疼痛。

2）要领 向外侧慢慢转动脚踝 10 次，然后向内侧转动脚踝 10 次，重复 2~4 组。

3）作用 能加强踝关节力量，提高踝关节灵活性和柔韧性。

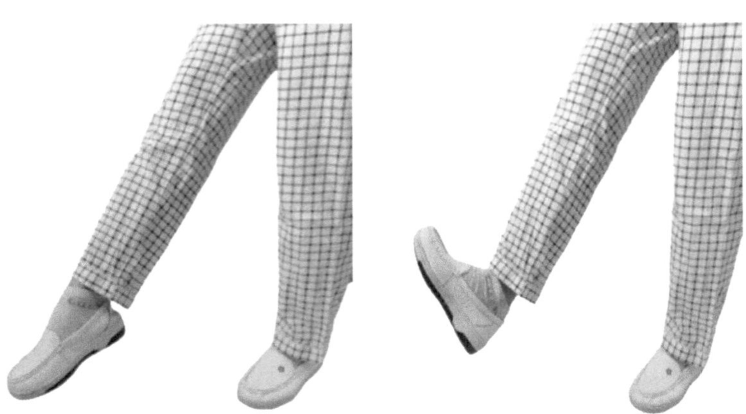

图 5-6-15 足踝绕环

**（5）单腿提踵（图 5-6-16）**

**1）口诀** 扶住墙面单脚立，保持平衡往上提，慢慢下落需牢记，防止跌倒增腿力。

**2）要领** 每组练习 10~15 次，重复 2~4 组。

**3）作用** 能锻炼小腿肌肉，提高膝关节和踝关节的稳定性。

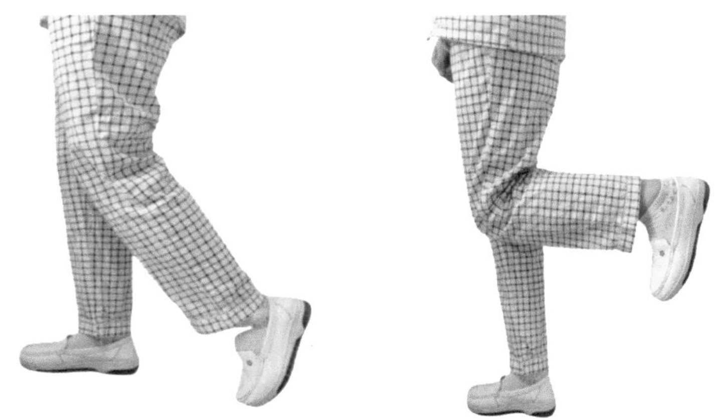

图 5-6-16 单腿提踵

**（6）触椅下蹲（图 5-6-17）**

**1）口诀** 双脚与肩同宽站，向后下蹲屈膝慢，双手向前水平伸，触椅站立重复练。

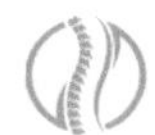

2）**要领** 每组练习10~15次，重复2~4组。

3）**作用** 提高下肢力量和稳定性，提高核心稳定性。

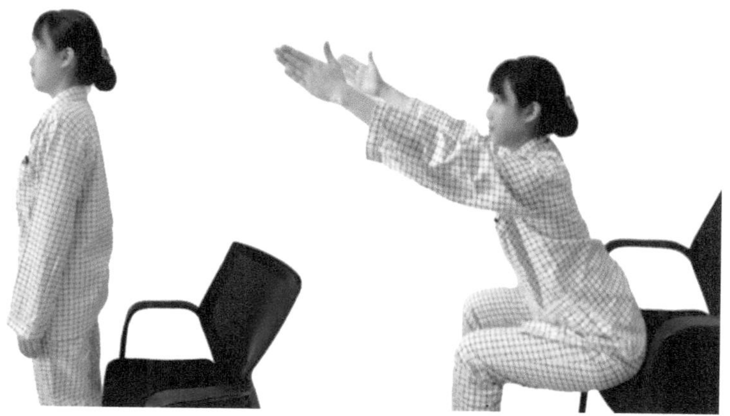

图5-6-17 触椅下蹲

**特别提示**

在新时代，我们应该积极探索健身运动的路径，以普及我国国民健康意识，提高全民健康水平。

（王花芹、刘玄巾）

参考文献